非结核分枝杆菌病诊断与治疗

主　编　初乃惠　段鸿飞
副主编　张宗德　陈晓红　黄海荣　卢水华　沙　巍　聂文娟

编　者（按姓氏汉语拼音排序）

车南颖（首都医科大学附属北京胸科医院）

陈　曦（北京市结核病胸部肿瘤研究所）

陈晓红（福建省福州肺科医院）

初乃惠（首都医科大学附属北京胸科医院）

杜凤娇（北京市结核病胸部肿瘤研究所）

段鸿飞（首都医科大学附属北京胸科医院）

韩　毅（首都医科大学附属北京胸科医院）

贺　伟（首都医科大学附属北京胸科医院）

黄海荣（首都医科大学附属北京胸科医院）

黄　威（上海市公共卫生中心）

黄银霞（北京市结核病胸部肿瘤研究所）

霍凤敏（首都医科大学附属北京胸科医院）

荆　玮（首都医科大学附属北京胸科医院）

李卫民（北京市结核病胸部肿瘤研究所）

李自慧（北京市结核病胸部肿瘤研究所）

刘晓清（中国医学科学院北京协和医院）

刘忠泉（北京市结核病胸部肿瘤研究所）

卢水华（上海市公共卫生中心）

吕平欣（首都医科大学附属北京胸科医院）

聂文娟（首都医科大学附属北京胸科医院）

潘丽萍（北京市结核病胸部肿瘤研究所）

沙　巍（上海市肺科医院）

孙照刚（首都医科大学附属北京胸科医院）

谭守勇（广州胸科医院）

唐神结（首都医科大学附属北京胸科医院）

王桂荣（首都医科大学附属北京胸科医院）

肖和平（上海市肺科医院）

杨　磊（首都医科大学附属北京胸科医院）

原　梅（山西省运城市第一医院）

张海青（首都医科大学附属北京胸科医院）

张立群（首都医科大学附属北京胸科医院）

张宗德（北京市结核病胸部肿瘤研究所）

郑晓静（北京市结核病胸部肿瘤研究所）

人民卫生出版社

图书在版编目（CIP）数据

非结核分枝杆菌病诊断与治疗 / 初乃惠，段鸿飞主编 .—北京：人民卫生出版社，2018

ISBN 978-7-117-27881-2

Ⅰ.①非… Ⅱ.①初…②段… Ⅲ.①分枝杆菌–诊疗 Ⅳ.①R378.91

中国版本图书馆 CIP 数据核字（2018）第 294258 号

人卫智网	www.ipmph.com	医学教育、学术、考试、健康，购书智慧智能综合服务平台
人卫官网	www.pmph.com	人卫官方资讯发布平台

非结核分枝杆菌病诊断与治疗

主　　编：初乃惠　段鸿飞

出版发行：人民卫生出版社（中继线 010-59780011）

地　　址：北京市朝阳区潘家园南里 19 号

邮　　编：100021

E - mail：pmph @ pmph.com

购书热线：010-59787592　010-59787584　010-65264830

印　　刷：北京画中画印刷有限公司

经　　销：新华书店

开　　本：787×1092　1/16　印张：15

字　　数：365 千字

版　　次：2019 年 1 月第 1 版　2019 年 1 月第 1 版第 1 次印刷

标准书号：ISBN 978-7-117-27881-2

定　　价：62.00 元

打击盗版举报电话：010-59787491　E-mail：WQ @ pmph.com

（凡属印装质量问题请与本社市场营销中心联系退换）

序

非结核分枝杆菌病与结核病具有相同的临床表现、病理特点和影像特点，长期以来，将非结核分枝杆菌病误诊为结核病屡见不鲜。尤其是随着免疫抑制人群的增多和人口老龄化，使非结核分枝杆菌病越来越成为突出的临床问题。随着分子生物学技术用于非结核分枝杆菌病的诊断，推动了非结核分枝杆菌病基础研究为常规诊疗服务，成为科技进步推动诊疗水平提高的范例。

初乃惠教授和段鸿飞主任医师主编的《非结核分枝杆菌病诊断与诊疗》集基础研究、诊断和治疗于一体，参与著书的三十多名作者来自结核病领域和感染病领域，长期从事于临床和科研一线，在忙碌的日程中不吝心时之劳苦，总结研究工作经验，翻阅国内外文献之精华，执笔伏砚，辛勤耕耘，垦出一片知识之田，把厚实的学术之果奉献在读者面前。面对充满作者心血的《非结核分枝杆菌病诊断与治疗》著作，让我们细细品味这果实的甘甜，思索作者历尽的艰辛，悟出学术成功之路，共同迈进控制疾病的远大目标。

许绍发

2018 年 3 月

前 言

　　非结核分枝杆菌病与结核病具有相同的临床特点、细菌形态、病理特点和影像特点，在结核病高负担国家，非结核分枝杆菌病被误诊为结核病屡见不鲜。随着人口老龄化和免疫抑制人群的增多，非结核分枝杆菌病越来越成为突出的临床问题，尤其是近年来医院内和美容机构的非结核分枝杆菌病暴发，更引起社会各界对这一疾病的关注。

　　随着分子生物学技术用于分枝杆菌的菌种鉴定，使分枝杆菌的菌种鉴定更快速、准确，使菌种鉴定技术服务于临床常规诊疗成为可能，大大推动了我们对这一领域的认识水平。而随着全基因组测序技术用于非结核分枝杆菌病传播的研究，则使我们更深入了解非结核分枝杆菌病传播的机制。

　　但是，目前国内还没有相应专著对该领域的研究进行全方位的展示，因此，我们认为有责任、有必要向同道展现将这一领域的研究现状和发展趋势。一年多以来，经过有关专家认真研讨、搜集资料、悉心设计，结合自己的实践经验，分工执笔，终于完成了本书的撰写工作，我们期待读者在阅读本书时不仅能全面了解这一领域的基本知识、基本理论和最新进展，还能深入思考、潜心研究，明疾病发生之道，优诊疗方法之术。

　　《非结核分枝杆菌病诊断与治疗》是集体合作的结晶，但由于我们限于学识水平与经验，不妥之处在所难免，恳请专家与读者批评指正；又由于作者们来自各单位、交流与沟通不够，内容重复或论点不同也可能存在，也希望读者不吝赐教。

初乃惠　段鸿飞

2018 年 3 月

目　录

● 临床篇

● **预防篇**

基础篇

第一章

非结核分枝杆菌的基本结构与特性

非结核分枝杆菌（non-tuberculous *Mycobacterium*，NTM）是指除结核分枝杆菌、牛分枝杆菌、非洲分枝杆菌和田鼠分枝杆菌等结核分枝杆菌复合群及麻风分枝杆菌以外的分枝杆菌总称。1993 年黄山会议将 NTM 正式命名为非结核分枝杆菌。NTM 属放线菌目分枝杆菌属，具有抗酸染色阳性特性。NTM 广泛存在于自然界，如空气、土壤、动物体表及体液等。致病性较弱，可为呼吸道的正常寄生菌，但在局部或全身抵抗力下降时可成为条件性致病菌，可侵犯肺脏、淋巴结、骨骼、关节、皮肤和软组织等组织和器官，并可引起全身播散性疾病。近年来，NTM 病呈增多趋势。

第一节

非结核分枝杆菌的分类与主要种别

迄今为止，共发现 NTM 菌种 170 余种和 13 个亚种。非结核分枝杆菌中大部分为腐生菌，不致病。亦有数十种为致病菌，如堪萨斯分枝杆菌、胞内分枝杆菌等，有少部分是条件致病菌，如戈登分枝杆菌等。平均每 10 年就新发现近 20 余种。

根据其生长速度，按伯杰细菌鉴定手册分类法可分为：①快生长型：在固体培养基上生长不到 7 天可见菌落；②慢生长型：在固体培养基上生长超过 7 天方见菌落。

Runyon 分类法根据细菌菌落形态、颜色、光照对其的影响、培养温度及生长速度将 NTM 分为 4 群（表 1-1），Ⅰ群属于光产色性缓慢生长群，菌落不见光时为淡黄色，光照 1 小时后则变为黄色或橙色，主要包括堪萨斯分枝杆菌（*M.kansasii*）、猿分枝杆菌（*M.simiae*）及海分枝杆菌（*M.marinum*）等，均可引起肺部病变；海分枝杆菌常经皮肤感染并致肉芽肿形成。Ⅱ群属于缓慢生长群，在 37℃生长缓慢，避光培养菌落呈黄色或红色，主要包括瘰疬分枝杆菌（*M.scrofulaceum*）、苏尔加分枝杆菌（*M.szulgai*）等，均可引起肺部疾病，但前者常侵犯淋巴结。Ⅲ群属于不产色性缓慢生长群，不论光照与否，菌落均不产生色素，或呈灰白色、淡黄色，主要有胞内分枝杆菌（*M.intracellulare*）、鸟分枝杆菌（*M.avium*）、玛尔摩分枝杆菌（*M.malmoense*）、土地分枝杆菌（*M.terrae*）及蟾蜍分枝杆菌（*M.xenopi*）等。鸟-胞内型复合群（*M.avium* complex，MAC）是 NTM 性肺病最常见的致病菌，尤其常见于免疫功能低下者；蟾蜍分枝杆菌也可致肺部病变。前三群为慢生长菌群（在固体培养基上出现菌落的时间 >7 天），而Ⅳ群属于快速生长群（在固体培养基上出现菌落的时间 <7 天），在 25~45℃生长，生长快，培养 5~7 天即可见到菌落一般在次代转种后 7 天内可长出菌落，主要有偶发分枝杆菌（M.fortuitum）、龟分枝杆菌（M.chelonae）、脓肿分枝杆菌（M.abscessus）、耻垢分枝杆菌（M.smegmatis），主要侵犯皮肤、软组织，偶可致肺部病变。耻垢分枝杆菌不致病，经常在外阴部皮脂中存在，检查粪、尿中结核分枝杆菌时应予注意。按伯杰细菌鉴定手册分类法可分为快生长型和慢生长型。目前采用最多的是 Runyon 分类法。

表 1-1 NTM 分类

类别	生长速度	菌落特点	代表菌种	常见致病部位
Runyon Ⅰ群	缓慢生长群（在固体培养基上见到菌落的时间 ≥ 7 天）	菌落不见光时为淡黄色，光照后则变为黄色或橙色	主要有堪萨斯分枝杆菌、猿分枝杆菌及海分枝杆菌	前两种引起肺部病变、后者常经皮肤感染，导致肉芽肿形成
Runyon Ⅱ群	缓慢生长群	在无光处培养，菌落为黄色或红色	主要有瘰疬分枝杆菌、苏加分枝杆菌	均可引起肺部疾病，但前者常侵犯淋巴结
Runyon Ⅲ群	缓慢生长群	不论光照与否，菌落均不产生色素，亦或呈灰白色或淡黄色	主要有胞内分枝杆菌、鸟分枝杆菌及蟾蜍分枝杆菌	鸟-胞内复合群是 NTM 性肺病最常见的致病菌，尤其免疫功能低下者，蟾蜍分枝杆菌也可侵犯肺部
Runyon Ⅳ群	快速生长群（在固体培养基上见到菌落的时间 ≤ 7 天）	菌种可在一周内长出	主要有偶发分枝杆菌、龟分枝杆菌、脓肿分枝杆菌	主要侵犯皮肤、软组织，偶尔也可以引起肺部病变

另外，根据对人和动物的致病性和生物学特征的相似性提出了 NTM 复合群分类，包括 MAC、戈登分枝杆菌复合群、堪萨斯分枝杆菌复合群、地分枝杆菌复合群、偶发分枝杆菌复合群。其中 MAC 是最常见的条件性致病菌。

值得一提的是，传统分离培养和菌种鉴定技术可用于 NTM 培养和菌种鉴定，但方法较为繁琐，且耗时较长。目前，新的分子生物学方法有：①高效液相色谱法：这是一种鉴别缓慢生长 NTM 快速、实用、可靠的方法，可直接鉴定 Bactec 7H12B 中分枝杆菌菌种，以及鉴别抗酸染色阳性标本中的 MAC，其缺点是不能鉴别新出现的 NTM 菌种。②吖啶酯标记的 DNA 探针：几种商业化的 DNA 探针已被美国食品药品管理局推荐用于 NTM 菌种鉴定，包括 MAC、堪萨斯分枝杆菌和戈登分枝杆菌等。其原理是以菌种特异度探针与分枝杆菌的 16S rRNA 进行杂交，从培养阳性的标本中获得结果仅需 2 小时，但仅能用于鉴定少数 NTM 菌种。③ PCR-限制性片段长度多态性分析法（即 PCR-限制性核酸内切酶分析）：通过 PCR 扩增热休克蛋白 65（Hsp65）基因的 441bp 碱基序列 DNA 片段，再经酶切消化后形成 NTM 种特异性的酶切小片段，经放射自显影或染色技术即可鉴定出不同的 NTM 菌种。④ DNA 测序技术：该技术通过对编码 16S 核糖体 DNA（rDNA）的 16S rRNA

碱基序列进行测定，16S rRNA 含有 1500 个核苷酸序列，具有分枝杆菌所共有的高度保守区和核苷酸序列超可变区 A 和 B，通过对超可变区 A 进行测序，可以鉴定出大多数 NTM 菌株，而未知的 NTM 菌株和超可变区 A 不能鉴定的 NTM 菌株则要通过对超可变区 B 进行测序来明确。不过，由于 NTM 相近的菌株间存在相似的 16S rRNA 碱基序列，因此结果会存在误判，尽管这种可能性很小。⑤ DNA 焦磷酸测序技术：该技术对临床分离分枝杆菌菌株 16S rRNA 核苷酸序列的超可变区 A 进行分析，并与其他菌种鉴定方法进行比较，其符合率超过 90%，且 5 小时内可出结果，费用较为低廉。目前已有自动化的商品 MicroSeq 500 16S rDNA 测序试剂盒，可对 NTM 中 500 个核苷酸序列进行分析，以及与之匹配的商业化数据库可供使用，问题是这种数据库不能涵盖所有 NTM 菌种信息，尤其是未知的 NTM 菌种。最近，一种以 23S rRNA 基因序列为靶点的反向杂交 DNA 扩增技术已问世，且开发出新的商用 GenoType 分枝杆菌检测试剂盒（德国 Hain Lifescience 公司）。GenoType 分枝杆菌检测试剂盒方法简便，无须昂贵设备，但其对脓肿分枝杆菌等菌株鉴定尚存在一定的不确定性，需再用其他方法进行确定。

第二节

非结核分枝杆菌的基本结构

非结核分枝杆菌与结核分枝杆菌类似，具有一般细菌的基本结构，包括细胞壁、细胞膜、细胞质和内含物、拟核及核糖体。无芽胞、荚膜、鞭毛等。

细胞壁是包围在细胞最外的一层坚韧且略具弹性的无色透明薄膜。它约占菌体干重的 10%~25%。细胞壁的主要功能是维持细胞形状；提高机械强度、保护细胞免受机械性或其他破坏；阻拦酶蛋白和某些抗生素等大分子物质进入细胞，保护细胞免受溶菌酶、消化酶等有害物质的损伤等。肽聚糖是原核微生物细胞壁所特有的成分。不同的细菌的细胞壁的化学组成和结构不同。通过革兰染色法可将大多数的细菌分为革兰阳性菌（G^+）和革兰阴性菌（G^-）两大类。分枝杆菌属于革兰阳性菌。

细胞膜又称细胞质膜、内膜或原生质膜。是外侧紧贴细胞壁，内侧包围细胞质的一层柔软而富有弹性的半透性薄膜，厚度一般为 7~8nm。其基本结构为双层蛋白脂膜：内外两层磷脂分子，含量为 20%~30%；蛋白质有些穿透磷脂层，有些位于表面，含量为 60%~70%；另外有少量多糖（约 2%）。细胞膜具有：①选择渗透性。在细胞膜上镶嵌有大量的渗透蛋白（渗透酶）控制营养物质和代谢产物的进出，并维持着细胞内正常的渗透压。②参与细胞壁各种组分包括糖类等的生物合成；③参与产能代谢。在细菌中，电子传递和 ATP 合成酶均位于细胞膜上。

细胞质及内含物：细胞质是细胞膜以内，核以外的无色透明、黏稠的复杂胶体，亦称原生质。其主要成分为蛋白质、核酸、多糖、脂类、水分和少量无机盐类。细胞质中含有许多的酶系，是细菌新陈代谢的主要场所。细胞质中无真核细胞所具有的细胞器，但含有许多内含物，主要有核糖体、液泡和贮藏性颗粒。

细菌细胞核因无核仁和核膜，故称为原核或拟核。它是由一条环状双链的 DNA 分子（脱氧核糖核酸）高度折叠缠绕而形成。原核是重要的遗传物质，携带着细菌的全部遗传信息。它的主要功能是决定细菌的遗传性状和传递遗传信息。除染色体 DNA 外，很多细菌含有一种自我复制、稳定遗传和表达的染色体外的遗传因子——质粒。麻风分枝杆菌和结核分枝杆菌不含有质粒，但是在多种其他分枝杆菌，包括速生和慢生分枝杆菌中广泛存在质粒。偶发分枝杆菌复合群中的某些菌株甚至存在五种不同的质粒共存。这些天然存在的质粒大小从 4.8kb 至 320kb 不等。根据结构，它们可以分为两类：共价闭环质粒和线形质粒。自 1979 年 Crawford 等第一次从鸟分枝杆菌发现环形质粒存在后，陆续在胞内分枝杆菌和瘰疬分枝杆菌及快速生长菌偶发分枝杆菌、*M.peregrinum*、脓分枝杆菌和龟分枝杆菌中报道了许多从 13kb 至 150kb 大小不等的环形质粒。从隐藏分枝杆菌、蟾蜍分枝杆菌和 *M.branderi* 发现了线形质粒。大量被改造的分枝杆菌质粒的广泛应用以及基因转移、基因表达的体内外检测、蛋白定位、基因的随机和定点突变等技术在分枝杆菌中被大量应用，这些研究工具与多种分枝杆菌全基因组序列的测定相结合能够极大并快速地提高对分枝杆菌生物学性质的理解，促进对该病原菌致病机制的认识。

人们对分枝杆菌结构研究最多的还是其细胞壁，因为分枝杆菌细胞壁内的多种不同大分子之间的复杂的物理关系可能与耐药性、抗酸染色、疏水作用及宿主与菌体间免疫反应有关。分枝杆菌细胞壁结构较为复杂，包含多层结构，外层是不规则电子密度的外层（OL）（约 5nm 厚）、电子半透层以及肽聚糖层。化学分析表明鸟分枝杆菌的不规则电子密度的外层含有多聚糖、糖蛋白和糖脂类。电子半透层通常被认为是由分枝杆菌阿拉伯半乳聚糖复合物共价结合在肽聚糖上。脂类约占分枝杆菌细胞壁重量的 30%~60%，包含有蜡质、C- 分枝菌酸 – 糖肽脂、分枝菌酸 – 苯酚、含有海藻糖的脂多糖、磺酸酯类、阿拉伯甘露聚糖和分枝杆菌酸。草分枝杆菌（*M.phlei*）和耐热分枝杆菌（*M.thermoresistible*）的 OL 层较为明显，但是偶发分枝杆菌和新金分枝杆菌（*M.neoaurum*）的 OL 层却相对较薄，不容易识别。改进的扫描投射电镜技术发现许多非结核分枝杆菌也能形成索状结构（cord），如 *M.chubuense*（A）、*M.gilvum*（B）、*M.marinum*（C）、*M.obuense*（D）、*M.parafortuitum*（E）和 *M.vaccae*（F）。但是形态稍有不同。*M.parafortuitum* 形成的是扁的索状结构，而 *M.chubuense* 和 *M.vaccae* 形成大的突出的索状结构。对于分枝杆菌而言，索状结构与其在宿主体内的毒力有关。相对于光滑的无索状结构的形态，索状结构越是粗糙则毒力越强。

第三节

缓慢生长非结核分枝杆菌的生物学特性

缓慢生长的非结核分枝杆菌所占的比重超过快速生长的非结核分枝杆菌，这或许与分枝杆菌复杂的细胞壁组成有关。理论上讲，要完成菌体分裂并合成这些复杂的组分可能需要更长的时间。下面重点介绍几类缓慢生长的非结核分枝杆菌。

一、鸟 – 胞内复合分枝杆菌（*M.avium* complex，MAC）

MAC 是引起 NTM 病的第 1 位病原菌。鸟分枝杆菌与胞内分枝杆菌非常类似，常用的检验方法不能区别（血清凝集及现在应用的 DNA 探针和 PCR 法能够鉴别），加之薄层色谱分析两者的类脂质成分相同，对大多数抗结核药体外试验与小动物实验治疗，皆显示耐药，故 IWGMT 将它们归为一类，称鸟 – 胞内分枝杆菌复合体。Runyon 却建议二者仍需分开，因它们的宿主范围、特异性致敏素（sensitin）与凝集原各异，生长所需的温度及流行病学与传染源并不相同，它们在生物学特性方面的差异见表 1-2。具体插入序列 1245、900、901、1311（IS1245、IS900、IS901、IS1311）是鸟分枝杆菌的特异插入序列，可用于鉴定鸟分枝杆菌复合群，甚至亚种。由于富含脂质的细胞壁，其对环境有较强的抵抗力。MAC 可以在热水中长期存活，对氯化物（漂白粉）或溴化物均有抵抗性，且氯化物在大于29℃时消毒功能大大降低，因此 MAC 在家庭或医院的热水源中均可聚集，并达到相当高的浓度。

表 1-2　鸟分枝杆菌与胞内分枝杆菌生物学特性差异

生物学特性	鸟分枝杆菌	胞内分枝杆菌	单项特性试验	
			结果	鉴定倾向
22℃生长	16%~50% 阳性	阳性	阴性	鸟分枝杆菌
25℃生长	16%~50% 阳性	阳性	阴性	鸟分枝杆菌
42℃生长	阳性	51%~84% 阳性	阳性	鸟分枝杆菌
45℃生长	阳性	51%~84% 阳性	阳性	鸟分枝杆菌
耐热触酶（68℃）	51%~84% 阳性	阳性	阴性	鸟分枝杆菌
芳香硫酸酯酶	16%~50% 阳性	阳性	阴性	鸟分枝杆菌
亚硝酸盐还原	16%~50% 阳性	阳性	阴性	鸟分枝杆菌
乙胺丁醇	阳性	16%~50% 阳性	阴性	胞内分枝杆菌
异烟肼	阳性	51%~84% 阳性	阴性	胞内分枝杆菌
谷氨酸钠葡萄糖琼脂生长	阴性	阳性	阴性 / 阳性	鸟 – 胞内分枝杆菌
对家兔致病力	强	弱	强 / 弱	鸟 – 胞内分枝杆菌

最近，一种与 NTM 尤其是 MAC 相关的过敏性肺部综合征受到广泛关注。美国胸科学会（ATS）和美国传染病学会（IDSA）在 2007 年 NTM 病诊治指南中将这一类型与其他 NTM 肺病分别列出，并命名为过敏样肺病（hypersensitivity-like disease），即热水盆浴肺。过敏样肺病是 MAC 肺病的特殊表现，呈亚急性发病过程。

二、堪萨斯分枝杆菌（*M.kansasii*）

堪萨斯分枝杆菌引起的疾病在美国仅次于 MAC 病，居第 2 位，在世界其他地区也较常见。堪萨斯分枝杆菌属于见光产色的慢速生长的分枝杆菌。其生长的温度范围为 32~42℃，为光产色菌。*Hsp65* 基因还可以鉴别靶基因 16S rRNA 不能鉴别的堪萨斯与胃分枝杆菌，但因非结核分枝杆菌 *Hsp65* 基因序列经酶切后的条纹图谱尚不完善，故不能鉴定一些临床分离菌及新发现的非结核分枝杆菌。国外学者以 *p6123* 基因为靶标可检测到堪萨斯分枝杆菌，检出率为 100%。

三、玛尔摩分枝杆菌（*M.malmoense*）

玛尔摩分枝杆菌在北欧是仅次于 MAC 的常见 NTM 病原体，该菌常引起肺病和淋巴结炎，也可导致播散性及肺外感染。在北欧，玛尔摩分枝杆菌被认为是继 MAC 后第二个最严重的 NTM 病原体。在欧洲玛尔摩分枝杆菌株的临床相关性已被描述 70%~80%，但在美国多不具有临床相关性。

四、蟾蜍分枝杆菌（*M.xenopi*）

蟾蜍分枝杆菌是加拿大、英国及欧洲其他地区 NTM 病的第 2 位常见病原菌。蟾蜍分枝杆菌广泛存在于水、土壤、自来水系统及淋浴喷头。蟾蜍分枝杆菌主要引起肺病，也可引起医院内脊髓感染、皮肤软组织及骨关节感染。

五、嗜血分枝杆菌（*M.haemophilum*）

嗜血分枝杆菌是引起儿童颈面部 NTM 淋巴结炎的主要菌种，仅次于 MAC。1978 年 Sompolinsky 等曾从以色列 1 名霍奇金病患者的皮肤肉芽肿和皮下脓肿脓液标本中分离所得。近年来，嗜血分枝杆菌已成为引起皮肤感染的重要菌种。嗜血分枝杆菌因其在普通的罗氏培养基上不能生长，需在培养基中加入羊红细胞才能培养出而命名。嗜血分枝杆菌的菌细胞短而弯，抗酸性强，由于此菌对营养要求较高，而且具有缓慢生长分枝杆菌的一般生理特性，嗜血分枝杆菌也只有几项阳性；生化反应不活跃，触酶阴性或弱阳性，不被吐温 –80 水解，尿素酶阴性，烟酰胺酶和吡嗪酰胺酶阳性是鉴定嗜血分枝杆菌的唯一阳性反应。嗜血分枝杆菌是分枝杆菌属中唯一的需氯化血红素（hemin）和其他铁源生长的菌种，其适宜生长温度为 28~32℃。某些菌株可在 20℃环境生长，而且在 37℃环境生长不良或不生长；由于嗜血分枝杆菌的生长需要铁，故低温更适宜其生长。含 10% CO_2 的环境可刺激其生长。在鸡蛋培养基或 7H10 琼脂（用氯化血红素或在培养基表面放 1 条 X– 因子条）上，经 32℃培养 2~4 周可生长出光滑型或粗糙型菌落，不产生色素，即使暴露于光线下也不产生色素。巧克力琼脂、5% 羊血哥伦比亚琼脂、Mueller–Hinton 琼脂（用 Fildes 辅助物）或含有 2% 柠檬酸铁铵的罗氏培养基均适合嗜血分枝杆菌生长。McBride 等报道用 Casman 血琼脂基础培养基加入 5% 羊血和甲紫（5mg/ml）制成的培养基，分离嗜血分枝杆菌获得成功。嗜血分枝杆菌为慢速生长菌，其最适生长温度是 30℃，其在 37℃不能生长。嗜血分枝杆菌能引起皮肤和全身播散感染，嗜血分枝杆菌可导致器官移植、骨髓移植、艾滋病和长期应用糖皮质激素患者的播散性感染。

六、溃疡分枝杆菌（*M.ulcerans*）

近年来，溃疡分枝杆菌所引起的 NTM 病呈明显上升趋势，是继 MTB 和麻风杆菌后感染正常免疫人群的第三常见分枝杆菌病原体。IS2404 存在于溃疡分枝杆菌基因组，因此，可通过 IS2404 来鉴别通过靶基因 16s rRNA 不能鉴别的海分枝杆菌与溃疡分枝杆菌。溃疡分枝杆菌是由 MacCallum 于 1948 年在澳大利亚东南沿海维多利亚一个儿童的腿部溃疡中分离到一种新的分枝杆菌。溃疡分枝杆菌可引起 Bairnsdale 溃疡或称 Seari 病，乌干达称 Buruli 溃疡。溃疡分枝杆菌可产生多种毒素，其中的一种坏死毒素为细菌内酯的聚酮类化合物，可导致皮下组织出现损毁性坏死，使患者出现 Buruli 溃疡。溃疡分枝杆菌在营养丰富的培养基上，接种适当浓度的新鲜培养物，在适当的培养温度（32℃）条件下，须经 7 天以上才能形成肉眼可见菌落，因此属于缓慢生长的分枝杆菌。溃疡分枝杆菌具有分枝杆菌属普遍的共同特征，抗酸染色阳性，在石炭酸复红着色后不被盐酸或乙醇脱色的抗酸抗乙醇特性，菌体呈红色；需氧生长；无芽胞形成；无动力杆菌；类脂含量高；生长缓慢。溃疡分枝杆菌在营养丰富的适宜培养基上，在 30~32℃，与人类皮肤相仿的温度下，需要 2~6 周的培养，肉眼才能见到生长的粗糙型菌落。

在溃疡分枝杆菌中，毒素分枝杆菌内酯是毒力的决定基因。具有强大的生物学活性。溃疡分枝杆菌感染的临床表现主要是由毒素分枝杆菌内酯造成的。不同地区来源的溃疡分枝杆菌具有不同的毒力，在临床上也表现出具有地区性的轻重不同的症状，西非地区 Buruli 溃疡较澳大利亚、亚洲的症状重一些，有较多的并发骨髓炎，显示了分枝杆菌内酯可能具有结构上的差异。现在研究认为核心内酯的结构一致且恒定，但脂肪酸侧链有所不同，常区分为 A、B、C、D。A 与 B 是非洲菌株产生的类型，分枝杆菌内酯 C 是澳大利亚菌株中的主要型，D 则来自亚洲菌株。参考菌株 1615 是一个马来西亚分离菌株，产生分枝杆菌内酯 A 与 B 的异构体的混合物，为分枝杆菌内酯 A/B。

2001 年，在美国实验室里，从西非进口的蛙群（*Xenopustropicalis*）中出现了由新发现的分枝杆菌病原菌引起的一种致死性疾病，随后传播到同一实验室的 *Xenopustropicalis* 蛙群中。这种分枝杆菌具有溃疡分枝杆菌特征，后来称为 *M.liflandii*，虽然该菌目前的分类地位还未确定，但是许多特征表明是溃疡分枝杆菌或海洋分枝杆菌的一个变种，是一种鱼的致病菌。溃疡分枝杆菌与海洋分枝杆菌在发生学上十分接近，二者的区别在 16s rRNA 基因内的一个碱基对，彼此间的区别为溃疡分枝杆菌产生分枝杆菌内酯和含有超过 300 拷贝的 2 个插入序列 IS2404 和 IS2406，而海洋分枝杆菌缺乏这些插入序列和缺乏分枝杆菌内酯合成的基因。但 *M.liflandii* 像溃疡分枝杆菌一样含有 IS2404 和 IS2406，引起溃疡皮肤损害，*M.liflandii* 引起蛙全身性致死性疾病，而溃疡分枝杆菌主要限于人的皮肤感染，不论是溃疡分枝杆菌还是 *M.liflandii* 都不能在 35℃以上生长，所以在 *M.liflandii* 感染病例中存在的全身性疾病似乎是由于蛙的较低的核心温度造成的，溃疡分枝杆菌没有在蛙和鱼中试验过。可以想象，假如要在这种模式中试验溃疡分枝杆菌也可能会引起全身性疾病。*M.liflandii* 产生的溃疡分枝杆菌内酯毒素，其细胞病变性与 A/B 一致也是由一个新的质粒编码，称为分枝杆菌内酯 E。

七、日内瓦分枝杆菌（*M.genavense*）

1990 年由 Hirschel 首先报道。因发现首例患者居住于日内瓦，故命名日内瓦分枝杆菌。该菌为缓慢生长分枝杆菌，血液标本在 BAcIEcl3A 培养基中 58 天才生长。临床表现与鸟复合分枝杆菌（MAC）感染相似，其鉴别点在于液体培养基中，MAC 大约需要 10 天就能生长，多重 PCR 可快速查出该菌。日内瓦分枝杆菌容易引起人类播散性感染，并发于艾滋病，现已报告了近 100 例，死亡率极高。在最初发现的几年中，细菌的菌型鉴定无法与猿分枝杆菌相鉴别。DNA 探针也与结核分枝杆菌和 MAC 相混，用 16S-23S rRNA 测序分析才能明确鉴别。血培养需要 58 天才生长，而 MAC 只要 10 天，因此可以鉴别。

八、隐藏分枝杆菌（*M.celatum*）

1993 年由 Butler 首先报道，该菌为缓慢生长分枝杆菌，有Ⅰ、Ⅱ、Ⅲ 型之分，需用 16S rRNA 序列或指纹法分析检测。生化反应类似鸟分枝杆菌，其分枝菌酸（mycolic acid）与蟾蜍分枝杆菌相仿，可致播散性感染、颈淋巴结炎、阴茎感染，常并发于艾滋病，也有免疫未受损的老年人受感染致死。对于抗结核药，该菌有原发性耐药。

九、海德堡分枝杆菌（*M.heidelbergense* sp.nov）

1997 年 Haas 首先报道，该菌为缓慢生长分枝杆菌，不产色，在海德堡被发现，故名海德堡分枝杆菌。从儿童淋巴组织分离而得，在高效液相色谱（HPLC）分析结果类似马尔摩分枝杆菌，以 16S rRNA 基因测序，呈独特序列，与猿分枝杆菌相似。对于异烟肼等抗结核药高度敏感。鉴定菌株号 ATCC 51253。

十、波希米亚分枝杆菌（*M.bohemicum* sp.nov）

1998 年 Reisch 首次报道，缓慢生长分枝杆菌，暗产色，在 25~40℃生长，最适温度 37℃，酶活性弱。从 56 岁男性患者的痰中分离出，原诊断为唐氏综合征合并于结核病，该菌对丙硫异烟胺、环丝氨酸、克拉霉素、庆大霉素、阿米卡星（AMK）敏感，对异烟肼、利福平、乙胺丁醇和环丙沙星耐药。它有独特的 16S rRNA 核苷酸系列，鉴定菌株号 DSM 44277。

十一、缓黄分枝杆菌（*M.Lentiflavium* sp.nov）

缓黄分枝杆菌为常见的非致病缓慢生长的分枝杆菌，1996 年由 Springer 首先报道，产黄色素，故名为缓黄分枝杆菌。在吐温 –80 中水解，在烟酸、硝酸盐还原酶和尿素酶实验中都呈阴性，在 HPLC 上的分枝菌酸图谱呈独特性，16s rRNA 呈独特性序列，与猿分枝杆菌和日内瓦分枝杆菌密切相关。慢生黄分枝杆菌是杆状到球杆状的抗酸菌，不形成芽胞、荚膜或气中菌丝，标本接种到罗氏培养基 3~4 周可见生长，为 1~2mm 大小、产生金黄色色素的光滑型菌落。在 22℃和 37.8℃均能生长，在 45℃不生长。半定量触酶、耐热触酶和吡嗪酰胺酶反应不定，烟酸试验、硝酸盐还原、吐温 –80 水解、芳香硫酸脂酶和尿素酶阴性。基于系统发育和 16S rRNA 测序，慢生黄分枝杆菌处于快速生长和缓慢生长分枝杆菌之间的位置，与猿分枝杆菌和日内瓦分枝杆菌密切相关。模式株 ATCC 51985（2186/92），是从患者的脊椎关节盘炎标本中分离而来。

十二、瘰疬分枝杆菌（*M.Scrofulaceum*）

引起淋巴结炎的非结核分枝杆菌病原菌除 MAC 最多外，瘰疬分枝杆菌属第二位。也有肺部感染的报告。该菌属于分枝杆菌慢速生长菌，能在高达 42℃生长，暗产色菌。

表 1-3 缓黄分枝杆菌与相关非结核分枝杆菌的鉴别

菌株	缓黄分枝杆菌	戈登分枝杆菌	蟾蜍分枝杆菌	瘰疬分枝杆菌	苏加分枝杆菌	微黄分枝杆菌	中庸分枝杆菌	波西米亚分枝杆菌	塔斯康分枝杆菌
25℃生长	+	+	-	+	+	+	+	V	+
45℃生长	-	-	+	-	-	-	-	-	-
亚硝酸盐还原	+	-	-	-	+	+	-	-	+
吐温 –80 水解试验	-	+	-	-	V	+	V	-	-
触酶	V	+	-	+	+	+	V	-	-
β– 糖苷酶	-	-	-	-	-	+	-	-	-
5%NaCl	-	-	-	-	-	-	+	-	-
芳香基硫酸酯酶试验（3 天）	-	-	V	-	-	+	-	-	-
尿素酶试验	V	-	-	+	+	-	V	+	+

第四节

快速生长非结核分枝杆菌的生物学特性

快速生长的非结核分枝杆菌引起的非结核分枝杆菌病较为集中，几乎所有快速生长分枝杆菌的感染都是由偶发分枝杆菌、龟分枝杆菌和脓肿分枝杆菌（*M.abcessus*）所致。下面重点介绍这几类快速生长的非结核分枝杆菌的生物学特性。

一、脓肿分枝杆菌

脓肿分枝杆菌（*M.abcessus*）在美国是引起 NTM 肺病的第 3 种常见病原体，占快速生长 NTM 肺病的 80%。该菌非光产色，45℃不生长，28℃生长，麦康凯琼脂及 M–H 琼脂生长，硝酸盐还原试验阴性，不利用枸橼酸盐，铁吸收试验阴性，50g/L NaCl 肉汤生长。脓肿分枝杆菌也是引起皮肤、软组织和骨感染的主要病原体。最近，分子水平的分析已经确定脓肿分枝杆菌是 1 个复合群（脓肿分枝杆菌复合群，*M.abcessus* complex，MABC），该复合群包括脓肿分枝杆菌（*M.abcessus*）、布里提分枝杆菌（*M.bolletii*）和马赛分枝杆菌（*M.massiliense*），以 16s rRNA 为靶位基因的任何鉴定方法都无法对它们鉴别，目前这一发现的临床意义尚未十分确定。马赛分枝杆菌因其 2004 年发现于马赛故将其命名为"马赛分枝杆菌"。2006 年又发现一株与脓肿分枝杆菌亲缘关系密切的菌种，并以一位叫 Bollet 的微生物学家命名，称为"*M.bolletii*"。在所有 NTM 中，MABC 分离率占第二位，仅次于鸟分枝杆菌复合群。在快生型 NTM 中分离率占第一位，65%~80% 的快生型 NTM 肺病是由 MABC 引起。我国对 MABC 的研究较少，大多还停留在"龟 – 脓肿分枝杆菌复合群"或者"脓肿分枝杆菌"的概念，文献中的称谓比较混乱。我国学者对国际上的研究热点马赛分枝杆菌仅有个别文献的个案报道，布里提分枝杆菌在我国更是还未见报道。脓肿分枝杆菌及布里提分枝杆菌大多对克拉霉素耐药，而马赛分枝杆菌大多对克拉霉素敏感。

二、龟分枝杆菌

龟分枝杆菌（*M.chelonae*）最易引起皮肤、软组织和骨骼感染，也可引起免疫缺陷患者的播散性感染，龟分枝杆菌肺病较少见。1903 年 Friedman 首次从龟甲中分离，命名为偶发－龟型复合物；1953 年 Moore 和 Frerichs 报道 1 例由该菌引起膝关节脓肿样感染的患者，"脓肿"由此得名。随后将其命名为龟分枝杆菌脓肿亚种（*M.chelonae* ssp abcessus）；1955 年 Gordon 等对其生物学特性详细研究后，将其单独定为一个种，为龟分枝杆菌；1972年又将其再分为三个亚种，即龟亚种、脓肿亚种和类分枝杆菌。1992 年美国胸科协会根据该菌对药物的敏感性及核酸分析将脓肿亚种从龟分枝杆菌中独立出来，定为一个种，称为脓肿分枝杆菌。我国过去的分类，包括龟分枝杆菌龟亚种（*M.chelonae* ssp chelonae），龟分枝杆菌脓肿亚种（*M.chelonae* ssp abcessus）二类。为了适应 NTM 研究的进展以及与国际接轨，将国内命名的龟分枝杆菌龟亚种和龟分枝杆菌脓肿亚种统一为龟分枝杆菌和脓肿分枝杆菌。

三、偶发分枝杆菌

偶发分枝杆菌（*M.fortuitum*）革兰染色阳性，抗酸染色阳性。电镜观察的超微结构为菌体长杆状、短杆状、椭圆（或圆）状。长杆状菌体多数略有弯曲（末端常见）、可见曲棍球拍样菌体，细长杆状大小多为（2.5~3.0）μm ×（0.15~0.2）μm。多数菌体表面不平直，少数菌体表面呈小波浪状起伏。菌体无鞭毛、荚膜、芽胞等特殊结构。生长速度较快，在改良罗氏培养基、血平板、营养平板上生长良好，3 天形成可见菌落，菌落柔软、呈白色、不透明。对热较敏感，60℃ 135 分钟死亡、100℃ 5 分钟死亡。对紫外线不敏感，照射 4.5小时仍存活。对干燥环境有很强的耐受性，它能在干燥的条件下存活一年半以上。对酸、碱的抵抗力强，4% H_2SO_4 和 4% NaOH 20 分钟仍能存活。偶发分枝杆菌常引起皮肤、软组织和骨骼感染，偶发分枝杆菌肺病仅常见于慢性胃食管反流患者。在美国，快速生长菌株感染的 15% 是由于偶发分枝杆菌。但是除了引起慢性吸入异常病例外，偶发分枝杆菌是一个相对不常见的肺部疾病的病因。

表 1-4　耻垢分枝杆菌、龟分枝杆菌和偶发分枝杆菌的生化特性比较

菌株	耻垢分枝杆菌标准株	龟分枝杆菌标准株	偶发分枝杆菌标准株
28℃生长	+	−	−
37℃生长	+	+	+
45℃生长	+	+	+
色素产生	−	−	−
耐热触酶（68℃）	+	+	+
芳香硫酸酯酶	−	+	+
亚硝酸盐还原	+	−	+
5%NaCl	+	−	+

续表

菌株	耻垢分枝杆菌标准株	龟分枝杆菌标准株	偶发分枝杆菌标准株
TCH	+	+	+
PNB	+	+	+
铁离子吸收	+	−	+
阿拉伯糖产酸	+	−	−
枸橼酸盐利用	+	+	+
甘露醇利用	+	−	−

四、海分枝杆菌

海分枝杆菌（*M.marinum*）是一种见光产色的分枝杆菌，其生长速度介于慢速生长的分枝杆菌和快速生长的分枝杆菌之间。海分枝杆菌感染受艾滋病流行影响不大，其发病率一直保持在一个比较稳定的状态。发生海分枝杆菌病的皮肤感染通常因与水接触有关，引起的皮肤病变可称为游泳池肉芽肿（swimming pool granuloma），表现为肢体皮疹，尤其在肘、膝以及手足背部，可能发展至浅溃疡和瘢痕形成，也有肺部感染的报告。

五、脓毒分枝杆菌

脓毒分枝杆菌（*M.septicum*）是一种快速生长的非结核分枝杆菌，是偶发分枝杆菌复合群的一个亚种，但与偶发分枝杆菌相比，其对红霉素、万古霉素和妥布霉素敏感，还可发酵甘露醇和肌醇。由此可见基本的生化实验即可将其与偶发分枝杆菌区分。其表型、生化特点和基因水平与偶发分枝杆菌和塞内加尔分枝杆菌相类似，是一种已知的条件致病菌。2000 年 Mark 等将脓毒分枝杆菌定义为新的分枝杆菌亚种。通常感染脓毒分枝杆菌的患者多为免疫功能低下或免疫功能受到抑制的患者，其病例鲜少报道。

六、耐热分枝杆菌

耐热分枝杆菌（*M.thermoresistible*）是非结核分枝杆菌中的一种快速生长型分枝杆菌，1966 年日本学者 Tsukamura 第 1 次从土壤中分离出，后有人在呼吸道感染的动物体内分离出这种细菌。早先认为其对人类没有致病性，但 1981 年 Weitzman 等报道了第 1 例由耐热分枝杆菌导致的人类肺炎病例，我国也曾报道过 1 例术后感染病例。耐热分枝杆菌在 37~45℃均能生长，最适宜的生长温度是 42℃。它是一种暗产色菌，在改良罗氏培养基上生长形成光滑的菌落，最初是淡黄或橘黄色，后逐渐转变为褐色，42℃培养 4 天即可见菌落生成，但在 35~37℃下需 10~14 天才能见到菌落。因此早先曾将耐热分枝杆菌描述为既能快速生长、又可以缓慢生长的分枝杆菌，并认为可将耐热分枝杆菌和微黄分枝杆菌划分为一个介于慢速和快速生长菌之间的独特的种群。鉴定耐热分枝杆菌的生化试验结果如下：硝酸盐还原试验、吐温 −80 水解试验和触酶试验阳性，亚碲酸盐还原试验、芳香基硫酸酯酶试验和铁离子吸收试验均呈阴性。由于耐热分枝杆菌在低于 42℃时生长速度和形成的菌落均不典型，有可能误诊为其他 NTM，如戈登分枝杆菌、微黄分枝杆菌和苏尔加分枝杆菌，因此所有被怀疑为这些 NTM 的菌株都应该于 52℃培养。与耐热分枝杆菌同样能在52℃条件下生长的 NTM 是草分枝杆菌，可以通过以下几点加以鉴别：耐热分枝杆菌生长得更缓慢，并可以形成光滑菌落，芳香基硫酸酯酶试验和铁离子吸收试验阴性（表 1–5）。

表 1-5 耐热分枝杆菌及类似的非结核分枝杆菌的生长和生化特性比较

菌株	耐热分枝杆菌	戈登分枝杆菌	草分枝杆菌	微黄分枝杆菌	苏加分枝杆菌
琼脂培养基上的形态	光滑	光滑	粗糙	光滑	光滑
25℃生长	慢	慢	快	中等	慢
35℃生长	慢	慢	快	中等	慢
45℃生长	快	–	快	±	–
52℃生长	快	–	快	–	–
抗酸染色	+	+	+	+	+
亚硝酸盐还原	+	–	+	+	+
色素产生	暗产色	暗产色	暗产色	暗产色	暗产色
吐温 –80 水解试验	+	+	+	+	+
耐热触酶（68℃）	+	+	+	+	+
铁离子吸收	–	?	+	–	+
5%NaCl	+	?	+	+	–
芳香基硫酸酯酶试验（14 天）	–	±	+	+	+
尿素酶试验	+	–	+	+	+

七、产黏液分枝杆菌

1995 年由 Springer 首先报道，为迅速生长分枝杆菌，在固体培养基上能高产黏液样物质，故名产黏液分枝杆菌（*M.mucogenicum*）。它可引起创伤后皮肤感染和败血症。该菌在高效液相色谱（HPLC）上呈独特的分枝菌酸图谱。鉴定菌株号 ATCC49649、ATCC 49651。

八、新卡城分枝杆菌

1997 年由 Shojaei 首先报道，该菌为快速生长分枝杆菌，光产色（黄色）。从儿童皮肤慢性肉芽肿的活组织分离。16s rRNA 基因测序呈独特性，该菌在新卡城发现，故命名为新卡城分枝杆菌（*M.novocastrense* sp.nov）。鉴定菌株号 DSM 44203。

九、沃林斯基分枝杆菌和戈地分枝杆菌

沃林斯基分枝杆菌（*M.wolinskyi* sp.nov）鉴定菌株号 ATCC 7000101T=M 0739T。对

SMZ、AMK、伊米培能（西司它丁钠）、四环素敏感。戈地分枝杆菌（*M.goodii* sp.nov）鉴定菌株号 ATCC7005047T =M 0769T。对四环素、克拉霉素有不同程度耐药，对妥布霉素中度耐药。上述两种分枝杆菌都是 Brown 于 1999 年首次报道，二者均为快速生长菌，在常规生化和生长特征上彼此相似，但在 HPLC 上分枝菌酸双甲氧 –4– 香豆素基—甲基脂洗脱图谱相异，在 hsp65 基因 439bp 片段 PCR 限制酶图谱亦不同。二者多在创伤后或手术后伤口感染或骨髓炎时出现，二者与耻垢分枝杆菌关系密切，也与马德里分枝杆菌（*M.mageritense*）密切相关。

十、雾分枝杆菌

雾分枝杆菌（*M.brumae* sp.nov）为常见的非致病快速生长的分枝杆菌，1993 年由 Luquin 首先报道，为快速生长非光产色分枝杆菌，从西班牙巴塞罗那地区的水、土壤和人痰中分离获得，根据遗传物质中 GC 含量，分枝菌酸图谱及色谱分析，证实雾分枝杆菌也属分枝杆菌并且有不同于假分枝杆菌和次要分枝杆菌的 α– 分枝菌酸。

十一、其他少见分枝杆菌

包括隐藏分枝杆菌（*M.celatum*），该菌分离自 AIDS 患者的肺部与血液，易与蟾蜍分枝杆菌及 MAC 混淆。蟾蜍分枝杆菌也是一种快速生长的非结核分枝杆菌。此外，零星报道的快速生长的条件性治病非结核分枝杆菌还包括苏加分枝杆菌、玛尔摩分枝杆菌、猿猴分枝杆菌、嗜血分枝杆菌和土地分枝杆菌等。

第五节

非结核分枝杆菌的致病性与院内消毒剂抵抗

一、非结核分枝杆菌的致病性

（一）引起肺部病变的菌种
主要菌种：MAC、脓肿分枝杆菌和偶发分枝杆菌。

次要菌种：堪萨斯分枝杆菌、龟分枝杆菌、戈尔登分枝杆菌、蟾蜍分枝杆菌、猿猴分枝杆菌、苏尔加分枝杆菌、玛尔摩分枝杆菌和嗜血分枝杆菌等。

（二）引起淋巴结炎的菌种
主要菌种：MAC 和瘰病分枝杆菌，前者更常见。

次要菌种：偶发分枝杆菌、龟分枝杆菌、脓肿分枝杆菌和堪萨斯分枝杆菌。

（三）引起皮肤病变的菌种
主要菌种：海分枝杆菌、溃疡分枝杆菌、龟分枝杆菌、偶发分枝杆菌、脓肿分枝杆菌。

次要菌种：鸟 – 胞内分枝杆菌、堪萨斯分枝杆菌、土地分枝杆菌。

（四）引起播散性病变的菌种
主要菌种：MAC、堪萨斯分枝杆菌、海分枝杆菌、脓肿分枝杆菌。

次要菌种：偶发分枝杆菌、蟾蜍分枝杆菌。

值得注意的是，海分枝杆菌、偶发分枝杆菌、龟分枝杆菌和脓肿分枝杆菌还趋向侵犯医源性创伤或注射部位引起院内感染。

（五）其他非结核分枝杆菌引起的病变

可由 MAC 引起泌尿生殖系感染，偶发分枝杆菌引起眼部感染，林达分枝杆菌（M.linda）引起胃肠道疾病。

二、非结核分枝杆菌的消毒剂抵抗

（一）嗜热性 NTM

一些 NTM 能在 45℃水温中存活和生长良好，包括蟾蜍分枝杆菌、耻垢分枝杆菌和鸟分枝杆菌复合群，在十分适宜于使用的医院热水系统中（43℃），更能促进这些细菌的生长。蟾蜍分枝杆菌和鸟分枝杆菌复合群曾发现于医院热水系统，它们也都黏附于水池和水龙头上。也曾发现热水浴池污染中间分枝杆菌，长期引起慢性肉芽肿皮炎的报告。

（二）能在蒸馏水中存活与生长

有些非结核分枝杆菌可能是碳源和其他的营养物质从水容器过滤到水中，提供足够的营养物质以允许细菌的生长。快速生长的分枝杆菌，特别是脓肿分枝杆菌和产黏液分枝杆菌常被实验所证实，分离物浓度达到 10^9CFU/L，并维持 1 年以上，这些种别曾与医院感染暴发有关，容器中的蒸馏水作为其储存场所。

（三）对氯的抵抗

许多种群的 NTM 包括鸟分枝杆菌复合群、偶发分枝杆菌、脓肿分枝杆菌、堪萨斯分枝杆菌和产黏液分枝杆菌，能耐受自来水中存在的 0.05~0.20mg/L 的游离氯，对氯的耐受比对三氯甲烷（氯仿）的耐受高 20~100 倍。

（四）对戊二醛和甲醛的抵抗

甲醛和碱性戊二醛常用于医院器械设备的消毒。缓慢生长分枝杆菌，如鸟分枝杆菌、胞内分枝杆菌和戈登分枝杆菌，对这些消毒液能在体积分数为 0.02 时存活 10 分钟以上，快速生长分枝杆菌水适应菌株（water-adapted strains）产黏液分枝杆菌能在体积分数为 0.02 的甲醛水溶液中存活 24 小时，在体积份数高达 0.10 的甲醛水溶液中尚能存活相对短的时间。抵抗的遗传学机制尚不清楚，但在肠杆菌和假单胞菌属中的一些种的菌株中存在甲醛灭活酶——甲醛脱氢酶。由于分枝杆菌对醛类消毒剂的抵抗，曾引起使用这些消毒剂消毒器械设备后发生若干次医院感染。

（五）对汞的抵抗

有机汞化合物如醋酸苯汞、硫柳汞和红溴汞，作为防腐剂，维持医学溶液的无菌曾使用多年。快速生长分枝杆菌中有一些对汞的抵抗，但株间有别。在临床标本中，产黏液分枝杆菌中有 83% 为脓肿分枝杆菌，其中有 20% 对汞抵抗。有些含有汞还原酶（mercuric reductase）的这种胞浆酶，能使无机汞转换为元素汞，还有有机汞裂解酶裂解碳－汞键。如果细菌进入到多剂量小瓶或溶液里，而仅依靠一种有机汞化合物作为一种抑菌防腐剂，那么溶液中的细菌发挥自由的酶系统，使汞灭活而存活于有机汞溶液中，并且增殖兴旺。汞抵抗存在于多种缓慢生长环境中的分枝杆菌，包括瘰疬分枝杆菌、胞内分枝杆菌和鸟分枝杆菌。曾报告使用污染有脓肿分枝杆菌的红溴汞商品溶液做静脉剥离手术患者的皮肤消毒引起医院感染。

（六）对公认的消毒液的抵抗

NTM 比大多数细菌对许多商品化的常规消毒剂有更大的抵抗力，这与 NTM 细胞壁含有丰富类脂，对有机和无机化合物相对不易渗透有关。一些 NTM 医院感染暴发是由于使用了这些常规的商业化产品作为消毒剂，而未使用 FDA 登记的消毒剂的缘故。有一些感染是使用喷射注射器注射局部麻醉药物利多卡因，而后用季铵盐消毒液消毒，季铵盐是一种缓慢（几个小时）杀分枝杆菌剂。

（七）对甲紫抵抗

甲紫（龙胆紫）作为一种局部防腐剂已使用百年以上，现在仍在使用，也作为外科切除的皮肤标记制剂普遍使用。脓肿分枝杆菌的某些菌株能在蒸馏水配制的体积分数为 0.01 的甲紫溶液中存活和生长，有报道污染的甲紫溶液在整形外科时用做皮肤标记而引起伤口感染。

（孙照刚 霍凤敏）

• 参 考 文 献 •

---

1. 中华医学会结核病学分会，《中华结核和呼吸杂志》编辑委员会 . 非结核分枝杆菌病诊断与治疗专家共识 . 中华结核和呼吸杂志 , 2012, 35 (8): 572-575.

2. Crawford JT, Bates JH.Isolation of plasmids from mycobacteria.Infect Immun, 1979, 24 (3): 979-981.

3. 吴雪琼，张宗德，乐军 . 分枝杆菌分子生物学 . 人民军医出版社 , 2010.

4. Julián E, Roldán M, Sánchez-Chardi A, et al.Microscopic Cords, a Virulence-Related Characteristic of Mycobacterium tuberculosis, Are Also Present in Nonpathogenic Mycobacteria.J Bacteriol, 2010, 192 (7): 1751-1760.

5. 汪小平，张天民 . 新发现的非结核分枝杆菌研究进展 . 皮肤性病诊疗学杂志 , 2015, 21 (3): 163-165.

6. 汪小平，张天民 . 新发现的非结核分枝杆菌研究进展 . 中国防痨杂志 , 1999 (3): 175-177.

7. 梁莉，张天民 .90 年代新发现的非结核分枝杆菌 . 微生物学通报 , 2002, 29 (2): 78-81.

8. Sánchez-Chardi A, Olivares F, Byrd TF, et al.Demonstration of cord formation by rough Mycobacterium abscessus variants: implications for the clinical microbiology laboratory.J Clin Microb, 2011, 49 (6): 2293-2295.

9. 李仲兴 . 嗜血分枝杆菌感染研究进展 . 中国感染控制杂志 , 2006, 5 (2): 183-187.

10. 庄宝玲，陈文列，林光宇 . 偶发分枝杆菌的超微结构初步观察 . 福建医药杂志 , 2000, 22 (1): 181-182.

11. 沙巍，肖和平 . 值得关注的非结核分枝杆菌—耐热分枝杆菌 . 中华结核和呼吸杂志 , 2008, 31 (12): 930-932.

第二章

非结核分枝杆菌的分子生物学

非结核分枝杆菌（nontuberculous *Mycobacterium*，NTM）广泛存在于自然界如土壤、水、尘埃、鱼、家畜及家禽中，其中约 1/3 是引起动物或人 NTM 病的机会性致病菌，严重时可造成感染宿主的死亡。人可从环境中感染 NTM 而患病，水和土壤是重要的传播途径，人与人之间传播尚未得到证实，但可以通过动物传染给人。人体存在 NTM 致病的机会或条件，如老年、慢性支气管炎、慢性阻塞性肺病、支气管扩张、恶性肿瘤、血液透析、器官移植、使用皮质激素或免疫抑制剂等引起免疫功能降低的状况，均可继发 NTM 病。

因地域的不同，NTM 显示出明显不同的菌株流行分布特点。在美国、韩国和日本地区，鸟分枝杆菌复合群为最常见的引起 NTM 病的致病菌，但在英国的威尔士和北方岛屿地区，堪萨斯分枝杆菌是最常见的致病性 NTM。中国 NTM 分离率为 3%~15%；在艾滋病患者中，高达 25%~50% 的患者可并发 NTM 感染。1990—2010 年进行的全国结核病基线调查结果显示，20 年间 NTM 分离株占全部分枝杆菌分离株的比例从 11.1% 上升至 22.9%。我国不同地区的相关研究结果显示，最常见的引起 NTM 病的致病性 NTM 为鸟分枝杆菌复合群。我国北方地区，最常被分离的 NTM 为胞内分枝杆菌，占到 40%~60%。其他常见的致病性 NTM 按分离率从高到低依次为脓肿分枝杆菌、堪萨斯分枝杆菌、瘰疬分枝杆菌和偶发分枝杆菌，其中以脓肿分枝杆菌和堪萨斯分枝杆菌引起的 NTM 病最为多见。

NTM 可通过传统生化方法与分子生物学方法进行菌种鉴定。张志坚等对四家结核病专科医院的 452 株 NTM 进行了菌种鉴定，其中胞内分枝杆菌最多，占 41.6%（188 株）。段鸿飞等对来源于北京胸科医院的 278 株 NTM 运用 16S rRNA、rpoB 和 hsp65 PCR 法进行了菌种分型，发现 131 株（47%）为鸟分枝杆菌复合群，70 株为脓肿分枝杆菌，另外还发现了少量的龟分枝杆菌和戈登分枝杆菌。国外类似的研究也很多，如坦桑尼亚的一项研究中采用 16S rRNA、hsp65 PCR 扩增法及 GenoType® Mycobacterium CM/AS 法，对 NTM 进行菌种鉴定，也取得了很好的结果。其他研究提示某些基因靶点如 secA1、soda 和 ITS 的序列分析，结合系统发生学方法，可以提高菌种鉴定的准确性。最近，包括 8 个管家基因在内的多位点序列分析、多位点基因间隔区序列分析也用到菌种鉴定中。

目前已经得到基因组序列的 NTM 有如下几种：鸟分枝杆菌、胞内分枝杆菌、堪萨斯分枝杆菌、耻垢分枝杆菌、脓肿分枝杆菌、龟分枝杆菌、偶发分枝杆菌，选取其代表性的菌株基因组信息列于表 2-1 中。NTM 分别有不同的亚种，亚种间在菌株进化过程中既相互独立，又相互联系。通过众多比较基因组学研究，发现了大量的 NTM 及亚种所特有的基因，这些特有基因与菌株的不同表型有关，例如偶发分枝杆菌菌株 10851/03 中某些基因的表达量较少，其生长速度也相应较慢。这些菌株特有基因的发现有助于流行病学追踪、菌株进化树的建立及菌株毒力机制的进一步阐明。

表 2-1 NTM 代表株基因组信息

菌株	鸟分枝杆菌			胞内分枝杆菌	脓肿分枝杆菌	龟分枝杆菌	耻垢分枝杆菌			偶发分枝杆菌		堪萨斯分枝杆菌
	TH135	104	43525	ATCC 13950	ATCC 19977	ATCC 35752	MC² 155	ATCC 700504	ATCC 700010	DSM 46621	CSUR P2098	ATCC 12478
基因组大小（Mb）	4.95	5.47	4.81	5.40	5.07	4.90	6.99	7.11	7.45	6.36	7.11	6.43
G+C含量（%）	69.3	69.0	69.7	68.1	64.12	63.96	67.4	67.6	66.5	66.0	66.2	66
CDS数目	4636	5620	4433	4985	4992	4489	6938	6735	7211	6241	6894	5712
tRNA基因	46	46	49	46	47	48	47	47	71	54	64	46
rRNA操纵子	1	1	–	3	1	–	2	–	–	4	–	3
IS插入片段拷贝	30	129	–	–	5	–	112	–	–	–	–	–
编码基因	4636	5120	–	4911	4942	–	6717	6459	6901	–	–	5866
蛋白基因（%）	92.5	88.6	–	–	93	–	90	–	–	–	–	–
平均基因大小（bp）	984	948	–	–	–	–	–	–	–	–	–	–

下面各节按我国分离率从高到低的顺序对上述 NTM 的分子生物学特征进行阐述。

（陈 曦 张宗德）

第一节

鸟分枝杆菌

一、概述

鸟分枝杆菌常在反刍动物中引起副结核性肠炎，经常在奶牛中发生流行。鸟分枝杆菌在人及其他动物中也可发生感染，是生长缓慢的分枝杆菌之一。在 NTM 感染的患者中，因鸟分枝杆菌致病的占到 70%~80%。鸟分枝杆菌感染常发生于颈部淋巴结、肺及皮肤，可能发生全身播散。鸟分枝杆菌在艾滋病及其他免疫抑制的患者中能引起播散性疾病，在慢性肺病的患者中易引起肺部鸟分枝杆菌感染。从播散性患者体内分离出的菌株具有如下特点：菌落表型光滑、透明；更可能产生肿瘤坏死因子 TNF-α 和 IL-1；通常对体外抗分枝杆菌药物敏感性下降。鸟分枝杆菌致病的毒力相关因子如：对消化道表皮细胞的黏附、过氧化氢酶的产生、无法形成酸性囊泡、吞噬溶酶体融合的抑制等。大环内酯类、氮杂内酯类药物是最常见临床药物。

鸟分枝杆菌可再细分为四个不同的亚种：① *M.avium subsp.avium*；② 只对鸟致病的 *M.avium subsp.silvaticum*；③ 从环境、人及猪中分离出的 *M.avium subsp.hominissuis*；④ 引起奶牛和野生动物感染的 *M.avium subsp.paratuberculosis*。常用基因组插入片段 IS1245、IS900 和 IS901，以及 hsp6 基因鉴定上述四个亚种。此外，常见诸报道的还有 *M.paratuberculosis* 43525、*M.paratuberculosis*、*M.avium* 104、*M.avium* TH135、*M.avium* ATCC25291 等分离株。

Muwonge 等对来自于乌干达的 46 株鸟分枝杆菌临床分离株、来自于 997 头猪的 31 株分离株，12 株患者活检样本来源的分离株、3 株牛感染组织的分离株进行了对 IS1245 和 IS901 的 PCR 检测；并在随后的 VNTR 方法采用 12 个位点对其分子特性进行鉴定，发现其中 37 株鸟分枝杆菌可进一步归类为 *M.avium subsp.hominissuis*，4 株可归类为 *M.avium subsp.avium*。收集到的分离株因时间与空间上的差别有明显的成簇性；VNTR 结果显示，与欧亚地区分离株相比，非洲的分离株在分子特性上并不均一。

单核苷酸多态性分析（SNP）与系统发育学分析为研究鸟分枝杆菌的分子特征及追踪全球的流行病学分析提供了有力的工具。Leão 对来自于全球的 17 个地区的 8 个不同亚种进行了 SNP 分析，共发现了 28 402 个位点，通过进一步的分层研究，最终确定其中的 14 个位点可以用于描述菌株所来自的 14 个不同地区。

通常认为 *M.avium subsp.hominissuis* 是引起人类鸟分枝杆菌病的病原体。发生鸟分枝杆菌病的因素除病原体因素外，还包括宿主因素。目前确定的宿主因素有下面几种：① 雌激素水平下降；② NRAMP1（natural resistance-associated macrophage protein 1）的多态性；③ MHCA（major histocompatibility complex class I chain-related A）的多态性。

鸟分枝杆菌与胞内分枝杆菌合称为鸟 - 胞内复合群，但这两种细菌在致病性与生物学特性上明显不同，鸟分枝杆菌感染常发生于艾滋患者中，而胞内分枝杆菌感染与是否患有基础性疾病无关，常发生于老年女性中。尽管鸟分枝杆菌与胞内分枝杆菌不能经传统的生化或物理学方法分离，但采用分子生物学方法，如 16S rRNA、hsp65、rpoB、16S-23S rRNA 转录间隔区（ITS）序列分析等可对鸟分枝杆菌与胞内分枝杆菌加以鉴别。

鸟分枝杆菌与胞内分枝杆菌有不同的耐药谱，鸟分枝杆菌更多对莫西沙星和利奈唑胺耐药，胞内分枝杆菌更多对利福平和乙胺丁醇耐药。直到 1990 年，克拉霉素才被应用于鸟分枝杆菌复合群感染的治疗，与分离率位居第二位的脓肿分枝杆菌相比，鸟分枝杆菌对克拉霉素的敏感性明显不同，脓肿分枝杆菌对克拉霉素的耐药率比较高，但大多数的鸟分枝杆菌复合群对克拉霉素敏感，只有少于 5% 的患者耐药。

二、基因组学研究

截至目前，能够在 Pubmed 中检索到的有基因组信息的鸟分枝杆菌多达 97 株，代表性菌株为 MAP K10。虽然菌株众多，但对鸟分枝杆菌基因组的研究多集中于比较基因组学。Uchiya 对 *M.avium subsp.hominissuis* strain TH135 与 *M.avium* strain 104 从基因组序列分析的角度比较了二者的差异（表 2-2），前者基因组大小为 4 951 217bp，G+C 含量为 69.32%，4636 个 CDS，46 个 tRNA 基因，并且 rRNA 操纵子具有典型的 16S、23S 和 5S rRNA 基因，在 *M.avium subsp*、*hominissuis* strain TH135 中，IS 插入片段被认为是决定基因组可塑性的重要因素之一，在菌种进化过程中具有更多的结构变异可能性。*M.avium* strain 104 基因组大小为 5 475 491bp，IS 插入片段更多，可作为亚种分型标签的 IS901 有 60 个点突变。虽然 *M.avium* strain 104 有更多的 IS 插入片段，但 *M.avium subsp.hominissuis* strain TH135 的 IS Mav6 有 5 个不同的编码基因。运用 Mauve software 软件，发现二者的基因组有很高的相似性或保守性，分别有 4012 个相同基因；同时，在跨度超过 10 000bp 的基因组中，二者又具有大量的特异性区间，尤其 *M.avium* strain 104 菌株基因组具有更多的大片段特异性，具体表现为 *M.avium subsp.hominissuis* strain TH135 菌株的 624（13.5%）个基因、*M.avium* strain 104 菌株的 1108 个（21.6%）基因各不相同（表 2-3），提示它们从同一祖先分别向不同的方向进化而来。另外，还发现二者基因组特异性大片段中的某些 CDS 与副分枝杆菌、胞内分枝杆菌具有同源性。

通过对毒力因子 mce（mammalian cell entry，哺乳动物细胞进入相关基因）的比较发现，虽然 *M.avium subsp.hominissuis* strain TH135 菌株有 7 个 mce 操纵子，*M.avium* strain 104 菌株有 9 个 mce 操纵子，但二者的 mce 操纵子序列有 52.0%~84.3% 与结核分枝杆菌相似。尽管 mce 操纵子与分枝杆菌毒力机制并未完全阐明，但目前已经发现某些 Mce 蛋白可以分布在菌体表面，并有助于菌体进入巨噬细胞；另外一些 Mce 蛋白参与细胞胆固醇的摄入、细胞膜孔形成等过程。

除此之外，鸟分枝杆菌尚有其他的毒力机制。Danelishvili 采用小鼠感染鸟分枝杆菌的动物模型，发现在早期感染阶段，鸟分枝杆菌的部分基因在不同的器官中上调表达，如 oppA 基因上调可引起巨噬细胞及小鼠中的鸟分枝杆菌毒力下降，其机制可能归因于两种小分子量蛋白 MAV_2941（73aa）与 MAV_4320（45aa）和 OppA 的相互作用。鸟分枝杆菌分泌 MAV_2941 至巨噬细胞的胞质中，如 MAV_2941 发生突变，可明显降低鸟分枝杆菌在巨噬细胞中的生长增殖。

表 2-2　*M.avium subsp.hominissuis* strain TH135 与 *M.avium* strain 104 基因组比较

	M.avium subsp.hominissuis strain strain TH135	*M.avium* strain 104
基因组大小（bp）	4951217	5475491
G+C 含量（%）	69.3	69.0
CDS 数目	4636	5620
tRNA 基因	46	46
rRNA 操纵子	1	1
IS 拷贝数目	30	129
编码基因	4636	5120
相同基因	4012	4012
特异基因	624	1108
蛋白基因（%）	92.5	88.6
平均基因大小（bp）	984	948
Genbank 编号	AP012555	NC_008595

表 2-3　*M.paratuberculosis* 43525 基因组特征

参照菌株	基因组大小 （bp）	G+C 含 量（%）	CDS 数目	功能性 CDS	未知功能 CDS	tRNAs 基因
M.paratuberculosis K10	4 812 039	69. 7	4433	1517	1450	49

近来，对鸟分枝杆菌中的亚种 *M.avium subsp.paratuberculosis*（MAP）研究也逐渐增多，牛奶中该菌株经巴氏灭菌后仍能存活。MAP 感染动物比较多见，感染人体罕见。Timms 等采用 SNP 技术从比较基因组学的角度阐述了从溃疡性结肠炎患者体内分离出的 MAP（*M.paratuberculosis* 43525）与其他分枝杆菌的不同。研究发现，*M.paratuberculosis* 43525 菌株的 PE/PPE 蛋白家族富含 GC 成分，PE/PPE 蛋白家族作为菌株变异性的主要来源，能够刺激宿主 IFN-γ 的产生；*M.paratuberculosis* 43525 的某些 PPE 家族存在于菌体表面，某些存在于细胞壁中，并通过 TLR-2 路径参与宿主的免疫反应。与 *M.tb* 不同的是，*M.paratuberculosis* 43525 中编码 PPE 家族的基因仅占全部基因组的 2.5%，而在 *M.tb* 中占到了全部基因组的 10%。*M.paratuberculosis* 43525（基因组学信息见表 2-3）的 4433 个编码基因，其中 1517（35%）个属于识别系统，另外 1715 个基因功能尚在确定中。其中的 165 个编码基因是菌株特异性的，分别编码 PE-PGRS 家族蛋白、mce 蛋白。菌株中共发现 37 个不具有特异性的 PPE 基因，其中 17 个是保守基因；另外发现 10 个 PE 基因及一个 PE 基因片段，其中 PE13 基因是此菌株所特有的。另外，还发现 17 个编码分枝菌素的 NRPS/PKS 基因簇，鉴定了分枝菌素的编码基因如 mbtA、mbtC、mbtD、mbtG 和 mbtI

等，基因簇的一级结构（基因间距与基因大小）与其他鸟分枝杆菌并不相同。在全部基因组中，共有 8 个 mce 操纵子，编码 74 个 mce 蛋白。*M.paratuberculosis* 43525 mce 操纵子编码蛋白中氨基酸序列与 *M.paratuberculosis* K10（MAP K10）、*M.avium* 104、*M.avium* TH135、*M.intracellulare* 和 *M.tuberculosis* 中的相似性比较见表 2-4。

表 2-4　各菌株 mce 操纵子编码蛋白中氨基酸序列相似性比较

	MAP K10	Mav 104	Mav TH135	Mav ATCC25291	*M.intrace-llulare*	*M.tube-rculosis*	附注
mce1	99-100	77-100	99-100	81-100	92-99	76-93	43525 中的 3 个基因更长：fadD5 比 MAP3601 长 453aa，yrbE1B 比长 40aa，mce1E 比 MAP 3608 and MavATCC25291_4409 长 233aa
mce2	99-100	97-99	99-100	97-100[a]	62-78	72-91	*M.avium* ATCC25291 缺失 Mce2E
mce3	99-100[a]	60-100	99	98-99	84-96	50-62	MAPK10 缺失 yrbE3B
mce4	100	99-100[a]	99-100	99-100	93-99	81-95	*M.avium* 104 Mce4F 有移码突变
mce5	99-100[a]	99-100[a]	65-99[a]	90-99	85-99	–	Deletion at position of MAPK10 的 7862892 位点缺失突变：MAP0762 和 M.avium ATCC25291_ 0785 蛋白分别发生 241aa 与 70aa 的截断. Mav0951 发生移码突变.
mce6	99-100	–	–	–	88-92	–	MAP4 菌株与 43525 菌株在此操纵子内具有 100% 同源性
mce7	99-100	98-100	98-99	98-100	88-97	–	*M.marinum* 与 *M.abscessus* 此操纵子同源性 >69
mce8	97-100	96-100	96-100	95-99	80-94	–	Frameshift in MAP K10 的 MAP0116 有移码突变. MavATCC25291_0099. 43525 的截断蛋白与山羊中分离的 MAP 菌株 S397、S5 在此操纵子中的基因有 100% 的一致性

三、蛋白质组学研究

结核分枝杆菌借助Ⅶ型分泌系统分泌 Esat6 蛋白及其他 PE/PPE 蛋白在宿主细胞中的长期生存。比较分析发现，与结核分枝杆菌相比，*M.avium subsp.hominissuis* strain TH135 菌株与 *M.avium* strain 104 菌株中，esx-2 至 esx-5 位点编码类似的分泌蛋白，其相似性为43.9%~93.6%。*M.avium subsp.hominissuis* strain TH135 菌株有 3 个特异性的 PPE 蛋白家族，*M.avium* strain 104 菌株也有不同于前者的菌种特异性的 PE/PPE 蛋白。

鉴于鸟分枝杆菌感染在 NTM 感染中最为常见，分子生物学特征研究的相关报道将会越来越多，这无疑会进一步促进发现新的药物靶点及开发新型分子诊断技术。

（陈 曦）

第二节

胞内分枝杆菌

胞内分枝杆菌与鸟分枝杆菌虽同属于鸟分枝杆菌复合群，致病性与生物学特性上却明显不同，鸟分枝杆菌更多发生于艾滋病患者，而胞内分枝杆菌感染与是否罹患基础性疾病无关，常发生于老年女性中。二者用传统的生化或物理学方法分离困难，但可经分子生物学方法进行鉴别，如 16S rRNA、hsp65、rpoB 序列分析及 16S-23S rRNA 转录间隔区（ITS）序列分析等。耐药谱也不尽相同，鸟分枝杆菌更多对莫西沙星和利奈唑胺耐药，而胞内分枝杆菌：更多对利福平和乙胺丁醇耐药。随着 20 世纪 90 年代克拉霉素应用于鸟分枝杆菌复合群感染，超过 95% 的鸟分枝杆菌复合群菌株对克拉霉素敏感，只有小于 5% 的菌株耐药，但耐药机制尚不清楚。

截至目前，共有 9 株胞内分枝杆菌的基因组序列得到确定（表 2-5），代表性菌株为 *Mycobacterium intracellulare* ATCC 13950，以此菌株为标准，网站还提供了基因组相似度的比较分析（表 2-6）。其中 MIN_052511_1280 与 ATCC 13950 的差异最大，相似度只有81.21%。亲缘关系较近的菌株如 MOTT-02 与 M.i.198，相似度达 98.8998%。另外，国内外尚无比较基因组学相关研究。

表 2-5 胞内分枝杆菌基因组信息

菌株	基因组大小（Mb）	（G+C）%	基因	CDS	rRNA	tRNA	假基因	释放日期
ATCC 13950	5.40	68.1	4985	4911	3	46	24	2012-02-29
MOTT-64	5.50	68.1	5106	5019	3	45	38	2012-02-29
MOTT-02	5.41	68.1	5005	4912	3	47	42	2012-02-29
1956	5.18	68.4	4808	4681	3	48	75	2014-10-20

续表

菌株	基因组大小（Mb）	（G+C）%	基因	CDS	rRNA	tRNA	假基因	释放日期
ATCC 13950	5.33	68	5092	4746	3	45	34	2007-12-10
M.i.198	5.40	68	5053	4732	3	46	28	2012-08-28
MIN_061107_1834	5.73	67.9	5259	5031	2	46	18	2014-01-27
1956	5.49	68.1	5092	3977	3	45	1	2014-01-27
MIN_052511_1280	6.33	67.6	5769	5490	2	48	237	2014-01-27

表 2-6　胞内分枝杆菌基因组相似度比较

ATCC 13950	参考株
MOTT-64	92.22%
MOTT-02	95.87%
1956	96.68%
ATCC 13950	96.02%
M.i.198	95.21%
MIN_061107_1834	93.60%
1956	93.99%
MIN_052511_1280	81.21%

（陈　曦）

第三节

脓肿分枝杆菌

一、概述

脓肿分枝杆菌是重要的致病性、快生型非结核分枝杆菌。1953 年 Moore 等报道了第一例由该菌引起的膝关节脓肿样感染，随后将其命名为龟分枝杆菌脓肿亚种。1992年，美国胸科学会根据药敏试验及核酸序列分析，将脓肿亚种从龟分枝杆菌中独立出来成为单独的菌种，并命名为脓肿分枝杆菌（*Mycobacterium.abscessus* 或 *M.abscessus* sensu stricto）。2004 年和 2006 年又发现了两株与其亲缘关系密切的菌种，即马赛分枝杆菌（*M.massiliense*）和 *M.bolletii*，因此有文献认为应将三者合称为脓肿分枝杆菌复合群（*M.abscessus* complex，MABC）。但也有学者认为后两者在系统进化树中位置接近，应统称为脓肿分枝杆菌 bolletii 亚种。还有文献支持将这 3 个菌种称为亚种，即脓肿分枝杆菌脓肿亚种（*M.abscessus subsp.abscessus*）、脓肿分枝杆菌马赛亚种（*M.abscessus subsp. massiliense*）和脓肿分枝杆菌 bolletii 亚种（*M.abscessus subsp.bolletii*）。

由于以往流行病学研究采用的 MABC 菌种分类标准不同，其在全球范围内的分离率及流行情况应谨慎比较。2010 年 Prevots 等报道美国龟 / 脓肿分枝杆菌感染在 NTM 中占 12.1%，仅次于鸟分枝杆菌复合群（80.1%）；2014 年罗春明、齐志强等报道我国广州、湖南龟 / 脓肿分枝杆菌感染在 NTM 中分别占 43.18% 和 24%；2010 年 Lai 等报道台湾脓肿分枝杆菌占所有临床 NTM 分离株的 17.5%，仅次于鸟分枝杆菌复合群（30%）。另外，MABC 菌种构成以脓肿分枝杆菌和马赛分枝杆菌为主，*M.bolletii* 病例较少。

脓肿分枝杆菌主要侵犯人体肺脏（肺囊性纤维化患者易感）、皮肤和软组织，也可侵犯中枢神经系统、眼部（角膜、巩膜等）、淋巴结、心内膜等器官，重症可引起全身播散性疾病。脓肿分枝杆菌对很多抗生素天然耐药，同时也存在获得性耐药或诱导耐药机制，是最难治的感染性疾病之一。近年来 MABC 感染病例明显增多并且耐药相当严重、治疗棘手，是 NTM 研究领域的重点和热点。

二、基因组学研究

检索美国国立生物技术信息中心（National Center for Biotechnology Information，NCBI）网站，截至 2016 年 3 月脓肿分枝杆菌复合群已有上百个分离株进行基因组测序，最早完成全基因组测序的菌株即是代表性的 *M.abscessus* sensu stricto ATCC 19977，由法国实验室 Ripoll 等采用全基因组鸟枪测序策略于 2009 年完成，其报道的信息总结如下：

（一）基因组总体特征及与其他分枝杆菌的比较

ATCC 19977 菌株环形染色体基因组由 5 067 172 个碱基对（base pairs，bp）组成，比耻垢分枝杆菌基因组小约 1.92Mb，包括 4920 个预测的编码序列（coding sequences，CDS），编码区占基因组 93%，GC 含量为 64%，原噬菌体区 GC 含量为 59.5%。该菌含有一个环形抗汞质粒，大小 23 319bp，G+C 含量为 68%，该质粒与海分枝杆菌（ATCC BAA-535）的 pMM23 抗汞质粒核酸序列 99.9% 相同，同样在抗汞操纵子两侧有两个位点特异性重组酶基因，也具有一个松弛酶 / 解旋酶编码基因。另外，基因组只含有一个核糖体 RNA 操纵子（慢生长分枝杆菌基因组特征之一）；含有 47 个 tRNA 基因；含有 3 个类原噬菌体的元件和一个整合入 Met tRNA 的全长原噬菌体（81kb）基因，该原噬菌体基因编码 112 个 CDS，其中 8 个（7.1%）与已知功能的细菌蛋白类似；与其他分枝杆菌不同，该菌仅含有 5 个插入序列（insertion sequences，IS），每个 IS 单个拷贝。后来又对该基因组测序结果及注释进行了校正和更新（具体见表 2-7 及 NCBI 网站）。

（二）基因功能信息

全基因组约 60.5% 的 CDS 预测有生物学功能，27.5% 是保守假设蛋白，12% 为该菌独有。与耻垢分枝杆菌相比，大多数旁系同源家族成员减少，尤其是菌株适应不同环境的旁系同源蛋白，如 ABC 转运体，二元信号转导组氨酸激酶；而与分枝杆菌毒力相关的蛋白或蛋白家族明显增多，如 PE 和 PPE 蛋白、MCE 和 YrbE 蛋白，脂蛋白 LpqH 前体，脂酶 / 酯酶 / 单氧酶。也有一些与毒力相关的蛋白（如磷脂酶 C，MgtC，MsrA，ABC Fe^{3+} 转运体）似乎通过水平转移来源于亲缘关系较远的高 GC 含量的环境分枝杆菌（以放线菌和假单胞菌为主）。有意思的是，脓肿分枝杆菌中一些从放线菌和假单胞菌来的"非分枝杆菌"基因区域在耻垢分枝杆菌中并不存在，如酚嗪合成、尿黑酸分解、苯乙酸降解、DNA降解相关基因，但在肺囊性纤维化患者最常分离出来的铜绿假单胞菌和洋葱伯克霍尔德菌中常常存在。

表 2-7　脓肿分枝杆菌复合群部分菌株基因组总体特征

菌株名称	大小（Mb）	（G+C）%	基因（个）	蛋白（个）	质粒（个）	释放日期	更新日期
ATCC 19977	5.09049	64.12	4992	4942	1	2008-03-01	2016-01-21
GO 06	4.68787	64.30	4600	4526	0	2012-07-16	2015-08-16
50594	5.27053	64.18	5277	5152	2	2013-05-22	2015-08-15
JCM 15300	4.97838	64.10	4895	4814	0	2014-12-09	2015-08-19
103	5.05139	64.10	4953	4879	0	2014-09-26	2015-08-17
DJO-44274	4.68633	64.30	4602	4526	0	2014-10-31	2015-08-17
4529	4.68749	64.30	4604	4527	0	2014-10-31	2015-08-17
UC22	5.25714	64.00	5211	5049	0	2015-07-09	2015-08-21
NOV0213	5.17314	64.20	5110	4845	0	2015-11-03	2015-11-09

注：数据来源于 NCBI（2016 年 3 月 14 日检索）

（三）耐药相关的基因信息

基因组含有一些编码药物水解酶或修饰酶的基因，如 1 个 β 内酰胺酶、1 个利福平 ADP- 核糖转移酶、1 个氨基糖苷类 2′-N- 乙酰转移酶，和至少 12 个氨基糖苷类磷酸转移酶同源基因。还含有 4 个可能涉及利福平和四环素耐药的单氧酶同源基因，2 个涉及磺胺甲噁唑耐药的 FolP 同源基因，1 个涉及磷霉素耐药的 UDP-N- 乙酰氨基葡糖胺 1- 羧基乙烯基转移酶 MurA 同源基因，2 个大环内酯类药物耐药相关的 23S rRNA 甲基化酶同源基因（包括涉及诱导性耐药的 erm 基因）。同时基因组中也发现了可能与药物泵相关的基因，如 MF 家族、ABC 转运体和 MmpL 蛋白。同时测序结果也提示，单 rRNA 操纵子容易造成突变引致的氨基糖苷类和大环内酯类耐药；基因组散在分布的 3 个假定 ars 操纵子可能使该菌株耐受高浓度的砷；细菌质粒上的 merB 基因很可能使细菌对一系列汞类化合物耐受。

另外，脓肿分枝杆菌不同分离株的基因组可能存在较大差异。例如，47J26 菌株与上述的 ATCC 19977 菌株相比，有 4318 个 CDS 一致，506 个 CDS（10.4%）为 47J26 菌株特有，623 个 CDS（12.6%）为 ATCC 19977T 菌株特有，而且 47J26 菌株不含有 pMM23 抗汞质粒。

脓肿分枝杆菌根据表型可分为 S 型和 R 型两种，前者为光滑、非索状、生物膜形成表型，后者为粗糙、索状、非生物膜形成表型，R 型倾向于导致更为严重和持续性的感染。两者比较基因组学研究表明，R 型非核糖体肽合成酶基因簇 mps1-mps2-gap 或 mmpl4b 的插入、缺失或单核苷酸多态性，很可能是导致其糖肽脂（Glycopeptidolipids，GPLs）合成或转运不可逆性缺失的遗传学基础。

已完成基因组测序的部分菌株信息列于表 2-7。值得注意的是，由于分类命名的变化，一些文章发表时采用的菌株名称可能与现在名称不一致，如 GO 06、50594 菌株全基因组测序发表时的名称为马赛分枝杆菌，目前 NCBI 中更新为 *M.abscessus subsp.bolletii*。

三、转录组学研究

应用基因芯片技术和 RNA-seq 技术对脓肿分枝杆菌 ATCC 19977 S 型和 R 型同时进行转录组分析表明，mps1-mps2-gap 操纵子的 mRNA 转录产物确实在 R 型中缺失，4160403-4 位置的 CG 插入似乎直接导致了整个操纵子的转录停滞。另外，R 型菌株 MAB_0897c-894c 相邻的四个转录产物明显增加，它们对应结核分枝杆菌中编码丙酮酸脱氢酶复合体的 pdhA-C 和 lpd 基因，其中 Lpd 对于结核分枝杆菌致病很关键，并在抵抗感染过程中的氧化/氮化压力起作用，R 型脓肿分枝杆菌 pdh 的表达上调提示细胞壁组成不同可能因摄取碳源不同对中心代谢有影响。R 型菌株 MAB_0901c-899c 和 MAB_0902-0912 基因簇也表达升高，它们编码涉及苯基丙氨酸和苯乙酸盐分解代谢的酶类，与生成乙酰辅酶 A 和琥珀酰辅酶 A 的 β 氧化有关。研究也发现 Dos 调节子基因（如 MAB_2489-90、MAB_3354、MAB_3890c、MAB_3902c 和 MAB_3903-04）表达升高，而结核分枝杆菌中 Dos 调节子与潜伏相关。

Aulicino 等应用 RNA-Seq 技术分析人巨噬细胞对脓肿分枝杆菌 ATCC 19977 S 型和 R 型感染早期反应的转录组（mRNA 和 miRNA）。结果显示，整体上该菌与其他分枝杆菌的早期感染结果类似，如集中于 I 型干扰素和促炎性细胞因子反应；宿主对 S 型和 R 型菌株感染早期的转录组差异并不明显，但也存在少数表达差异的基因，如 CD63、SLC7A8 和 MT2A 的表达在 S 型感染中相比明显升高，暗示了两者与巨噬细胞相互作用的差异。另外研究发现，大多数感染诱导的 miRNAs 已经报道与分枝杆菌感染有关，两种表型感染的 miRNA 表达模式总体上非常类似。

四、蛋白质组学研究

2010 年 Shin 等应用二维凝胶电泳-液相色谱-电喷雾质谱技术分析马赛分枝杆菌和脓肿分枝杆菌的培养滤液蛋白，结果鉴定了 9 个差异蛋白。

随后出现了一些应用基质辅助激光解吸/电离飞行时间质谱（matrix-assisted laser desorption/ionization time-of-flight mass spectrometry，MALDI-TOF MS）技术进行菌株鉴定的研究。Saleeb 等应用该技术分析 104 株分枝杆菌，结果可以鉴定出结核分枝杆菌复合群但不能区分复合群内菌种，除了堪萨斯分枝杆菌及 3 对亲缘关系较近的菌株区分不开（*M.abscessus/M.massiliense*，*M.mucogenicum/M.phocaicum* 和 *M.chimaera/M.intracellulare*），其他分枝杆菌都可以鉴定至种的水平。Kodana 等、Mediavilla-Gradolph 等应用该技术鉴定 NTM，结果与传统方法的一致率分别为 94.5% 和 98.4%，脓肿分枝杆菌也能够成功鉴定。Fangous 等应用 MALDI-TOF 质谱技术专门对 43 株脓肿分枝杆菌菌株进行亚种区分，并建立了基于 5 个峰的亚种识别算法，通过对另外 49 株脓肿分枝杆菌进行测试，结果发现其中 94% 可以正确区分至三个亚种水平。甚至有研究报道该技术不仅有助于脓肿分枝杆菌亚种的区分，还可以将马赛分枝杆菌亚种进一步分簇。因此，近年来蛋白质组学技术也逐渐应用到分枝杆菌菌种、亚种鉴定领域。

（李自慧）

第四节

堪萨斯分枝杆菌

一、概述

堪萨斯分枝杆菌（*Mycobacterium kansasii*）感染 1953 年在美国堪萨斯城首次被发现。堪萨斯分枝杆菌为光产色菌，作为临床上最重要的非结核分枝杆菌之一，对人的致病性强于其他的非结核分枝杆菌，主要引起人体肺部感染和肺外播散性感染。据报道，堪萨斯分枝杆菌的分离率在欧美国家以及日本等都较高，在艾滋病患者中尤其显著。在美国、英国等的矿业发达地区，严重的空气污染导致堪萨斯分枝杆菌感染情况十分严重。

（一）堪萨斯分枝杆菌复合群的分离鉴定

用传统的细菌培养的方法鉴定堪萨斯分枝杆菌复合群通常需要 1~2 个月，运用分子生物学的方法能大大提高检测堪萨斯分枝杆菌的效率，而且能鉴定到亚型。堪萨斯分枝杆菌复合群包括堪萨斯分枝杆菌和胃分枝杆菌，两种菌株完全属于不同的菌种。分枝杆菌 16S rRNA 含有两个高度可变区，即位于 129~267 位核苷酸的 A 可变区和位于 430~500 位核苷酸的 B 可变区，A 区、B 区特定位置上核苷酸的差异，能将约 50 种分枝杆菌鉴定至种的水平。但堪萨斯与胃分枝杆菌之间在 16S rRNA 水平上序列完全相同，难以鉴别。堪萨斯分枝杆菌 16S rDNA 翻译间隔区（internal transcribed spacer，ITS）序列依菌种不同其碱基排列顺序及长度变异较大，核苷酸序列长度慢生长分枝杆菌菌种为 235~363bp，快生长分枝杆菌菌种 296~410bp。在整个核苷酸序列内含 2 个分枝杆菌属保守片段和数个高度可变的种特异序列，其多态性高于 16S rDNA，能将堪萨斯与胃分枝杆菌相鉴别；另外，16S~23S rDNA ITS 亦能将其鉴别。PCR− 限制性内切酶分析法（PCR−restriction endonuclease analysis，PRA）是先通过 PCR 扩增靶基因序列，产物经限制性内切酶消化，电泳后获得不同的 DNA 图谱，进而鉴定菌种。有学者采用毛细管电泳限制性分析法仅用 Hae Ⅲ 酶消化就能鉴定堪萨斯分枝杆菌和胃分枝杆菌。陈超等根据堪萨斯分枝杆菌特异探针序列设计了一对引物，通过标准菌株及 PRA 的验证，该引物具有良好的特异性，能用于区分堪萨斯分枝杆菌和胃分枝杆菌。鉴定结果表明，堪萨斯分枝杆菌在上海地区呼吸道样本中分离率较高（占非结核分枝杆菌的 47.59%），是临床上比较重要的非结核分枝杆菌。

（二）堪萨斯分枝杆菌亚型的分离鉴定

用于传染源追踪的技术包括基因分型、脂肪酸图谱分析、细菌指纹图谱分析等，其中以基因分型技术应用最为广泛。早期的堪萨斯分枝杆菌分型是根据噬菌体裂解模式、耐热触酶活性、菌落形态等，但往往分辨率低，而且操作繁琐、重复性差。分子分型的方法以其良好的特异性和可重复性受到越来越多的关注，目前常用的分型方法有 PCR−PRA 分析、扩增片段长度多态性（AFLP）、限制性片段长度多态性（RFLP）、脉冲场凝胶电泳（PFGE）等，PRA 以其快速、精确、简单的优点而得到普遍应用。LEE 等利用 PCR− RFLP 对 rpoB 基因经 Msp Ⅰ、Hae Ⅲ 酶切片段分析，可以对堪萨斯分枝杆菌亚种进行鉴定。研究表明堪萨斯分枝杆菌具有多种亚型。Anna 等利用 hsp65 基因 PCR-REA（PCR restriction enzyme analysis）技术将 27 株堪萨斯分枝杆菌鉴定出 5 个基因型。Devallois 等用 PRA-hsp65 技术将堪萨斯分枝杆菌分为 5 个亚型。有研究利用同样的技术鉴定出 7 个亚型（Ⅰ~Ⅶ），7 个亚型的区别见表 2-8。这些亚型具有重要的临床和流行病学意义。

表 2-8　堪萨斯分枝杆菌的 7 种亚型比较

菌株和亚型	PRA 分型酶切条带大小（bp）		菌株来源	致病性
	BstE Ⅱ	Hae Ⅲ		
Ⅰ	240，210	140，105，80	主要来自人，环境中很少	强
Ⅱ	240，135，85	140，105	HIV 感染人群、环境	弱
Ⅲ	240，135，85	140，95，70	主要来自环境	无
Ⅳ	240，125，85	140，115，70	主要来自环境	无
Ⅴ	325，125	140，100，80	主要来自环境	无
Ⅵ	240，135，85	140，105，70	主要来自环境	无
Ⅶ	240，135，85	140，95，80	主要来自环境	无

最常见的亚型Ⅰ主要分离自临床患者，亚型Ⅱ在临床和环境中都能分离，亚型Ⅲ、Ⅳ、Ⅴ很少能从临床上分离，多数分离自环境，特别是自来水中。Zhang 等对 1982—1999 年美国得克萨斯公共卫生中心收集的 81 株临床分离株分型，96.3% 为Ⅰ型。Alcaide 等对 276 株来自瑞士、西班牙、德国和意大利的堪萨斯分枝杆菌进行分型，多数为Ⅰ型，且构成Ⅰ型的菌株都分离自临床。波兰一项研究也表明从胸部 NTM 疾病患者的分离出的堪萨斯分枝杆菌全部为Ⅰ型。以上海地区临床呼吸道样本分离到的堪萨斯分枝杆菌为研究对象，PRA 分型结果均为Ⅰ型，显示高度均一性，也与其他国家以Ⅰ型为主要分离类型的结论相一致。巴西一项研究通过 PRA 技术分析了 169 株临床堪萨斯分枝杆菌，结果 167 例为Ⅰ型，Ⅱ和Ⅲ型各 1 例。Abed 等报道 21 株堪萨斯分枝杆菌临床分离株可以分为 3 种不同基因型。临床分离到的主要为Ⅰ型，这提示相对于其他亚型，Ⅰ型对人可能有更强的毒力，其致病机制有待证实。

分型对传染源的追踪和疾病的防控有重要意义。目前的研究表明，堪萨斯分枝杆菌不能在人和人之间进行传播，而除了自来水，从土壤等其他环境几乎没有分离到堪萨斯分枝杆菌的报道，提示自来水是重要的传染源。

二、基因组学研究

ortholog 堪萨斯分枝杆菌代表株 M.kansasii ATCC 12478 基因组包括一条 6.43Mb 的染色体以及一个质粒 PMK 12478，质粒大小为 0.14MB。染色体基因包括 5712 个预测的编码序列（coding sequences，CDS），GC 含量为 66%，基因组含有 3 个核糖体 RNA 操纵子，含有 46 个 tRNA 基因以及 2 个 ncRNA。质粒 PMK 12478 编码 154 个蛋白。Veyrier 等通过大量的序列分析，堪萨斯分枝杆菌作为环境微生物与结核分枝杆菌符合群关系更密切。Wang

等通过对比分析结核分枝杆菌和堪萨斯分枝杆菌的序列比较分析发现，堪萨斯分枝杆菌有可能是结核分枝杆菌的祖先，可以将它作为一种模式生物来研究环境微生物如何演变成专职的宿主体内的病原微生物。

关于堪萨斯分枝杆菌的毒力相关基因目前还不清楚，但是堪萨斯分枝杆菌也含有类似结核分枝杆菌的毒力因子，比如：PE、PPE、MPT70、MPT60、TB8.4、antigen 85、ESAT-6、CFP-10 以及 ESX-1 等。虽然 ESAT-6 和 CFP-10 是结核分枝杆菌的毒力因子，有研究表明它们与堪萨斯分枝杆菌的毒力并无直接的相关性。另外，堪萨斯分枝杆菌的耐药性与 rpoB 基因突变、23S rRNA 基因突变相关，而对吡嗪酰胺的天然抗药性与吡嗪酰胺酶（PZase）活性低相关。

（黄银霞）

第五节

偶发分枝杆菌

一、概述

偶发分枝杆菌（*Mycobacterium* fortuitum）与龟分枝杆菌、耻垢分枝杆菌同属分枝杆菌属第Ⅳ群，在自然环境中普遍存在，属于条件致病菌。偶发分枝杆菌具有生长缓慢、不产毒素、耐受性强、致病力弱等特点，其引起的感染潜伏期长、病程发展缓慢、多重耐药、易复发，主要以术后感染、软组织感染、皮肤感染、肺部感染为主。偶发分枝杆菌具有的这些特征可能与其基因组特征相关。

偶发分枝杆菌传统上被认为分为两个亚种，分别为偶发亚种（*Mycobacterium fortuitum subsp.fortuitum*）和外来亚种（*Mycobacterium fortuitum subsp.peregrinum*）。每种亚种具有自己的生长特征和致病特征。也有报道称除这两类亚种外，仍然存在第三类未知名亚种（The third biovariant complex），具有其独特的免疫模式和不同的产酸特征。Wallance 等利用山梨糖醇作为碳源鉴定了该亚种的两个亚群，分别为山梨糖醇阴性、阳性菌群。有研究利用 16S rRNA 序列评估了第三类未知名亚种中山梨糖醇阴性和阳性菌株分别与偶发分枝杆菌两类已知亚种及龟分枝杆菌的同源性，结果提示未知名亚种中山梨糖醇阴性、阳性菌株分别与偶发分枝杆菌偶发亚种、外来亚种具有较高的同源性。Schinsky 等通过分子技术鉴定得出山梨糖醇阴性菌群中的一种新的变种，称为 *Mycobacterium septicum*。随后其他研究也进一步分析发现：依靠表型分析归属于偶发分枝杆菌第三类未知名亚种的一些菌株，在经过分子分型技术分析后，实际上是一些新的变种，包括 *Mycobacterium boenickei sp.nov.*，*Mycobacterium houstonense sp.nov.*，*Mycobacterium neworleansense sp.nov.*，*Mycobacterium brisbanense sp.nov* 等。因此，目前对于偶发分枝杆菌第三类未知名亚种的分析提示，这一组亚种可能是由异质性的不同变种组成的混合菌群。

二、基因组学研究

到目前为止，关于偶发分枝杆菌基因组信息的报道并不多，大多数研究都是集中在偶发分枝杆菌感染的病例报告。也有一些分析偶发分枝杆菌基因组中个别基因功能的报道，旨在寻找菌种鉴定新方法、以及分析偶发分枝杆菌致病性和药物靶点。分枝杆菌属通常拥有 1~2 个 rRNA 操纵子，用于蛋白质合成，称为 rrn 操纵子。与结核分枝杆菌和麻风分枝杆菌拥有单一 rrnA 操纵子不同，偶发分枝杆菌中发现了一个新的 rrnB 操纵子元件，位于 tyrS 基因下游，拥有其专属的单一启动子序列。在营养丰富条件下，rrnB 操纵子是合成前体 rRNA 的主要元件。在其他快速生长分枝杆菌属中，也存在 rrnB 操纵子元件。基因组中不同数目的 rrn 操纵子可能成为鉴定快速生长分枝杆菌与结核分枝杆菌、麻风分枝杆菌的靶点。应用 TnphoA 转座子得到的 125 株偶发分枝杆菌突变株中，MT13 突变株感染小鼠后出现毒力减弱、菌载量下降、死亡率下降。比较基因组学分析发现 MT13 突变株插入序列与结核分枝杆菌转录因子 Rv3291c 编码基因同源。在 MT13 突变株中回补 Rv3291c 可恢复菌株毒力，提高小鼠体内菌载量和小鼠死亡率。这一研究为鉴定偶发分枝杆菌毒力基因提供了信息。耻垢分枝杆菌中的 MspA、MspC 基因能够编码孔蛋白，与耻垢分枝杆菌在宿主胞内的生长密切相关。在偶发分枝杆菌中，也鉴定到与耻垢分枝杆菌中 MspA、MspC 基因高度同源的 PorM1、PorM2 基因。基因过表达（over-expression）和敲低（knock-down）功能实验证实，PorM1、PorM2 基因编码的孔蛋白参与了偶发分枝杆菌生长过程，而且在不同的偶发分枝杆菌菌株中，PorM1、PorM2 基因编码孔蛋白、进而促进偶发分枝杆菌生长的力度有所不同。偶发分枝杆菌菌株 10851/03 中 PorM1、PorM2 基因表达量较少，其生长速度也相应较慢。目前对于偶发分枝杆菌内编码基因的功能分析仅限于个别基因，多为克隆、表达和鉴定一些其他 NTM 中存在的与毒力或生长相关的同源基因并验证其功能，尚未能形成系统的全基因组编码基因功能诠释。

偶发分枝杆菌编码基因功能信息的缺乏，可能受限于偶发分枝杆菌全基因组信息的匮乏。2012 年，Ho 等首次报道了偶发分枝杆菌中偶发亚种菌株 DSM46621 的基因组信息。Ho 等采用了二代测序中双端（pair-end）各 100bp 的测序方法，利用 Illumina Hiseq2000 平台共获得 295 万 reads。生物信息学分析提示偶发分枝杆菌偶发亚种菌株 DSM46621 基因组全长约 6 349 738 个碱基对，预测约有 6241 个编码序列，基因组中 GC 含量约占 66%。基因组中存在 54 个 tRNA 序列，4 组 rRNA 操纵子（operon）。与已知基因组信息的其他 NTM 进行比较基因组学分析，发现偶发分枝杆菌菌株 DSM46621 与耻垢分枝杆菌菌株 MC2 155 具有最高的同源性。相对于耻垢分枝杆菌菌株 MC2 155，偶发分枝杆菌菌株 DSM46621 的基因组略小，编码基因数略少，但是与入侵哺乳动物细胞相关的毒力基因操纵子的数目相对较多。另外，偶发分枝杆菌菌株 DSM46621 基因组中含有较多的甲基转移酶、糖基转移酶、脱氢酶等编码基因，这些基因直接参与与细胞壁合成和修复。2015 年，Asmar 等报道了偶发分枝杆菌中外来亚种菌株 CSUR P2098（外来亚种 I 型菌株）的基因组信息。Asmar 等应用 Illumina Miseq 测序平台进行全基因组测序，生物信息学分析提示偶发分枝杆菌外来亚种菌株 CSUR P2098 基因组全长约 7 109 836 个碱基对，预测约含有 6894 个编码基因，GC 含量约占 66.2%。但在这些编码基因中，约有 74%（5101）是假基因，18.6%（1282）的基因编码蛋白为预测蛋白。此外，基因组中预测含有至少 100 个 RNA 编码基因，包括 6 个 rRNA，64 个 tRNA，1 个 tmRNA，29 个冗余 RNA。比较基因组学分析提示偶发分枝杆菌外来亚种菌株 CSUR P2098 与偶发分枝杆菌属内其他菌株、以及其他 NTM 菌株（16s rRNA 同源的菌株）的同源性在 30% 左右。这一结果提示偶发分枝杆菌外来亚种是偶发分枝杆菌菌群中的一组特异变种，而且与外来亚种Ⅱ型菌株，即 *Mycobacterium senegalense*，在基因组水平也有很大差异。

目前为止，仅有这两例关于偶发分枝杆菌基因组信息的报道，相对其他常见 NTM 来说，信息量较少。但是，偶发分枝杆菌菌株 DSM46621 和 CSUR P2098 基因组信息的披露，将有可能作为一组参照序列，为研究偶发分枝杆菌菌群的毒力特征和表观遗传特征提供帮助。

表 2-9 偶发分枝杆菌部分菌株基因组总体特征

菌株名称	大小（Mb）	（G+C）%	基因（个）	释放日期
DSM46621	6 349 738	66. 0	6241	2012 年 11 月
CSUR P2098	7 109 836	66. 2	6894	2015 年 11 月

注：数据来源于 NCBI（2016 年 3 月 12 日检索）

（潘丽萍　张宗德）

第六节

龟分枝杆菌

一、概述

龟分枝杆菌（*M.chelonae*）是一种机会致病的快生长非结核分枝杆菌。由于其能够耐受氯和多种洗涤剂，因此在水、土壤等多种环境中存在，主要引起角膜、皮肤和肺部感染。龟分枝杆菌在 37℃培养基上培养 2~5 天可长出光滑型或粗糙型菌落，在 30℃生长更好，无色素产生，培养 3 天即能产生芳香硫酸酯酶，而硝酸盐还原试验和铁吸收试验为阴性。龟分枝杆菌是致病性快生长分枝杆菌中耐药最多的种属之一，除对阿米卡星、克拉霉素敏感外，其对多黏菌素和多数抗生素耐受。耐药机制目前尚不清楚，文献未发现耐药与质粒或药物外排泵有关，但有研究发现消毒剂戊二醛和邻苯二甲醛导致的孔蛋白缺陷和表达急剧降低可引起龟分枝杆菌耐药性增强，而过表达孔蛋白基因则降低几种药物的 MIC。在多种社区获得性感染和医疗相关感染中均有发现龟分枝杆菌，曾在纽约罗契斯特市引起小规模皮肤感染的暴发，是由于文身墨水中生长的龟分枝杆菌导致了文身部位的皮肤感染。

二、基因组学研究

Hasan 等第一次对龟分枝杆菌菌属进行了全基因组测序，测序的菌株为分离自海龟肺的 ATCC 35752 菌株，与该菌属的人类致病菌具有较高系统发育相似性。测序结果显示：龟分枝杆菌 ATCC35752 基因组长 4 898 027bp，G+C 含量为 63.96%。全基因组由 24 个邻接片段组成，间隔有 100 碱基左右的连接序列，邻接片段平均长 204 084bp，半数片段长度为 462 745bp。全基因组预测编码序列 4489 个，包括 3274 个具有功能注释的编码序列（72.93%）和 1215 个假想蛋白（27.07%）。基因组还包括 48 个 tRNA、1 个非编码 RNA 和 1 个包含 5S、16S 和 23S rRNA 基因的 rRNA 顺反子。龟分枝杆菌 ATCC 35752 和脓肿分枝杆菌 ATCC 19977 的对比分析显示二者有 3803 个直系同源的编码序列。将龟分枝杆菌 ATCC 35752 和 5 株具有代表性的龟脓肿分枝杆菌复合群进行全基因组序列比对，结果显示：与 ATCC 19977 相比，ATCC 35752 有 628 647 个单核苷酸多态性（single nucleotide polymorphisms，SNPs）位点；与 M.bolletii BD^T 相比有 629 586 个 SNPs；与 M.bolletii M24 相比有 631 431 个 SNPs；与马赛分枝杆菌（M.massiliense）GO-06 相比有 621 641 个 SNPs；与马赛分枝杆菌 CCUG 48898（=JCM15300）相比有 588 967 个 SNPs。这些差异 SNPs 占龟分枝杆菌 ATCC 35752 全基因组的 12.02%~12.85%，表明龟分枝杆菌与其姐妹种属还是存在一定基因组差异的。

龟分枝杆菌与脓肿分枝杆菌（M.abscessus）、M.immunogenum 合称为龟脓肿复合群（M.chelonae/abscessus complex 或 M.chelonae-M.abscessus group）。龟分枝杆菌与脓肿分枝杆菌最初被认为是同一种菌属，后经分枝杆菌分类学方法将之分为龟分枝杆菌下的两个亚种，直至 1992 年，经 DNA-DNA 杂交方法发现脓肿分枝杆菌 ATCC19977 与包括龟分枝杆菌在内的其他快生长分枝杆菌的基因组同源性小于 70%，二者自此分为两种菌属，但二者 16S rDNA 序列只有 4bp 差异。M.immunogenum ATCC 700505 与脓肿分枝杆菌只有 8bp 差异，与龟分枝杆菌只有 10bp 差异，形态学上更接近脓肿分枝杆菌，但药敏和 hsp65 片段限制酶分析图谱不同。

近几年，研究新发现一些快生长分枝杆菌与龟脓肿复合群具有非常密切的相关性，故已有文献将这些分枝杆菌，包括马赛分枝杆菌（M.massiliense）、M.bolletii、M.salmoniphilum、M.franklinii 和 M.saopaulense，归于龟脓肿复合群。Hee-Youn Kim 等用 PCR 限制性分析、16SrRNA、ropB 和 hsp65 基因序列比较分析了 144 株来自韩国两家医院的快生长分枝杆菌分离株，发现 88.2% 为龟脓肿复合群，其中 M.chelonae、M.abscessus、M.massiliense 和 M.bolletii 的比例分别为 0.8%、51.2%、46.5% 和 1.6%。

此外，龟脓肿复合群还不断有新的菌属发现。Gomez-Alvarez 等在 2016 年发表的研究中，对饮用水分配系统生物膜上分离的 4 种龟分枝杆菌菌株进行了全基因组测序。结果显示这些菌株与龟分枝杆菌 ATCC 35752 相比的平均核苷酸一致性均为 95.086%，与脓肿分枝杆菌 ATCC 19977 和 M.immunogenum 分枝杆菌 SMUC14 相比的平均核苷酸一致性分别为 83.008% 和 83.275%；ropB、recA 和 sodA 基因比较显示 4 株分离株与龟脓肿复合群的序列同源性为 95.04%±0.05%。因此基因组比较确定了这些菌株属于龟脓肿复合群，但也许是一种不同的亚种。

三、转录组学和蛋白质组学研究

龟分枝杆菌的转录组学和蛋白质组学研究未见报道。龟脓肿复合群中仅 M.immunogenum 有蛋白质组学研究：Gupta 等应用双向电泳、免疫杂交和基质辅助激光解吸电离飞行时间质谱（matrix-assisted laser desorption/ionization-Time of flight，MALDI-TOF）结合的方法，对 M.immunogenum 的分泌蛋白和亚细胞蛋白片段进行了免疫蛋白质组学研究，鉴定出 33 个免疫反应性蛋白，其中包括 4 个分泌性蛋白、6 个细胞壁相关蛋白、11 个膜蛋白和 12 个细胞质蛋白。其中有 8 个免疫反应性蛋白与已知的分枝杆菌抗原热休克蛋白 GroEL、抗原 85A，延长因子 Tu（elongation factor Tu，EF-Tu），左旋天冬酰胺酶、聚酮合成酶、PE-PGRS、PPE 和超氧化物歧化酶（superoxide dismutase，SOD）为同系物；其余 25 个新分枝杆菌抗原中有 11 个同假设蛋白同源，14 个抗原同其他细菌蛋白同源。上述蛋白斑点洗脱液能够刺激小鼠肺泡巨噬细胞前炎细胞因子 TNF-α、IL-1β、IL-6 和 IL-18 上调，抗炎细胞因子 IL-10 下调，这可能是 *M.immunogenum* 引起过敏性肺炎肺部病变的机制之一。这些蛋白可能成为诊断、药物研究和疫苗研究的靶点。

（郑晓静）

第七节

耻垢分枝杆菌

一、概述

耻垢分枝杆菌（*M.smegmatis*）属革兰阳性腐生菌，与结核分枝杆菌细胞结构相似，基因高度同源，与龟分枝杆菌和偶发分枝杆菌一样，均为快速生长的分枝杆菌。1884 年 Lustgarten 等从梅毒患者的硬下疳和梅毒瘤中分离获得。1 年后，Alvarez 和 Tavel 在健康人生殖器分泌物中也发现了与 Lustgarten 描述相似的微生物，耻垢分枝杆菌据此得名。

耻垢分枝杆菌的早期分类只限于表型特性，1999 年后分类发生了很大变化，可将其分成 3 个类群：1 群称耻垢分枝杆菌（*M.smegmatis*）；2 群称顾德分枝杆菌（*M.goodii*）；3 群为沃林斯基分枝杆菌（*M.wolinskyi*）。其中第 2 和 3 群常与创伤或手术后伤口感染有关，包括骨髓炎等。耻垢分枝杆菌对阿米卡星、亚胺培南和四环素敏感，对克拉霉素有不同程度耐药，对妥布霉素，1 群敏感、2 群中度耐药、3 群耐药。这 3 个菌群的生理、生化特性相似，但用高效液相色谱测定其分枝菌酸不同，用 PCR 测 hsp65 基因的 439bp 片段的限制性内切酶谱也不一样，又用 16S rRNA 测序、DNA-DNA 杂交等检测鉴定。

以前认为，耻垢分枝杆菌群是不致病的，近年来有报道其可引起导管相关性败血症、起搏器部位感染、骨髓炎、心脏手术后伤口感染、整形和美容手术后感染等。Wallace 等报道了耻垢分枝杆菌引起人类的各种感染。从澳大利亚和美国南方各州分离出 22 株耻垢分枝杆菌，其中 19 株是从皮肤、软组织中分离而来，11 例患者结合体外敏感试验而治愈，我国广州报道了耻垢分枝杆菌感染在 NTM 中占 3.15%。

二、基因组学研究

（一）全基因组序列

检索美国国立生物技术信息中心（National Center for Biotechnology Information，NCBI）网站，耻垢分枝杆菌 3 个亚种中均有菌株已进行了基因组测序（表 2-10）。其中耻垢分枝杆菌菌株 MC2 155 基因组全长约 6 988 209bp 个碱基对，基因组中 GC 含量约占 67.4%，预测约 6938 个基因，编码 6717 个蛋白，167 个假基因。基因组中存在 47 个 tRNA 序列，6 组 rRNA 和 1 组其他 RNA，无质粒。可能由于耻垢分枝杆菌为临床上较罕见的非结核分枝杆菌感染株，其全功能组研究较少，也仅有部分基因相应功能的报道。

表 2-10　耻垢分枝杆菌群模式菌株基因组总体特征

亚种	菌株名称	大小（Mb）	（G+C）%	蛋白（个）	rRNA（个）	tRNA（个）	其他RNA（个）	基因（个）	假基因（个）
M.smegmatis	MC2 155	6.99	67.4	6717	6	47	1	6938	167
M.goodii	ATCC 700504	7.11	67.6	6459	6	47	1	6735	222
M.wolinskyi	ATCC 700010	7.45	66.5	6901	5	71	1	7211	233

（二）模式株基础

耻垢分枝杆菌具有 2 种核糖体 RNA 操纵子 rrnA 和 rrnB，rrnA 为所有分枝杆菌共有，依菌种的不同可含有 2~5 个启动子。只有 1 个启动子的 rrnB 仅存在于生长快速的分枝杆菌中。耻垢分枝杆菌在大多数实验室合成培养基中培养 3~5 天即可形成可见菌落。对于正常个体，耻垢分枝杆菌基本可视作非致病菌。耻垢分枝杆菌的非致病性与其基因的稳定性相关，mutM 和 mutY 是 2 个主要核苷酸修复酶（与修复 DNA 氧化性损伤有关）的编码基因。研究 mutY 缺陷耻垢分枝杆菌时发现，mutY 基因具有稳定耻垢分枝杆菌非致病性的功能。耻垢分枝杆菌生长速度快，无致病性，与结核分枝杆菌基因高度同源、细胞结构相似等特点，使其成为研究结核分枝杆菌和其他致病性分枝杆菌的一种相对理想的实验模型。

耻垢分枝杆菌与结核分枝杆菌一样，可以休眠状态适应微氧环境，但其休眠机制尚未完全明确。前期大量实验证实，低氧和低碳这 2 个压力因素可诱导宿主体内结核分枝杆菌休眠。在此基础上，Cordone 等对参与休眠活动的基因进行了鉴定并描述了这些基因的特征。该实验分别研究了不能在低氧和低碳环境中存活的 2 种耻垢分枝杆菌突变株，发现均为 uvrA 基因发生突变，只是转座子插入区域不同，但并不影响其表型。插入结核分枝杆菌 uvrA 基因后，耻垢分枝杆菌 uvrA 突变株的功能得到修复，证实 uvrA 缺失使其不能在低氧和低碳环境中存活；同时表明结核分枝杆菌与耻垢分枝杆菌的 uvrA 基因具有一定同源性。

（三）耐药研究

基因测序技术也被用于耻垢分枝杆菌的生物学和获得耐药机制研究，有助于外推到结核分枝杆菌探索不同的治疗方案。

耻垢分枝杆菌细胞壁结构及其合成因素，可直接影响细胞壁结构的完整性。在分枝杆菌中，Emb 蛋白家族（EmbA、EmbB、EmbC）参与聚阿拉伯糖的生物合成。构建 EmbB 的 N 端跨膜区与 EmbC 的 C 端结构域相结合的杂化质粒表达载体 pVV16-BN722-CC36，同时构建表达载体 pVV16-BN722，它们能在耻垢分枝杆菌中表达，经测序鉴定表达正确后分别转入相应的耻垢分枝杆菌（embC 基因敲除菌株 △ embC、embB 基因敲除菌株 △ embB 和野生型耻垢分枝杆菌）以研究基因的功能。用蛋白免疫印迹法测定相关蛋白，发现 EmbC 蛋白的 C 端结构域具有催化功能，但在发挥作用时需 N 端结构域使其能定位在某一特定位置，否则不能正确催化脂阿拉伯甘露聚糖（lipoarabinomannan，LAM）中聚阿拉伯糖的合成。提示尽管 Emb 家族成员间的同源性非常高，但它们之间的定位作用是不能相互补充，相互替代。

Mohan 等将野生型的耻垢分枝杆菌 MC2 155（MC2 155）受到 INH 剂量增加，标准方法筛选出 INH 耐药株（4XR1 和 4XR2），采用二代测序技术，测定耻垢分枝杆菌菌株野生型 MC2 155，突变株 4XR1 和 4XR2 的基因图谱分别为 6 988 269bp［6,790 基因，6625 编码序列（CDS）和 54RNAs（47 tRNA、6rRNA 和 1 ncRNA）］、6 988 337bp 和 6 988 302bp（6791 基因）长，G+C 含量为 67.4%。经分析，耻垢分枝杆菌菌株野生株 MC2 155 中总共 133 个插入缺失和 90 个 SNPs。突变株 4XR1 序列有 19 个插入缺失和 2 个 SNPs，而 4XR2 序列则显示了 14 个插入缺失和 2SNPs。

多重耐药和广泛耐药结核病的传播是棘手的公共健康问题。已发现苯并噻嗪酮（benzothiazinone，BTZ）和二硝基苯甲酰胺（dinitrobenzamide，DNB）具有较高的抗结核分枝杆菌（包括广泛耐药菌株）的活性。BTZ 的靶点是 DprE1 蛋白，已有研究证实 DNB 与 BTZ 可依赖相同通路抑制耐药菌株生长，表明 DNB 可能与 BTZ 有同样的作用靶点。在耻垢分枝杆菌中，硝基还原酶 NfnB 过表达可使硝基向氨基转化大量减少，导致 BTZ 失活。分离天然耐 DNB 的耻垢分枝杆菌突变株，其中 16 株 DprE1 的 Cys394 发生突变的菌株对 DNB 高度抵抗，荧光滴定和质谱分析表明这跟 DprE1 与 DNB 连接有关。对 DNB 抵抗水平低的耻垢分枝杆菌突变株含有多种编码 NfnB 反转录抑制剂的突变。液相色谱/质谱/质谱联用法分析表明，NfnB 也是 DNB 失活的原因。以上研究表明，耻垢分枝杆菌中 DNB 与 BTZ 药物具有共同抗菌机制。

三、蛋白质组学研究

通过对耻垢分枝杆菌 mc2 155 菌株的细胞表面蛋白分析，可了解耻垢分枝杆菌生长特性；同时，对复合脂质代谢和细菌环境相互作用机制的研究，为抗分枝杆菌药物的研发提供了一条新的途径。耻垢分枝杆菌具有分枝杆菌普遍存在的通道形成蛋白——孔蛋白，此结构可影响其对杀菌剂的易感性。

（杜凤娇）

第八节
海分枝杆菌与溃疡分枝杆菌

一、海分枝杆菌

海分枝杆菌（*Mycobacterium marinum*）是一种存在于海水和淡水中的细菌，分枝杆菌属。非细胞共生细菌，能引起人机会性感染。海分枝杆菌因其毒力小、感染概率低，且基因组与结核分枝杆菌的基因相似性高达 95% 以上。因此对于研究结核病的发病机制提供一种有用的实验模型菌。海分枝杆菌病原体每个基因组有单一的 rRNA 操纵子，与海分枝杆菌生长速度的密切相关，单一的 rRNA 操纵子位于下游区丛 murA 基因，受控于 2 个启动子。与结核分枝杆菌比较，IL-8 在海分枝杆菌感染宿主中表达量低。海分枝杆菌蛋白 MAG24-1 的表达能促进细胞内吞噬溶解小体的成熟。脂低聚糖（LOSs）在分枝杆菌产生活动动力、生物被膜形成、宿主巨噬细胞的感染方面起着很大的作用。PCR- 限制性片段长度多态性（RFLP）：通过提取 DNA，PCR 扩增，扩增产物分别用 BstEII 和 HaeII 两种限制性内切酶进行酶切，再用琼脂糖凝胶电泳进行 RFLP 分析，并与标准培养结果进行比较可鉴定海洋分枝杆菌。

二、溃疡分枝杆菌

溃疡分枝杆菌属不产色群分枝杆菌，在 30℃罗氏培养基上一般经 3~5 周可形成菌落，与结核杆菌的菌落相似。溃疡分枝杆菌与海洋分枝杆菌在基因组上十分相近，二者的区别仅在 16s rRNA 基因内的一个碱基对，彼此间的区别为溃疡分枝杆菌产生分枝杆菌内酯和含有超过 300 拷贝的二个插入序列 IS2404 和 IS2406，而海洋分枝杆菌缺失这些插入序列和合成这些酶的基因。

（刘忠泉）

-● 参 考 文 献 ●-

1. Han XY, Tarrand JJ, Infante R, et al.Clinical significance and epidemiologic analyses of Mycobacterium avium and Mycobacterium intracellulare among patients without AIDS.J Clin Microbiol, 2005, 43：4407-4412.

2. Simons S, van Ingen J, Hsueh PR, et al.Nontuberculous mycobacteria in respiratory tract infections, Eastern Asia. Emerg Infect Dis, 2011, 17：343-349.

3. Prevots DR, Shaw PA, Strickland D, et al.Nontuberculous mycobacterial lung disease prevalence at four integrated health care delivery systems.Am J Respir Crit Care Med, 2010, 182：970-976.

4. Satta G, McHugh TD, Mountford J, et al.Managing pulmonary nontuberculous mycobacterial infection.Time for a patient-centered approach.Ann Am Thorac Soc, 2014, 11：117-121.

5. Moore JE, Kruijshaar ME, Ormerod LP, et al.Increasing reports of non-tuberculous mycobacteria in England, Wales and Northern Ireland, 1995-2006.BMC Public Health, 2010, 10：612.

6. Wang L, Zhang H, Ruan Y, et al.Tuberculosis prevalence in China, 1990-2010：a longitudinal analysis of national survey data.Lancet, 2014, 383：2057-2064.

7. Xu B, Jiang RH, Li L.Treatment outcomes for Mycobacterium avium complex：a systematic review and meta-analysis.Eur J Clin Microbiol Infect Dis, 2014, 33：347-358.

8. Zhang Z, Pang Y, Wang Y, et al.Differences in risk factors and drug susceptibility between Mycobacterium avium and Mycobacterium intracellulare lung diseases in China.Int J Antimicrob Agents, 2015, 45（5）：491-495.

9. Xu K, Bi S, Ji Z, et al.Distinguishing nontuberculous mycobacteria from multidrug-resistant Mycobacterium tuberculosis, China.Emerg Infect Dis, 2014, 20：1060-1062.

10. Nie W, Duan H, Huang H, et al.Species Identification and Clarithromycin Susceptibility Testing of 278 Clinical Nontuberculosis Mycobacteria Isolates.Biomed Res Int.2015, 15：506-598.

11. Hoza AS, Mfinanga SG, Rodloff AC, et al.Increased isolation of nontuberculous mycobacteria among TB suspects in Northeastern, Tanzania：public health and diagnostic implications for control programmes.BMC Res Notes.2016, 9（1）：109.

12. Koh WJ,Kwon OJ,Jeon K,et al.Clinical significance of nontuberculous mycobacteria isolated from respiratory specimens in Korea.Chest,2006,129(2):341-348.

13. Macheras E，Roux AL,Bastian S,et al.Multilocus sequence analysis and rpoB sequencing of Mycobacterium abscessus strains.Journal of Clinical Microbiology,2011,49(2):491-499.

14. Turenne CY,Wallace R Jr,Behr MA,et al.Mycobacterium avium in the postgenomic era.Clin Microbiol Rev,2007,20(2):205-229.

15. Muwonge A,Oloya J,Kankya C,et al.Molecular characterization of Mycobacterium avium subspecies hominissuis isolated from humans,cattle and pigs in the Uganda cattle corridor using VNTR analysis.Infect Genet Evol,2014,21：184-191.

16. Leão C,Goldstone RJ,Bryant J,et al.Novel Single Nucleotide Polymorphism-Based Assay for Genotyping Mycobacterium avium subsp.paratuberculosis.J Clin Microbiol,2016,54(3):556-564.

17. Mijs W,de Haas P,Rossau R,et al.Molecular evidence to support a proposal to reserve the designation Mycobacterium avium subsp.avium for bird-type isolates and 'M.avium subsp.hominissuis'for the human/porcine type of M.avium.Int J Syst Evol Microbiol,2002,52(Pt 5):1505-1518.

18. Tsuyuguchi K,Suzuki K,Matsumoto H,et al.Effect of oestrogen on Mycobacterium avium complex pulmonary infection in mice.Clin Exp Immunol,2001,123(3):428-434.

19. Tanaka G,Shojima J,Matsushita I,et al.Pulmonary Mycobacterium avium complex infection：association with NRAMP1 polymorphisms.Eur Respir J,2007,30(1):90-96.

20. Shojima J,Tanaka G,Keicho N,et al.Identification of MICA as a susceptibility gene for pulmonary Mycobacterium avium complex infection.Infect Dis,2009,199(11):1707-1715.

21. Han XY,Tarrand JJ,Infante R,et al.Clinical significance and epidemiologic analyses of Mycobacterium avium and Mycobacterium intracellulare among patients without AIDS.J Clin Microbiol,2005,43：4407-4412.

22. Uchiya K,Takahashi H,Yagi T,et al.Comparative genome analysis of Mycobacterium avium revealed genetic diversity in strains that cause pulmonary and disseminated disease.PLoS One,2013,8(8):e71831.

23. Danelishvili L,Stang B,Bermudez LE,et al.Identification of Mycobacterium avium genes expressed during in vivo infection and the role of the oligopeptide transporter OppA in virulence.Microb Pathog,2014,76：67-76.

24. Grant IR.Mycobacterium paratuberculosis and milk.Acta Vet Scand,2003,44(3-4):261-266.

25. Timms VJ,Hassan KA,Mitchell HM,et al.Comparative genomics between human and animal associated subspecies of the Mycobacterium avium complex：a basis for pathogenicity.BMC Genomics,2015,16(1):695.

26. Sampson SL.Mycobacterial PE/PPE proteins at the host-pathogen interface.Clin Dev Immunol,2011,2011：497203.

27. Leao SC,Tortoli E,Euzeby JP,et al.Proposal that Mycobacterium massiliense and Mycobacterium bolletii be united and reclassified as Mycobacterium abscessus subsp.bolletii comb.nov.,designation of Mycobacterium abscessus subsp.abscessus subsp.nov.and emended description of Mycobacterium abscessus.Int J Syst Evol Microbiol,2011,61：2311-2313.

28. Griffith DE,Brown-Elliott BA,Benwill JL,et al.Mycobacterium abscessus."Pleased to meet you,hope you

guess my name……".Ann Am Thorac Soc,2015,12：436-439.

29. Lee MR,Sheng WH,Hung CC,et al.Mycobacterium abscessus Complex Infections in Humans.Emerg Infect Dis,2015,21：1638-1646.

30. Sassi M,Drancourt M.Genome analysis reveals three genomospecies in Mycobacterium abscessus.BMC Genomics,2014,15：359.

31. Prevots DR,Shaw PA,Strickland D,et al.Nontuberculous mycobacterial lung disease prevalence at four integrated health care delivery systems.Am J Respir Crit Care Med,2010,182：970-976.

32. 罗春明,邹桂敏,刘国标,等.广州市 2003-2012 年非结核分枝杆菌菌种鉴定结果分析.结核病与肺部健康杂志,2014,3(1):15-20.

33. 齐志强,向延根,唐爱国,等.225 株非结核分枝杆菌基因芯片分型及药敏分析.临床肺科杂志,2014,19(1):105-107.

34. Lai CC,Tan CK,Chou CH,et al.Increasing incidence of nontuberculous mycobacteria,Taiwan,2000-2008. Emerg Infect Dis,2010,16：294-296.

35. 张智健,逄宇,赵雁林,等.脓肿分枝杆菌复合群的研究进展.中国防痨杂志,2015,37(6):650-654.

36. Nie W,Duan H,Huang H,et al.Species identification of Mycobacterium abscessus subsp.abscessus and Mycobacterium abscessus subsp.bolletii using rpoB and hsp65,and susceptibility testing to eight antibiotics.Int J Infect Dis,2014,25：170-174.

37. Nessar R,Cambau E,Reyrat JM,et al.Mycobacterium abscessus：a new antibiotic nightmare.J Antimicrob Chemother,2012,67：810-818.

38. Chan J,Halachev M,Yates E,et al.Whole-genome sequence of the emerging pathogen Mycobacterium abscessus strain 47J26.J Bacteriol,2012,194：549.

39. Pawlik A,Garnier G,Orgeur M,et al.Identification and characterization of the genetic changes responsible for the characteristic smooth-to-rough morphotype alterations of clinically persistent Mycobacterium abscessus.Mol Microbiol,2013,90：612-629.

40. Raiol T,Ribeiro GM,Maranhao AQ,et al.Complete genome sequence of Mycobacterium massiliense.J Bacteriol, 2012,194：5455.

41. Aulicino A,Dinan AM,Miranda-CasoLuengo AA,et al.High-throughput transcriptomics reveals common and strain-specific responses of human macrophages to infection with Mycobacterium abscessus Smooth and Rough variants.BMC Genomics,2015,16：1046.

42. Shin AR,Sohn H,Won CJ,et al.Characterization and identification of distinct Mycobacterium massiliense extracellular proteins from those of Mycobacterium abscessus.J Microbiol,2010,48：502-511.

43. Saleeb PG,Drake SK,Murray PR,et al.Identification of mycobacteria in solid-culture media by matrix-assisted laser desorption ionization-time of flight mass spectrometry.J Clin Microbiol,2011,49：1790-1794.

44. Kodana M,Tarumoto N,Kawamura T,et al.Utility of the MALDI-TOF MS method to identify nontuberculous mycobacteria.J Infect Chemother,2016,22：32-35.

45. Mediavilla-Gradolph MC,De Toro-Peinado I,Bermudez-Ruiz MP,et al.Use of MALDI-TOF MS for Identification of Nontuberculous Mycobacterium Species Isolated from Clinical Specimens.Biomed Res Int, 2015,2015:854078.

46. Fangous MS,Mougari F,Gouriou S,et al.Classification algorithm for subspecies identification within the Mycobacterium abscessus species,based on matrix-assisted laser desorption ionization-time of flight mass spectrometry.J Clin Microbiol,2014,52:3362-3369.

47. Suzuki H,Yoshida S,Yoshida A,et al.A novel cluster of Mycobacterium abscessus complex revealed by matrix-assisted laser desorption ionization-time-of-flight mass spectrometry(MALDI-TOF MS).Diagn Microbiol Infect Dis,2015,83:365-370.

48. Braun E,Sprecher H,Davidson S,et al.Epidemiology and clinical significance of non-tuberculous mycobacteria isolated from pulmonary specimens.The International Journal of Tuberculosis and Lung Diseases,2013,17(1): 96-99.

49. Hoefsloot W,van Ingen J,Andrejak C,et al.The geographic diversity of nontuberculous mycobacteria isolated from pulmonary samples:a NTM-NET collaborative study.The European Respiratory Journal,2013,42(6): 1604-1613.

50. 孙谦,张嵘,张艳,等.不同分子生物学方法快速鉴别非结核分枝杆菌的应用评价.中华检验医学杂志, 2011,34(8):700-704.

51. 李国利.分子诊断技术在分枝杆菌菌种鉴定中的应用价值.中华结核和呼吸杂志,2001,24(12):747-749.

52. 宋艳华,马丽萍.非结核分枝杆菌感染的分子生物学诊断技术研究进展.临床肺科杂志,2014,19(3): 501-504.

53. 李艳冰,张媛媛,黄明翔,等.hsp65 and rpoB PCR-RFLP用于龟/脓肿分枝杆菌复合群种的快速鉴定(英文).中国人兽共患病学报,2012,(7):645-652.

54. 陈超,徐鹏,高谦,等.临床堪萨斯分枝杆菌89株的鉴定和分型研究.中华检验医学杂志,2009,32(1): 73-75.

55. Kim BJ,Lee KH,Park BN,et al.Differentiation of mycobacterial species by PCR-restriction analysis of DNA (342 base pairs)of the RNA polymerase gene(rpoB).Journal of Clinical Microbiology,2001,39(6):2102-2109.

56. Sajduda A,Martin A,Portaels F,et al.hsp65 PCR-restriction analysis(PRA)with capillary electrophoresis for species identification and differentiation of Mycobacterium kansasii and Mycobacterium chelonae-Mycobacterium abscessus group.International Journal of Infectious Diseases,2012,16:e193-e197.

57. Taillard C,Greub G,Weber R,et al.Clinical implications of Mycobacterium kansasii species heterogeneity: swiss national survey.Journal of Clinical Microbiology,2003,41(3):1240-1244.

58. Zhang Y,Mann LB,Willon RW,et al.Molecular analysis of Mycobacterium kansasii isolates from the United States.J Clin Micmbiol,2004,42:119-125.

59. Bakula Z,Safianowska A,Nowacka-Mazurek M,et al.Short Communication:Subtyping of Mycobacterium

kansasii by PCR-Restriction Enzyme Analysis of the hsp65 Gene.BioMed Research International,2013,2013：178725.

60. da Silva Telles MA,Chimara E,Ferrazoli L,et al.Mycobacterium kansasii：antibiotic susceptibility and PCR-restriction analysis of clinical isolates.Journal of Medical Microbiology,2005,54：975-979.

61. Griffith DE,Aksamit T,Brown-Elliott BA,et al.An official ATS/IDSA statement：diagnosis,treatment,and prevention of nontuberculous mycobacterial diseases.American Journal of Respiratory and Critical Care Medicine,2007,175(4):367-416.

62. Veyrier F,Pletzer D,Turenne C,et al.Phylogenetic detection of horizontal gene transfer during the step-wise genesis of Mycobacterium tuberculosis.BMC Evol Biol,2009,9：196.

63. Wang J,McIntosh F,Radomski N,et al.Insights on the Emergence of Mycobacterium tuberculosis from the Analysis of Mycobacterium kansasii.Genome Biol Evol,2015,7(3):856-870.

64. Arend SM,de Haas P,Leyten E,et al.ESAT-6 and CFP-10 in clinical versus environmental isolates of Mycobacterium kansasii.The Journal of Infectious Diseases,2005,191(8):1301-1310.

65. Yoshida S,Suzuki K,Tsuyuguchi K,et al.Detection of rpoB mutations in rifampicin-resistant Mycobacterium kansasii.Kekkaku:[Tuberculosis],2006,81(7):475-479.

66. Muthusami,JC,Vyas FL,Mukundan U,et al.Mycobacterium fortuitum：an iatrogenic cause of soft tissue infection in surgery.ANZ J Surg,2004,74(8):662-666.

67. Schinsky,MF,McNeil MM,Whitney AM,et al.Mycobacterium septicum sp.nov.,a new rapidly growing species associated with catheter-related bacteraemia.Int J Syst Evol Microbiol,2000,50 Pt 2：575-581.

68. Menendez,MC,Garcia MJ,Navarro MC,et al.Characterization of an rRNA operon(rrnB)of Mycobacterium fortuitum and other mycobacterial species：implications for the classification of mycobacteria.J Bacteriol,2002,184(4):1078-1088.

69. Parti,RP,Shrivastava R,Srivastava S,et al.A transposon insertion mutant of Mycobacterium fortuitum attenuated in virulence and persistence in a murine infection model that is complemented by Rv3291c of Mycobacterium tuberculosis.Microb Pathog,2008,45(5-6):370-376.

70. Sharbati S,Schramm K,Rempel S,et al.Characterisation of porin genes from Mycobacterium fortuitum and their impact on growth.BMC Microbiol,2009,9：31.

71. Ho YS,Adroub SA,Aleisa F,et al.Complete genome sequence of Mycobacterium fortuitum subsp.fortuitum type strain DSM46621.J Bacteriol,2012,194(22):6337-6338.

72. Asmar S,Rascovan N,Robert C,et al.Draft Genome Sequence of Mycobacterium peregrinum Strain CSUR P2098.Genome Announc,2015,3(6).

73. Brown-Elliott BA1,Wallace RJ Jr.Clinical and taxonomic status of pathogenic nonpigmented or late-pigmenting rapidly growing mycobacteria.Clin Microbiol Rev,2002,15(4):716-746.

74. Svetlíková Z,Skovierová H,Niederweis M,et al.Role of porins in the susceptibility of Mycobacterium smegmatis and Mycobacterium chelonae toaldehyde-based disinfectants and drugs.Antimicrob Agents Chemother,2009,

53(9):4015–4018.

75. Kennedy BS,Bedard B,Younge M,et al.Outbreak of Mycobacterium chelonae infection associated with tattoo ink.N Engl J Med,2012,367(11):1020–1024.

76. Hasan NA,Davidson RM,de Moura VC,et al.Draft Genome Sequence of Mycobacterium chelonae Type Strain ATCC 35752.Genome Announc,2015,28,3(3):e00536–515.

77. Kim HY,Kook Y,Yun YJ,et al.Proportions of Mycobacterium massiliense and Mycobacterium bolletii strains among Korean Mycobacterium chelonae–Mycobacterium abscessus group isolates.J Clin Microbiol,2008,46(10):3384–3390.

78. Lourenço Nogueira CL,Simmon KE,Chimaera E,et al.Mycobacterium franklinii sp.nov.,a species closely related to members of the Mycobacterium chelonae–Mycobacterium abscessus group.Int J Syst Evol Microbiol,2015,65:2148–2153.

79. Whipps CM,Butler WR,Pourahmad F,et al.Molecular systematics support the revival of Mycobacterium salmoniphilum(ex Ross 1960)sp.nov.,nom.rev.,a species closely related to Mycobacterium chelonae.Int J Syst Evol Microbiol,2007,57(Pt 11):2525–2531.

80. 侯晓青,刘丹,王易.耻垢分枝杆菌在感染与免疫研究中的应用.微生物与感染,2014,9(4):238–244.

81. Enrico Tortoli.Impact of Genotypic Studies on Mycobacterial Taxonomy:the New Mycobacteria of the 1990s.Clin Microbiol Rev,2003,16(2):319–354.

82. de Man TJ,Perry KA,Lawsin A,et al.Draft Genome Sequence of Mycobacterium wolinskyi,a Rapid–Growing Species of Nontuberculous Mycobacteria.Genome Announc,2016,4(2):e00138–216.

83. 李仲兴.非结核分枝杆菌与临床感染.北京:科学出版社,2015:243–261.

84. Arnvig KB,Gopal B,Papavinasasundaram KG,et al.The mechanism of upstream activation in the rrnB operon of Mycobacterium smegmatis is different from the Escherichia coli paradigm.Microbiology,2005,151(Pt 2):467–473.

85. Kurthkoti K,Srinath T,Kumar P,et al.A distinct physiological role of MutY in mutation prevention in mycobacteria.Microbiology,2010,156(Pt 1):88–93.

86. Cordone A,Audrain B,Calabrese I,et al.Characterization of a Mycobacterium smegmatis uvrA mutant impaired in dormancy induced by hypoxia and low carbon concentration.BMC Microbiol,2011,18(11):231.

87. 张文利,马莉,辛毅,等.EmbB 和 EmbC 功能结构域对分枝杆菌聚阿拉伯糖合成的影响.中国生物化学与分子生物学报,2011,7(11):1051–1060.

88. Ribeiro AL,Degiacomi G,Ewann F,et al.Analogous mechanisms of resistance to benzothiazinones and dinitrobenzamides in Mycobacterium smegmatis.PLoS One,2011,6(11):e26675.

89. Saviola B,Felton J.Acidochromogenicity is a common characteristic in nontuberculous mycobacteria.BMC Res Notes,2011,29(4):466.

NTM 病可分为原发性和继发性两类。原发性 NTM 病，如堪萨斯分枝杆菌病、如老年或免疫力低下 NTM 病患者。继发性 NTM 病，多继发于原有肺部疾病或全身情况较差的基础之上，如慢性呼吸道疾病（慢性阻塞性肺疾病、矽肺、肺结核残余空洞、肺囊性纤维化、支气管扩张症等）、肿瘤、糖尿病、移植术后、贫血、糖皮质激素或免疫抑制剂治疗后等，特别是 AIDS 患者，HIV 阳性人群是感染 NTM 病的高危人群。也有报道因消毒不严而引发医院内感染，还有学者认为本病的感染具有很强的机遇性。下面将从免疫学机制、遗传因素、环境因素三个方面阐述 NTM 的发病机制。

一、免疫学机制

NTM 肺病多发生于原有慢性肺部疾病（如慢性支气管炎、支气管扩张症、支气管哮喘、COPD 和肺结核等）的患者。约 1/3 的获得性免疫缺陷综合征（艾滋病）患者可继发 NTM 病，且在艾滋病和免疫功能受损者中通常表现为播散性 NTM 病。此外，脊柱侧弯、漏斗胸、强直性脊柱炎、二尖瓣脱垂和食管失弛缓症患者也易合并 NTM 肺病。

NTM 通过呼吸道、胃肠道、皮肤等途径侵入人体后，其致病过程与结核病相仿。宿主对分枝杆菌的防御机制很复杂，包括非特异性和抗原特异性因素。前者包括上皮的完整性、胃内 pH 以及细胞因子 / 趋化因子，如 IL-8、IL-12、RANTES（激活调节普通 T 细胞表达和分泌）以及天然耐药相关的巨噬细胞蛋白 1。可能有 IL-10 和肿瘤坏死因子（TNF-α）调节的巨噬细胞 / 单核细胞的程序性细胞死亡（即凋亡）也非常重要。补体和中性粒细胞的作用虽然并不清楚，但也受到了关注。

自然杀伤细胞可能通过分泌干扰素 -γ、TNF 以及粒细胞巨噬细胞集落刺激因子发挥关键作用。感染后数周内，发生 CD4 阳性 T 淋巴细胞介导（包括 IL-2、IFN-γ、TNF-α）的特异性免疫应答和迟发型变态反应。

NTM 广泛分布于各种水源、土壤和灰尘等自然环境中，多通过呼吸道、胃肠道和皮肤等途径侵入人体，其致病过程与 MTB 相似。NTM 约有 120 种类型而且通过基因分型还在发现新的菌种。一些菌种在免疫正常人群中不致病，而有些菌种如鸟 - 胞内分枝杆菌则可引起肺部空洞，严重者甚至引起死亡。在美国，80% 的 NTM 为鸟 - 胞内分枝杆菌，MAC 常存在于室内的水源，如浴缸或水槽，水龙头和喷头，患者通过吸入空气中的微生物造成感染，人与人之间的传播罕见。NTM 通过胃肠道，呼吸道，皮肤等途径进入机体后其致病过程与结核分枝杆菌相仿。开始，中性粒细胞捕捉及杀灭大部分 NTM，残余的 NTM 在吞噬细胞内生长繁殖。在溶酶体酶作用下部分 NTM 被溶解，其抗原产物及菌体成分被运送到局部淋巴结，在此通过一系列途径激活多种效应细胞，产生多种细胞因子，从而产出 CD4$^+$T 细胞介导的免疫反应和迟发性变态反应。在此过程中产生的主要细胞因子是干扰素 γ，肿瘤坏死因子和白细胞介素 12（IL-12），激活中性粒细胞和巨噬细胞杀灭 NTM。文献报道，人免疫缺陷病毒 HIV 感染者 CD4$^+$T 细胞降至 50×10^{-6}/L 以下时可发生播散性 NTM 病，而无 HIV 感染者发生播散性 NTM 病与 γ 干扰素和 IL-12 的合成与反应通路中某些基因突变有关。不少前炎性细胞因子如肿瘤坏死因子 -α 也参与 NTM 感染的免疫发病过程。TNF-α 可激活其他细胞因子 IL-18、IL-1β，从而吸引炎症细胞聚集在病变局部，TNF-α 还可上调黏附分子表达，增加同型和异型细胞间的黏附作用，促进巨噬细胞活化，增强其吞噬作用，参与肉芽肿形成，从而在 NTM 感染中起保护作用，但另一方面 TNF-α 也可造成空洞形成，组织坏死。不仅这些细胞因子而且这些细胞因子受体的异常也能导致机体清除致病菌失败，因此不仅 T 细胞免疫异常（如 AIDS 患者）而且先天性 γ 干扰素受体缺陷者也可产生播撒性 NTM 病。TNF-α 拮抗剂英夫利西和可溶性受体依那西普有可能使 NTM 感染发展为活动性 NTM 病。成人期，获得性 γ 干扰素自身抗体的形成可导致非常严重的 NTM 肺部感染。

二、遗传因素

有研究表明编码 γ 干扰素和 γ 干扰素受体的基因多态性可使人体对 NTM 易感。尽管家庭密集发病的病例不常见，但却具有遗传异质性。其他具有潜在遗传易感性的基因还包括人类白细胞抗原（human leukocyte antigens，HLAs）和囊性纤维化穿膜传导调节蛋白（cystic fibrosis transmembrane regulator，CFTR）多态性，比如在韩国人中具有 HLA A33 和 DR6 抗原基因型的人对肺部鸟 - 胞内分枝杆菌复合群感染比没有 HLA 抗原者更加易感。一项研究对来自 6 个家庭的 12 个 NTM 肺病患者进行研究，发现 5 个确诊或临床诊断囊性纤维化肺病患者患者有 CFTR 基因突变，目前的研究发现，发生播撒性 NTM 病的患者具有家庭聚集性和遗传易感性。

迄今为止，已经发现至少 7 对常染色体突变（IL12B、IL12RB1、ISG15、IFNGR1、IFNGR2、STAT1 和 IRF8）及 X- 连锁染色体突变（IKBKG 和 CYBB）的患者更容易罹患播散性 NTM 病，这些患者绝大多数在儿童发病。GATA2 缺失和抗 γ 干扰素自身抗体的产生也容易导致严重的 NTM 感染，但大多在青年及成年时发病。

IL12RB1 基因编码白细胞介素 12 的 β1 链和 IL23 受体，而 IL12B 编码 IL12 和 IL23 的 p40 亚单位。IL-12 和 IL-23 主要由激活的巨噬细胞和树突细胞分泌，它们有共同亚基 IL-12p40。IL-12 或 IL-23 与天然杀伤细胞或 T 细胞表面受体结合，启动 IFNγ 表达，继而启动固有免疫应答。编码 IL-12/23、IFNγ 通路基因突变可导致机体免疫清除胞内感染病原菌的异常，个体表现为对低致病性的分枝杆菌，如卡介菌、非结核分枝杆菌等易感。IL12B1 基因突变相当罕见。全世界 IL12RB1 基因突变者不到 200 人，目前的研究发现该基因突变与 NTM 病高度相关。

STAT1 参与 I 型（干扰素 α/β），II 型（干扰素 γ），和 III 型（干扰素 λ）干扰素信号传导通路。STAT1 在控制宿主细胞对细菌和病毒的应答中起到非常重要的作用。STAT1 基因的缺失程度与病情相关，STAT1 基因完全缺失的患者比 STAT1 基因部分缺失的患者发病年龄早而且病情重。STAT1 完全和部分缺失的人对 NTM 和病毒感染更加敏感。

人类干扰素调节因子（human interferon regulator factor 8，IRF8）主要在巨噬细胞和树突状细胞表面表达并且是这些细胞发育、突变、产生 IL-12 所必需的，因此该基因的突变可导致人体对分枝杆菌易感。

干扰素刺激基因（interferon-stimulated gene，ISG）15 是细胞内泛素样分子，它具有抗病毒作用，同时刺激淋巴细胞，单核细胞等分泌细胞因子，通过 T 细胞和自然杀伤细胞诱导干扰素 γ 的产生。

X- 连锁的 IKK-γ 基因（IKBKG）编码 NEMO，后者是 Toll 样受体，IL-1 和 TNFα 信号转导通路上所必需的因子。NEMO 缺失的患者免疫球蛋白水平异常，尤其是 IgM 水平增加而 IgG 或 IgA 水平减低。

CYBB 编码 gp91，它是 NADPH 氧化酶的一个亚单位。CYBB 的突变可以导致吞噬细胞缺少 NADPH 氧化酶，易引起慢性肉芽肿病且导致反复的细菌和真菌感染。

抗干扰素 γ 自身抗体的产生可以引起继发性 NTM 感染（尤其是快速生长菌感染）和其他机会菌感染。所有病例均在成年发病，体内可检测到高滴度抗干扰素 γ 自身抗体。

临床上少见的一种疾病叫 Job 综合征（高 IgE 综合征），是由于基因突变而引起的一种临床综合征。患者反复出现皮肤脓肿，肺部感染及湿疹。约 1/3 患者痰培养出 NTM，16% 患者满足美国胸科协会对 NTM 肺病的诊断标准，一些患者病情严重需长期治疗。

TNF-α 有助于控制细胞内的细菌病毒和真菌尤其是分枝杆菌感染，也能促进肉芽肿的形成。因此应用 TNFα 拮抗剂可激活体内休眠的结核分枝杆菌，并且容易感染 NTM 而发病。类风湿关节炎患者应用 TNFα 拮抗剂后发生 NTM 病者为不用 TNFα 拮抗剂的 5~10 倍，而且这类患者感染 NTM 后较未使用 TNFα 拮抗剂者死亡率增加。

NTM 病与性别相关已被许多研究证实。许多研究发现 NTM 感染具有性别优势。在美国白人中，瘦弱的，绝经后的妇女容易患 NTM 肺病，这是一种与疾病高度相关的表型。Prevots 等用 ATS 标准对美国人发生 NTM 感染进行了流行病学研究。他们收集了 2004—2006 年美国全人群的数据，发现在美国不同地区女性患 NTM 的人数较男性高 1.1~1.6 倍。新泽西和澳大利亚的研究发现 NTM 患者的人口学特征从中年吸烟男性转变为老年不吸烟女性高发，而且女性中又以高而瘦的女性多发。NIH 研究了 63 例 NTM 肺病患者发现与对照组比较 NTM 患者外形特点是更高更瘦而且多伴有脊柱侧凸、漏斗胸、二尖瓣脱垂，这些患者的囊性纤维化穿膜传导调节蛋白（CFTR）基因突变的发生率高。除此之外，这些患者血中脂肪细胞因子和瘦素水平低，IFN-γ 和 IL-10 水平也低，以上数据提示 NTM 更好发于老年瘦弱的妇女。因此大家猜测 NTM 的发生是否与性激素相关。Tsuyuguchi 通过气管内感染 MAC 的去势小鼠与正常小鼠比较，前者的细菌负荷显著增高，进一步用外源性雌激素治疗去势小鼠可增强细菌在小鼠体内的清除。Danley 等研究了 35 例 NTM 肺病患者，检测了这些患者血中硫酸脱氢表雄酮（DHEA）、雌酮、雌二醇，发现与对照组比较 MAC 感染的女性患者 DHEA-S 水平低但雌激素水平不低，而且发现 BMI 和激素水平没有相关性。本研究说明雌激素在 NTM 的免疫应答中起作用，然而为什么雌激素增强宿主对 NTM 感染的防御其机制尚不清楚。有学者猜测促黄体生成激素和雌激素可能增加脂肪细胞因和瘦素水平进而通过 IL-10、TGF-β 等细胞因子表达来调节宿主的免疫应答。而且瘦弱个体的脂肪细胞因子和瘦素水平减低，使其对 NTM 易感。这些患者伴发的骨骼畸形、二尖瓣脱垂等表型可能与原纤维蛋白水平异常相关，反过来可调节 TGF-β 的表达，但这些假设都需要进一步工作的证实。

最近来自中国台湾地区的研究发现非囊性纤维化支气管扩张的患者存在金属基质蛋白质 1（matrix metalloproteinase-1，MMP1）的多态性。MMP-1（-1607G）多态性的支气管扩张患者由于 MMP-1 和 TGF-β1 活性增强更容易导致肺纤维化及气道的破坏，而这类患者更容易合并 NTM 肺病，提示支气管扩张合并 NTM 可能与 MMPs 基因多态性导致 MMPs 表达下调或过表达相关。

三、环境因素

大部分 NTM 是腐物寄生菌，存在于自然环境中，如水、土壤、灰尘等。迄今尚未证实 NTM 可以通过人进行传播，但可通过动物传播给人。如海分枝杆菌主要经皮肤感染，从事捕鱼和养鱼者中本病多见。又如曾有报道家禽饲养者中，MAC 发病率较高。

NTM 的疏水特性形成的生物膜使其可持续生存于供水系统中。某些 NTM 如 MAC、蟾蜍分枝杆菌、偶发分枝杆菌和龟分枝杆菌对消毒剂及重金属的耐受性使其生存于饮水系统中。有研究指出 MAC 的分布直接与其对重金属的需求和代谢有关，如水中锌浓度。因医院供水及饮水系统使用的镀锌管道可使 NTM 长期生存，这可能是医院内感染的主要来源之一。在土壤和自然水源中发现的迅速生长的分枝杆菌，如偶发分枝杆菌、龟分枝杆菌和脓肿分枝杆菌等，是院内感染中最常见的 NTM。调查研究证明，自来水、由自来水制成的冰块、经处理的透析用自来水和作为诸如甲紫溶剂等用的蒸馏水是院内感染的病原菌来源。蟾蜍分枝杆菌是一种嗜热菌，是在管道供热水中惟一被发现的 NTM。现在普遍被接受的观点是，人可从环境中感染 NTM 而患病，水和土壤是重要的传播途径。

致病性 NTM 主要侵犯肺部，不同菌种的侵犯部位趋向性不尽相同。

（一）引起肺部病变的菌种

主要菌种：MAC，堪萨斯分枝杆菌，脓肿分枝杆菌，蟾蜍分枝杆菌。次要菌种：猿猴分枝杆菌，苏加分枝杆菌，玛尔摩分枝杆菌，偶发分枝杆菌，龟分枝杆菌。

（二）引起淋巴结炎的菌种

主要菌种：MAC，瘰疬分枝杆菌。次要菌种：偶发分枝杆菌，龟分枝杆菌，脓肿分枝杆菌，堪萨斯分枝杆菌。

（三）引起皮肤病变的菌种

主要菌种：海分枝杆菌，偶发分枝杆菌，龟分枝杆菌，脓肿分枝杆菌，溃疡分枝杆菌。次要菌种：MAC，堪萨斯分枝杆菌，土地分枝杆菌，耻垢分枝杆菌，嗜血分枝杆菌。

（四）引起播散性病变的菌种

主要菌种：MAC，堪萨斯分枝杆菌，龟分枝杆菌，脓肿分枝杆菌，嗜血分枝杆菌。次要菌种：偶发分枝杆菌，蟾蜍分枝杆菌。

值得注意的是，海分枝杆菌、偶发分枝杆菌、龟分枝杆菌和脓肿分枝杆菌还趋向侵犯医源性创伤或注射部位引起院内感染。

医院内环境也是 NTM 感染的重要场所。鲍容等采集医院重症监护病房（ICU）水龙头水样 28 份，过滤后进行 NTM 培养，经齐 - 内染色后，用 16S rRNA 基因测序方法鉴定菌种。结果显示 25 份样品检出 NTM，检出率为 89.3%；检出的 28 株菌株分属 5 种，包括鸟分枝杆菌 8 株（占 28.6%）、堪萨斯分枝杆菌 6 株（占 21.4%）、微黄分枝杆菌 6 株（占 21.4%）、脓肿分枝杆菌 5 株（占 17.9%）和马德里分枝杆菌 3 株（占 10.7%）。研究显示，ICU 自来水 NTM 污染情况普遍，部分为临床常见致病菌，可能引发医院感染。郭军等研究发现，NTM 是导致老年呼吸机相关肺炎的病原菌，感染症状无特异性，典型 NTM 肺病影像学特征并不常见。对痰抗酸杆菌染色阳性的老年机械通气患者，应重视 NTM 的培养和菌种鉴定。

另一种 NTM 感染来源于环境水被 NTM 污染。陈超等调查上海市生活饮用水中 NTM 的状况及主要菌种分布，采用过滤法收集细菌，在改良罗氏培养基上培养，对 16S rRNA 进行测序鉴定菌种。结果显示上海市生活饮用水中 NTM 的检出率为 16.7%，其中自来水厂原水、出厂水和居民生活饮用终端水中 NTM 的检出率分别为 6%、25% 和 10.3%。经鉴定 NTM 菌种以戈登分枝杆菌为主（占 90%），其次为偶发分枝杆菌（占 10%）。研究表明，上海市居民生活饮用水系统中存在 NTM，应当采取有效的控制方法以保护公众的健康。有研究显示，在加拿大亚伯达的医院供水系统中也发现 NTM 存在，183 份水样中有 106 份（58%）检测到戈登分枝杆菌和鸟分枝杆菌。在伊朗德黑兰郊区采集的 4014 份土壤和水标本中，862 份（21.4%）检出含有 *M.farcinogens*（105/862，12.1%）、*M.fortuitum*（72/862，8.3%）、*M.senegalense*（58/862，6.7%）、堪萨斯分枝杆菌（54/862，6.2%）和 *M.simiae* 等 NTM。

NTM 的发病机制很复杂，涉及细菌和宿主的相互作用，以及免疫遗传和环境等诸多因素的共同参与，由于发病机制的不同所表现出来的临床症状及病情轻重也不同，个体对治疗的反应以及治疗效果相差较大。NTM 的发病机制在很多方面还不清楚，有待今后进行更加深入细致的研究。

（张立群）

参 考 文 献

1. 中华医学会结核病学分会.非结核分枝杆菌病诊断与治疗专家共识,2012,35(8):572-580.

2. Zheng C,Fanta CH.Non-tuberculous mycobacterial pulmonary infection in the immunocompetent host.Q J Med, 2013,106:307-315.

3. Wu UI,Holland SM.Host susceptibility to non-tuberculous mycobacterial infections.Lancet Infect Dis,2015,15 (8):968-980.

4. Mirsaeidi M,Sadikot RT.Gender susceptibility to mycobacterial infections in patients with non-CF bronchiectasis. Int J Mycobacteriol,2015,4(2):92-96.

5. 鲍容,胡必杰,周昭彦等.ICU 自来水非结核分枝杆菌污染状况调查.中华医院感染学杂志,2013,23(8): 1858-1862.

6. 郭军,徐国纲,周长喜等.老年机械通气患者非结核分枝杆菌肺病的临床分析(附4例报告).北京医学, 2014,36(3):180-183.

7. 陈超,徐鹏,李静等.城市生活饮用水中非结核分枝杆菌调查.微生物与感染,2008,3(4):215-218.

8. Crago B,Ferrato C,Drews SJ,et al.Surveillance and molecular characterization of non-tuberculous mycobacteria in a hospital water distribution system over a three-year period.J Hosp Infect,2014,87(1):59-62.

9. Velayati AA,Farnia P,Mozafari M,et al.Molecular epidemiology of nontuberculous mycobacteria isolates from clinical and environmental sources of a metropolitan city.PLoSone,2014,9(12):etl14428.

第四章

非结核分枝杆菌与环境

由于缺乏 NTM 在人与人之间传播的可靠证据，一般认为感染人类的 NTM 均源于环境。目前文献报道证实的 NTM 及其亚群有 170 多种，NTM 主要表现为腐物寄生、共栖和共生。NTM 包括快生长型（菌落形成时间短于 7 天）和慢生长型（菌落形成时间等于或长于 7 天）。尽管大部分 NTM 是非致病的，但环境中的 NTM 对于人类和动物，包括禽类和鱼类，都是重要的条件致病菌。人类接触的环境中 NTM 无处不在，包括自然界的水环境、城市供水系统、饮用水系统、灰尘和土壤中，NTM 主要通过吸入、吞咽、创伤等途径传播给人类。

本章主要介绍人类感染 NTM 的危险因素、环境标本中 NTM 的分离鉴定方法、NTM 在环境中的分布、影响 NTM 在环境中分布的因素、NTM 的传播途径和减少 NTM 数量的方式等。

一、人类感染 NTM 的危险因素

NTM 均为条件致病菌，人类感染 NTM 的危险因素包括以下几方面：①免疫力下降：主要是由于 HIV 感染、癌症、化学治疗和移植后的免疫抑制；②基础肺病：包括慢性阻塞性肺病、尘肺病以及结核病史；③胸部结构改变；④饮酒；⑤吸烟；⑥囊性纤维化跨膜电导调节蛋白（CFTR）或 $\alpha-1-$ 抗胰蛋白酶基因发生突变；⑦老年人，特别是老年苗条者。

在发达国家中由于免疫抑制剂使用和老年人比例升高，以及危险人群（如囊性纤维化患者）寿命延长，NTM 疾病的发病率也随着升高。

二、环境标本中 NTM 的分离鉴定方法

（一）现存的问题

由于使用的检测和鉴定方法不同，导致很多研究具有一定局限性。由于 NTM 生长缓慢，分枝杆菌形成菌落的时间较长，而环境标本中含有大量快速生长的微生物，这些微生物可能会过度生长或污染分枝杆菌的菌落。因此，需对环境标本进行去污染处理。去污染处理主要是依靠 NTM 对酸、碱或去污剂具有相对耐受性。但是去污染处理可同时减少分枝杆菌的数量并降低检测的敏感性。若标本中含有的微生物数量较少，如饮用水和气溶胶中，则可直接进行 NTM 检测。另外，去污染处理、选用的培养基、培养温度和培养时间这些因素都会影响 NTM 的培养结果并会引入一些选择偏倚。采用直接 PCR 和克隆的方法可以较全面的揭示环境标本中 NTM 的菌种，但是对技术要求相对较高。以往很多

研究主要关注特定类型的 NTM，一般是鸟 – 胞内分枝杆菌复合群（*M.avium–intracellulare complex*，MAC），所以会采用有利于鉴定该类型 NTM 的方法，而低估了环境标本中 NTM 种类的多样性。

尽管一些研究比较了环境标本中分离培养 NTM 的不同方法，但由于标本类型、初步分离所用培养基和 NTM 地理分布不同，现还没有标准的分离培养方法。此外，不同的 NTM 对去污染的敏感性也不同，如溃疡分枝杆菌对去污染相当敏感。此外还有一些 NTM 菌种需要特殊物质或条件才可生长，如嗜血分枝杆菌需要特殊离子，旁分枝杆菌需要分枝杆菌生长素，血液可刺激日内瓦分枝杆菌生长，微氧环境可促进溃疡分枝杆菌生长，低 pH 和微氧环境可促进日内瓦分枝杆菌生长等。

另外一个重要问题是，很多从环境标本中分离到的 NTM 无法鉴定至种水平。一些研究使用分子生物学技术检测到很多 NTM，其中大约有 36%（n=126/351）到 55%（n=57/104）的 NTM 无法鉴定至种水平，这些 NTM 可能代表一些新菌种或亚种。

（二）从水中分离

NTM 在大多数研究中，首先对水标本（100~1000ml）通过离心或过滤进行浓缩，浓缩后的标本直接或去污染处理后置于培养基上培养。无机酸（如 HCl，H_2SO_4）、碱（如 NaOH）、有机酸（如草酸）、去污剂（如氯化十六烷吡啶）可作为去污染剂（14）。所有的去污染方法在去除其他细菌和真菌的同时也会减少 NTM 的数量，若标本中含有的微生物数量较少，最好不使用去污染处理。

（三）从土壤中分离 NTM

从土壤、灰尘和泥炭中分离分枝杆菌需要面对一些困难，首先是土壤中含有大量微生物，这些微生物可覆盖和掩藏分枝杆菌的菌落；其次是分枝杆菌会紧紧黏附在土壤颗粒上，不易分离。尽管有很多种去污染方法可减少标本中微生物的数量，但这些方法同时会减少分枝杆菌的数量。

（四）NTM 的鉴定

传统的培养、生化反应和酶法可对分枝杆菌进行菌种鉴定，但由于分枝杆菌生长缓慢，传统方法较耗时，而且操作繁琐、可靠性较低。随着分子生物学技术的发展，同源基因比对方法鉴定分枝杆菌菌种已成为菌种鉴定的"金标准"。该技术的原理是依据不同种分枝杆菌的某些同源基因片段具有种特异性来鉴定分枝杆菌至种水平，此方法分辨率高，且可缩短检测时间，常用的基因有 16S rRNA、16S rRNA–23S rRNA 间区序列（ITS）、hsp65 和 rpoB。随着同源基因比对鉴定分枝杆菌菌种研究的深入，人们认识到应用单一基因序列进行菌种鉴定存在不足。首先，单一基因序列分辨力不足，无法准确鉴别亲缘关系较近的分枝杆菌；其次，单一分子标识的比对数据库均可能存在信息不全而引起错误鉴定的可能；另外，某些新菌种或亚种的鉴定往往是应用新同源基因序列发现的。为了克服上述不足，可联合应用多个基因序列进行分枝杆菌菌种鉴定。

另外还可应用商品化的试剂盒对常见 NTM 菌种进行鉴定，如 Gen–Probe（San Diego，CA）和罗氏 PCR 检测（Roche Diagnostic Systems，Inc，Branchburg，NJ）。

三、NTM 在环境中的分布

NTM 存在于多种环境中，包括天然水、生活用水、土壤、气溶胶、原生动物等。在科赫发现结核分枝杆菌后不久，就从环境中分离到了 NTM，随后世界范围内从各种环境中分离到多种 NTM（表4-1）。

表4-1 NTM 在环境中的分布

地点	菌种	文献
天然水	*M.shimoidei*，*M.szulgai*，*M.marinum*，*M.terrae*，*M.gordonae*，*M.fortuitum*，*M.abscessus*，*M.flavescens*，*M.aurum*，*M.ulcerans*，*M.avium*，*M.scrofulaceum*，*M.psychrotolerans*	4，20~24
生活用水	*M.avium*，*M.intracellulare*，*M.haemophilum*，*M.terrae*，*M.gordonae*，*M.chelonae*，*M.flavescens*，*M.abscessus*，*M.aurum*，*M.lentiflavum*，*M.tusciae*，*M.chimaera*，*M.canariasense*，*M.immunogenum*，*M.fortuitum*，*M.novocastrense*，*M.mucogenicum*，*M.porcinum*，*M.phocaicum*，*M.llatzerense*，*M.simae*，*M.szulgai*，*M.fluoranthenivorans*，*M.sacrum*，*M.gastri/kansasii*，*M.peregrinum*，*M.scrofulaceum*，*M.brumae*，*M.genavense*，*M.malmoense*，*M.nonchromogenicum*，*M.smegmatis*，*M.vaccae*，*M.gilvum*，*M.septicum*，*M.gastri*，*M.gilvum*，*M.marinum*，*M.shimoidei*，*M.phlei*，*M.vaccae*	4，12，13，26~46
土壤	*M.avium*，*M.intracellulare*，*Mycobacterium avium-intracellulare-scrofulaceum*（*MAIS*）*complex*，*M.malmoense*，*M.szulgai*，*M.chelonae*，*M.triviale*，*M.peregrinum*，*M.simae*，*M.terrae*，*M.smegmatis*，*M.porcinum*，*M.fortuitum*，*M.asiaticum*，*M.flavescens*，*M.interjectum*，*M.ulcerans*，*M.gordonae*，*M.ulcerans*，*M.vanbaalenii*，*M.mageritense*，*M.frederiksbergense*，*M.austroafricanum*，*M.chubuense*，*M.chlorophenolicum*，*M.aromaticivorans*，*M.litorale*，*M.tokaiense*，*M.aichiense*，*M.heidelbergense*，*M.lentiflavum*	7，48~60
生物膜	*M.fortuitum*，*M.chelonae*，*M.avium*，*M.intracellulare*，*M.haemophilum*，*M.shimoidei*，*M.marinum*，*M.terrae*，*M.gordonae*，*M.aurum*，*M.flavescens*，*M.immunogenum*，*M.xenopi*，*M.nonchromogenicum*，*M.abscessus*，*M.ulcerans*，*M.arupense*	4，61~68
器械	*Mycobacterium avium complex*，*M.chelonae*，*M.gordonae*，*M.xenopi*，*M.mucogenicum*	70~75
金属去除液	*M.immunogenum*，*M.chelonae*，*M.abscessus*，*M.diernhoferi*	63，76~79
原生动物	*M.avium*，*M.intracellulare*，*M.scrofulaceum*，*M.massiliense*，*M.marinum*，*M.simae*，*M.phlei*，*M.smegmatis*，*M.fortuitum*，*M.gordonae*，*M.peregrinum*，*M.chelonae*，*M.mucogenicum*，*M.ulcerans*	80，108~113

（一）水

1. 天然水 从湖泊、池塘、河流和小溪等处的天然水中分离到了大量 NTM，流经酸性沼泽地、北方森林和泥炭土壤的水源中可能含有大量 NTM。天然水中代表性的菌种有鸟分枝杆菌，胞内分枝杆菌，海分枝杆菌和溃疡分枝杆菌。此外，还分离到了很多其他菌种，如 *M.shimoidei*、苏尔加分枝杆菌、土分枝杆菌、戈登分枝杆菌、偶发分枝杆菌、脓肿分枝杆菌、*M.flavescens*、*M.aurum*、瘰疬分枝杆菌和 *M.psychrotolerans* 等。

水中 NTM 的菌种类型随时间推移也会发生变化。如过去在水中可分离到瘰疬分枝杆菌，但近年来从水中未分离到瘰疬分枝杆菌。与此相一致的是，1970 年以前儿童颈部淋巴结炎的病原大部分是瘰疬分枝杆菌，而 1975 年之后儿童颈部淋巴结炎的病原则主要是鸟分枝杆菌。

2. 生活用水　含有 NTM 的表面水有可能被用于生活用水，从生活用水中分离到了种类繁多的 NTM，代表性的菌种有鸟分枝杆菌，胞内分枝杆菌，海分枝杆菌，戈登分枝杆菌和偶发分枝杆菌等。此外，还分离到了 40 多种其他菌种。

在饮用水系统中存在多种 NTM，主要是由于 NTM 对氯和消毒剂等具有较强的抵抗力。因为使用常规剂量的臭氧或氯对饮用水进行消毒时，可杀灭大部分其他微生物，但并不能杀灭 NTM，反而使饮用水系统中的 NTM 富集。其次，NTM 易于形成生物膜，可使 NTM 存在于流动系统中，并有利于提高 NTM 对消毒剂的抵抗力。此外，NTM 具有非凡的饥饿生长能力，即使在营养匮乏的自来水中可也生存。而且 NTM 具有极强的环境耐受力，使其在热水系统、温泉和冰中均可存活。

（二）土壤

土壤中也存在种类众多的 NTM，鸟分枝杆菌、胞内分枝杆菌、堪萨斯分枝杆菌、偶发分枝杆菌和马尔摩分枝杆菌是经常从土壤中分离到的菌种，同时这些菌种也常从灰尘中分离到。北半球的针叶林和美国西南部的酸性沼泽地中均含有大量 NTM，这可能是由于 NTM 适于生长于酸性环境中，而且腐殖质和棕黄酸可促进 NTM 生长。

（三）生物膜

生物膜可能是 NTM 的重要源头，也是 NTM 能够长期留存于流动系统中的基础。鸟分枝杆菌复合群，偶发分枝杆菌，龟分枝杆菌和堪萨斯分枝杆菌是经常从生物膜中分离到的菌种。在生物膜中分枝杆菌的浓度可高达 10000~100000CFU/cm²。供水系统的管道长达上千米，悬浮液中的 NTM 有可能不是来源于水源，而是从生物膜中夹带来的。这也与一些现象一致，如饮用水系统的地下水水源中不含有 NTM，但在饮用水系统中存在定植 NTM。

由于分枝杆菌具有表明疏水性和金属抗性，易于形成生物膜。将硅胶管置于含有堪萨斯分枝杆菌的温水供水系统（35~45℃）中，3 周即可形成生物膜，至 10 个月时生物膜中堪萨斯分枝杆菌的浓度可达 2×10^5CFU/cm²。

（四）医疗器械

有很多关于 NTM 引起医源感染的报道，如外科手术器械和支气管镜或透析装置污染 NTM 均可引起医源感染。从医疗器械中分离到了 MAC、龟分枝杆菌、戈登分枝杆菌和蟾蜍分枝杆菌等多种 NTM。血液制品中还分离出了免疫原分枝杆菌。器械中出现 NTM 主要是由于 NTM 对消毒剂具有较强的抵抗力。

（五）金属去除液

金属去除液是一种有机乳液，用于冷却金属切割和金属磨削工具，同时可冲走小的金属碎片。从金属去除液中分离到的第一种 NTM 为免疫原分枝杆菌，金属去除液中的免疫原分枝杆菌在汽车工人中引起了超敏性肺炎。另外从金属去除液中还分离到了其他菌种如龟分枝杆菌、脓肿分枝杆菌和 *M.diernhoferi*。

（六）原生动物

NTM 可与水环境中自由生长的阿米巴和其他原生动物相互作用。鸟分枝杆菌、胞内分枝杆菌、瘰疬分枝杆菌、马赛分枝杆菌、海分枝杆菌、猿分枝杆菌、草分枝杆菌、耻垢分枝杆菌、偶发分枝杆菌、戈登分枝杆菌、*M.peregrinum*、龟分枝杆菌、免疫原分枝杆菌和溃疡分枝杆菌可以在原生动物中存活或生长。

NTM 与原生动物相互作用是非常重要的，因为：①有利于 NTM 的传播：很多原生动物可以吞噬细菌，细菌在原生动物体内存活有利于细菌的水传播。与在培养基上生长的鸟分枝杆菌相比，在阿米巴体内生长的鸟分枝杆菌对阿米巴、人类上皮细胞、吞噬细胞以及小鼠肠道的侵袭力更强，因此原生动物还可作为 NTM 消化道传播的载体。②增强 NTM 对抗菌药物的抵抗力：原生动物可保护体内 NTM 抵抗外界不利环境；③帮助 NTM 度过生存饥饿和毒力压力：在原生动物成囊时 NTM 可生存于包囊中，而脱囊时 NTM 又被释放出来，所以原生动物的包囊可作为 NTM 度过生存饥饿和毒力压力的载体。可见在 NTM 发病机制的进化方面原生动物起着非常重要的作用，NTM 在原生动物体内的感染复制，促进了 NTM 在动物细胞内的生存。

四、影响 NTM 在环境中分布的因素

NTM 的生理学特征，如生长缓慢、细胞壁渗透性差、表面疏水性、可生长于低 pH 环境、可生长于低营养环境、可在低氧水平下生长、温度耐受范围广和细胞内生长等，是决定其环境分布的主要因素（表 4-2）。

表 4-2　影响 NTM 环境分布的因素

因素	影响
疏水性	易于吸附于颗粒表面
	易于形成生物膜
	在气溶胶中富集
	对消毒剂和抗菌药物具有抵抗力
	可利用碳氢化合物
生长于低 pH	酸性环境中 NTM 数据较多
生长于低营养环境	生存于生活用水中
在低氧水平下生长	生存于生活用水中
温度耐受范围广	生存于热水系统、温泉中
细胞内生长	生长于原生动物中

（一）生长缓慢

由于 NTM 仅具有 1 套（慢生长型 NTM）或 2 套（快生长型 NTM）16S rRNA 顺反子、具有渗透性差的富脂细胞壁以及合成长链分枝菌酸所需能量成本高，导致其生长速度缓慢。由于 NTM 生长缓慢，一般认为与其他细菌相比 NTM 应该不具有竞争优势，但在自然

环境中 NTM 分布却很广泛。这是因为在营养丰富的环境中 NTM 确实不具有竞争优势，但在条件恶劣的极端环境中，这些特征可使 NTM 具有更高的适应性，从而可在极端环境中生存和繁殖。

生长缓慢还有一个优势就是使 NTM 对抗菌药物具有更强的耐受性。抗菌药物对快速生长的细胞具有较高的杀菌效果，部分原因是由于抗菌药物通过选择性抑制细胞过程而起到杀菌作用，如抑制细胞壁的合成，抑制 DNA、RNA 和蛋白质的合成。抑制了一个细胞过程，可导致其他过程不平衡而引起细菌死亡。在有抗菌药物存在的情况下，快速生长细菌出现不平衡生长而导致死亡；但无论在快生长型还是在慢生长型 NTM 中，由于它们生长缓慢，失衡可以被抵消掉，在出现致病事件前有充足的时间使它们能适应变化的环境。虽然 NTM 生长缓慢，但是它们与其他细菌具有同样的代谢率，并非代谢缓慢。

（二）遗传变异

NTM 菌种间的遗传变异体现在毒力不同、菌落形态差异、地理分布差异以及在环境栖息地和患者体内的克隆变异。NTM 的遗传变异导致同一菌种的不同分离株间毒力不同，而且还缺乏评估毒力的方法。动物和巨噬细胞生长试验也不适用于筛选 NTM 分离株的潜在毒力。了解毒力标识物对于分析饮用水中 NTM 的危险程度非常重要。一项研究显示含有质粒的鸟分枝杆菌比不含质粒的鸟分枝杆菌对米色鼠的毒力更强，不过遗憾的是这些菌株并不是同源菌株。现在还未发现与毒力相关的遗传或表型标识物。

NTM 的菌落变异是研究的最彻底的现象，尽管它的遗传基础还不太清楚。鸟分枝杆菌的菌落在两种类型间转换，光滑 D 型（不透明）和光滑 T 型（透明）。脓肿分枝杆菌中也有相似的菌落变异。这种差异很有可能是由于形成透明菌落的 NTM 毒力相对较强、疏水性、抗生素抵抗力强，而形成不透明型菌落的 NTM 则毒力较弱、亲水性、抗生素较敏感。菌落间的转换率（如不透明型转变成透明型和透明型转变成不透明型）为 1/1000 菌落。菌落间转换的频率较高推测是由于胞内分枝杆菌中质粒 DNA 丢失。培养基上的 NTM 菌落、生物膜中的细菌以及患者体内的 NTM 均含有这两种菌落类型。从单个住户的水管和单个患者体内均分离到了克隆变异的菌株。

（三）细胞壁渗透性差

该特征使 NTM 对许多抗菌药物天然耐药，包括抗生素和消毒剂（如氯），而且该特征还使 NTM 在感染动物或原生动物后更容易在细胞内存活。由于细胞壁中含有大量脂质，使 NTM 具有抗酸性，而且使 NTM 具有细胞表面疏水性。

（四）细胞表面疏水性

NTM 的细胞表面疏水性使其易于吸附于物体表面，而且易于形成生物膜。细胞表面疏水性是 NTM 出现于饮用水和家用管道系统中的主要因素。快生长型和慢生长型 NTM 定殖于饮用水系统均是通过吸附于进入净化厂的颗粒上，然后在管道系统中形成生物膜。疏水性导致的表面吸附作用可防止 NTM 被冲走，因为 NTM 的生长速度赶不上水流的稀释作用。此外，生长缓慢和对消毒剂抵抗力强导致了 NTM 可在饮用水系统中生存、生长和长期存留。消毒剂可杀死环境中 NTM 的竞争者，因此对营养需求较低的 NTM 起到了选择作用。生物膜的形成还可导致 NTM 对抗菌药物的抵抗力增强。综合以上因素导致了饮用水系统中离净化厂越远的地方 NTM 数量越多。

NTM 的细胞表面疏水性使其易于吸附于自然环境中的颗粒物和供水系统的管道中，而且该特性使 NTM 易于形成生物膜有利于 NTM 的存活，还可使 NTM 易于形成气溶胶被吸入，有利于 NTM 的传播。

（五）可利用多种碳源和氮源

NTM 可使用广泛的碳源和氮源用于生长，醋酸盐、甘油、葡萄糖、丙酮酸盐、柠檬酸盐和丙醇可作为单一碳源；氨基酸、氨、硝酸盐和亚硝酸盐可作为氮源。NTM 中含有糖酵解途径、三羧酸循环、乙醛酸分路中的酶和多种水解酶。NTM 可使用多种碳源和氮源并含有多种水解酶，保证了 NTM 可在各种环境中生存。

另外 NTM 还可代谢疏水性碳氢化合物：NTM 易于生长于空气 – 水接触面，而该接触面较培养液中富含大量碳氢化合物，这是由于 NTM 可利用各种疏水性碳氢化合物，包括大量的氯代烃类污染物。生长与空气 – 水接触面使 NTM 易于形成气溶胶，而且也易于被吞噬。

（六）环境适应力强

1. 可生长于低 pH 环境　NTM 具有抗酸特性，基本上全部 NTM 均适于生长于酸性环境中，基本上没有 NTM 可在 pH 高于 7.5 的碱性环境中生长。

2. 温度耐受范围广　NTM 的温度耐受范围较广，鸟分枝杆菌和蟾蜍分枝杆菌可生长的温度范围为 10~45℃。医院热水系统中的鸟分枝杆菌较水源中的鸟分枝杆菌数量增加，一方面是由于残余消毒剂的水平较低，另一方面原因是 NTM 可存活于热水加热器和热水管道中，因为它们的存活温度为 50~55℃。除非热水加热器的温度保持在 50℃以上，否则 NTM 可在热水系统中增殖。

3. 可生长于低营养环境　NTM 可生长于营养匮乏的自来水中。

4. 对盐度耐药力强　从淡水和海水中均可分离出 NTM，鸟分枝杆菌，胞内分枝杆菌和瘰疬分枝杆菌既可在淡水中生存也可在盐浓度高达 2% 的淡盐水中生存，这些种类的 NTM 也可从江河入海口分离出。很多 NTM 包括堪萨斯分枝杆菌，海分枝杆菌，鸟分枝杆菌，蟾蜍分枝杆菌和偶发分枝杆菌可在海水中生存超过 3 个月，还有一些菌株可生存长达 1 年。

5. 可在低氧水平下生长　尽管 NTM 为专性需氧菌，但在缺氧的供水终端、游泳池和按摩浴缸中均可分离到大量 NTM。鸟分枝杆菌和胞内分枝杆菌可在 6%~12% 的氧水平下生长。

6. 细胞内生长　有些 NTM 可在原生动物体内生长，这对于 NTM 的传播和生存均有很大帮助。

五、传播途径

NTM 感染主要是由于人类和 NTM 的生存环境存在重叠，导致人类常暴露于 NTM。但 NTM 为条件致病菌，只有在特定条件下 NTM 才能成为致病菌。NTM 经常可定植于人类呼吸道、胃肠道和皮肤中，但不一定导致感染。但 NTM 感染人类可能在以下两个方面产生重要影响：①人类暴露于 NTM 后有可能引起临床疾病；②人类暴露于 NTM 后可改变 BCG 疫苗的保护效率，进而影响有效控制结核病疫情。

NTM 的传播途径一般认为有三种，即：雾化吸入、吞咽与吸入和伤口介入。

（一）雾化吸入

NTM 在天然水、生活用水和土壤中广泛存在。在水中人类通过饮水、游泳、洗澡等暴露于 NTM，而且这些活动易于产生气溶胶，容易被人类吸入。鸟分枝杆菌和胞内分枝杆菌在从水到空气形成微滴时易于形成气溶胶，在喷射的液滴中 NTM 的浓度是水体中的 1000~10000 倍，而且相当大比例的微滴直径小于 5μm 可以直接进入肺泡。鸟分枝杆菌引起的肺部感染与暴露于淋浴以及热水浴缸和温泉的气溶胶有关，间接证明了 NTM 可通过气溶胶传播。此外，发生于汽车工人中的超敏性肺炎是由于在金属去除液的气溶胶中含有 NTM。

海水若被环境污染后，在振荡过程中可产生微滴，可被海风带到空气中形成气溶胶；喷泉的水大多是不流动的水，在喷射过程中易于产生水雾，飘浮在空气中，若喷泉水被 NTM 污染，也会给人类健康带来危险。

土壤中含有大量 NTM，特别是酸性的、北方森林土壤和泥炭中。表面疏水性使 NTM 易于吸附于土壤颗粒上，而在干土形成灰尘时很容易形成气溶胶，而传播给人类。

（二）吞咽与吸入

食品和香烟也可是 NTM 感染的来源。近年来，胃食管反流病被认为可能是引起 NTM 肺部的一个中介。这是因为当 NTM 被吞咽后，胃食管反流可导致 NTM 被吸入肺。由于 NTM 具有耐酸性，可在低 pH 的胃中存活与这种传播方式一致。儿童颈部淋巴结炎主要是由于患者摄取了被 NTM 污染的水源。

（三）伤口介入

水中含有海分枝杆菌，海分枝杆菌通过皮肤破溃处感染人类。NTM 也可通过伤口感染、注射后脓肿、外科手术和支气管镜检查或透析感染而引起医源感染。NTM 引起医源感染可能是由于以下原因：用污染的自来水冲洗消毒后的手术器械或内镜或支气管镜、使用了污染的冰和制冰机、手术器械中存在生物膜、使用 NTM 污染的溶液进行皮肤消毒或皮肤包扎。

六、减少 NTM 的方法

由于治疗 NTM 引起的感染和疾病需要采用多种抗菌药物联合用药，治疗疗程长，并伴有副作用，因此非常有必要研究降低 NTM 暴露的方法。一开始，应该避免采用常规的消毒或灭菌方法，因此该方法可杀死大部分微生物但对 NTM 却无效，因此对 NTM 产生了选择作用而且使环境中几乎没有了 NTM 的竞争者。若要有效杀死鸟分枝杆菌和胞内分枝杆菌，氯的浓度需高于 1mg/L，并且作用时间要大于 2 小时。以下方法可减少环境中的 NTM：

（一）降低饮用水的浑浊度

表面疏水性使 NTM 易于吸附于颗粒物上，因此 NTM 的数量与水体的浑浊度成正相关，降低饮用水的浊度则可减少 NTM 的数量。此外，地下水（如井水）中 NTM 的数量较低，因此选择一处洁净的地下水源也可以降低供水系统中的 NTM 数量。

（二）在水龙头和淋浴喷头安装细菌过滤器（孔径 ≤ 0.45mm）

孔径足够小的细菌过滤器可阻挡 NTM 通过，降低 NTM 的数量，但滤器应经常更换，更换频率应至少每 3 周更换 1 次。滤器也为 NTM 的生长提供了理想场所，即使滤器中填充了杀菌物质，NTM 也可吸附并生长于滤器中的有机化合物上。比如颗粒活性炭滤器，它的孔径太大，不能阻止 NTM 通过，而且 NTM 可吸附并生长于滤器材料上，而使这种滤器变成了 NTM 孵育器。

(三) 紫外线照射

文献报道表明分枝杆菌与大肠埃希菌一样对短波长的紫外线敏感，并有证据表明紫外线照射可有效降低鱼缸中的 NTM 数量。这些结果表明紫外线照射是降低饮用水系统、房屋和家用管道中 NTM 数量的有效方法。但需要引起注意的是紫外线照射可引起基因突变，应该检测存活菌株中突变体是否增加。

(四) 将热水加热器的温度提高到 55℃

NTM 可存活于热水加热器和热水管道中，因为它们的存活温度为 50~55℃。若将热水加热器的温度提高到 55℃ 以上，则可降低 NTM 的数量。饮用和烹饪时，需煮沸（100℃）10 分钟才能杀死 NTM。

总之，NTM 广泛分布于环境中，对人类和动物都是重要的条件致病菌。NTM 对抗菌药物和消毒剂抵抗力强、易于形成生物膜、环境适应力强，主要通过吸入、吞咽、创伤等途径传播给人类。

（王桂荣）

参 考 文 献

1. Prevots DR, Marras TK.Epidemiology of human pulmonary infection with nontuberculous mycobacteria: a review. Clin Chest Med, 2015, 36(1): 13-34.

2. Falkinham JO 3rd.Surrounded by mycobacteria: nontuberculous mycobacteria in the human environment.J Appl Microbiol, 2009, 107(2): 356-367.

3. Falkinham JO 3rd.Environmental sources of nontuberculous mycobacteria.Clin Chest Med, 2015, 36(1): 35-41.

4. Falkinham JO 3rd, Norton CD, LeChevallier MW.Factors influencing numbers of Mycobacterium avium, Mycobacterium intracellulare, and other Mycobacteria in drinking water distribution systems.Appl Environ Microbiol, 2001, 67(3): 1225-1231.

5. Thomson R, Tolson C, Carter R, et al.Isolation of nontuberculous mycobacteria (NTM) from household water and shower aerosols in patients with pulmonary disease caused by NTM.J Clin Microbiol, 2013, 51(9): 3006-3011.

6. Neumann M, Schulze-Robbecke R, Hagenau C, et al.Comparison of methods for isolation of mycobacteria from water.Appl Environ Microbiol, 1997, 63(2): 547-552.

7. Chilima BZ, Clark IM, Floyd S, et al.Distribution of environmental mycobacteria in Karonga District, northern Malawi.Appl Environ Microbiol, 2006, 72(4): 2343-2350.

8. Bratschi MW, Bolz M, Grize L, et al.Primary cultivation: factors affecting contamination and Mycobacterium ulcerans growth after long turnover time of clinical specimens.BMC Infect Dis, 2014, 14: 636.

9. Dawson DJ, Jennis F.Mycobacteria with a growth requirement for ferric ammonium citrate, identified as Mycobacterium haemophilum.J Clin Microbiol, 1980, 11(2): 190-192.

10. de Juan L, Alvarez J, Romero B, et al.Comparison of four different culture media for isolation and growth of type II and type I / III Mycobacterium avium subsp.paratuberculosis strains isolated from cattle and goats.Appl Environ

Microbiol,2006,72(9):5927-5932.

11. Realini L,De Ridder K,Hirschel B,et al.Blood and charcoal added to acidified agar media promote the growth of Mycobacterium genavense.Diagn Microbiol Infect Dis,1999,34(1):45-50.

12. Torvinen E,Suomalainen S,Lehtola MJ,et al.Mycobacteria in water and loose deposits of drinking water distribution systems in Finland.Appl Environ Microbio,2004,70(4):1973-1981.

13. Le Dantec C,Duguet JP,Montiel A,et al.Occurrence of mycobacteria in water treatment lines and in water distribution systems.Appl Environ Microbiol,2002,68(11):5318-5325.

14. Songer JG.Methods for selective isolation of mycobacteria from the environment.Can J Microbiol,1981,27(1):1-7.

15. Falkinham JO 3rd.Nontuberculous mycobacteria in the environment.Clin Chest Med,2002,23(3):529-551.

16. Kappler W.[On the taxonomy of the genus Mycobacterium.II.Classification of slowly growing mycobacteria].Z Tuberk Erkr Thoraxorg,1968,129(5):321-328.

17. Kappler W.[On the taxonomy of the genus Mycobacterium.I.Classification of fast growing mycobacteria].Z Tuberk Erkr Thoraxorg,1968,129(5):311-319.

18. Slany M,Pavlik I.Molecular detection of nontuberculous mycobacteria:advantages and limits of a broad-range sequencing approach.J Mol Microbiol Biotechnol,2011,22(4):268-276.

19. Wolinsky E.Nontuberculous mycobacteria and associated diseases.Am Rev Respir Dis,1979,119(1):107-159.

20. Hennigan CE,Myers L,Ferris MJ.Environmental distribution and seasonal prevalence of Mycobacterium ulcerans in Southern Louisiana.Appl Environ Microbiol,2013,79(8):2648-2656.

21. Huaman MA,Ribes JA,Lohr KM,et al.Mycobacterium marinum Infection After Exposure to Coal Mine Water. Open Forum Infect Dis,2016,3(1):ofv205.

22. Bratschi MW,Ruf MT,Andreoli A,et al.Mycobacterium ulcerans persistence at a village water source of Buruli ulcer patients.PLoS Negl Trop Dis,2014,8(3):e2756.

23. Aboagye G,Rowe MT.Occurrence of Mycobacterium avium subsp.paratuberculosis in raw water and water treatment operations for the production of potable water.Water Res,2011,45(11):3271-3278.

24. Trujillo ME,Velázquez E,Kroppenstedt RM,et al.Mycobacterium psychrotolerans sp.nov.,isolated from pond water near a uranium mine.Int J Syst Evol Microbiol,2004,54(Pt 5):1459-1463.

25. Wolinsky E.Mycobacterial lymphadenitis in children:a prospective study of 105 nontuberculous cases with long-term follow-up.Clin Infect Dis,1995,20(4):954-963.

26. Wallace RJ Jr,Iakhiaeva E,Williams MD,et al.Absence of Mycobacterium intracellulare and presence of Mycobacterium chimaera in household water and biofilm samples of patients in the United States with Mycobacterium avium complex respiratory disease.J Clin Microbiol,2013,51(6):1747-1752.

27. Whiley H,Keegan A,Fallowfield H,et al.The presence of opportunistic pathogens,Legionella spp., L.pneumophila and Mycobacterium avium complex,in South Australian reuse water distribution pipelines.J Water Health,2105,13(2):553-561.

28. Lecuona M,Abreu R,Rodríguez-Álvarez C,et al.First isolation of Mycobacterium canariasense from municipal

water supplies in Tenerife, Canary Islands, Spain.Int J Hyg Environ Health, 2016, 219(1):48-52.

29. Gomez-Alvarez V, Revetta RP.Draft Genome Sequences of Six Mycobacterium immunogenum Strains Obtained from a Chloraminated Drinking Water Distribution System Simulator.Genome Announc, 2016, 4(1).

30. Jaubert J, Mougari F, Picot S, et al.A case of postoperative breast infection by Mycobacterium fortuitum associated with the hospital water supply.Am J Infect Control, 2015, 43(4):406-408.

31. Zlojtro M, Jankovic M, Samarzija M, et al.Nosocomial pseudo-outbreak of Mycobacterium gordonae associated with a hospital's water supply contamination:a case series of 135 patients.J Water Health, 2015, 13(1):125-130.

32. Azadi D, Dibaj R, Pourchangiz M, et al.First report of isolation of Mycobacterium canariasense from hospital water supplies.Scand J Infect Dis, 2014, 46(11):792-796.

33. Bukh AS, Roslev P.Mycobacterium avium complex in day care hot water systems, and persistence of live cells and DNA in hot water pipes.Curr Microbiol, 2014, 68(4):428-439.

34. Dibaj R, Azadi D, Karami M, et al.First report of isolation of Mycobacterium novocastrense from water supplies. APMIS, 2014, 122(5):459-461.

35. Thomson R, Tolson C, Sidjabat H, et al.Mycobacterium abscessus isolated from municipal water-a potential source of human infection.BMC Infect Dis, 2013, 13:241.

36. Fernandez-Rendon E, Cerna-Cortes JF, Ramirez-Medina MA, et al.Mycobacterium mucogenicum and other non-tuberculous mycobacteria in potable water of a trauma hospital:a potential source for human infection.J Hosp Infect, 2012, 80(1):74-76.

37. Brown-Elliott BA, Wallace RJ Jr, Tichindelean C, et al.Five-year outbreak of community-and hospital-acquired Mycobacterium porcinum infections related to public water supplies.J Clin Microbiol, 2011, 49(12): 4231-4238.

38. Ben Salah I, Adekambi T, Drancourt M.Mycobacterium phocaicum in therapy pool water.Int J Hyg Environ Health, 2009, 212(4):439-444.

39. Gomila M, Ramirez A, Gasco J, et al.Mycobacterium llatzerense sp.nov., a facultatively autotrophic, hydrogen-oxidizing bacterium isolated from haemodialysis water.Int J Syst Evol Microbiol, 2008, 58(Pt 12):2769-2773.

40. Conger NG, O'Connell RJ, Laurel VL, et al.Mycobacterium simae outbreak associated with a hospital water supply.Infect Control Hosp Epidemiol, 2004, 25(12):1050-1055.

41. Abalain-Colloc ML, Guillerm D, Saläun M, et al.Mycobacterium szulgai isolated from a patient, a tropical fish and aquarium water.Eur J Clin Microbiol Infect Dis, 2003, 22(12):768-769.

42. Heidarieh P, Hashemi Shahraki A, Yaghoubfar R, et al.Microbiological Analysis of Hemodialysis Water in a Developing Country.ASAIO J, 2016 62(3):332-339.

43. Covert TC, Rodgers MR, Reyes AL, et al.Occurrence of nontuberculous mycobacteria in environmental samples. Appl Environ Microbiol, 1999, 65(6):2492-2496.

44. Pryor M, Springthorpe S, Riffard S, et al.Investigation of opportunistic pathogens in municipal drinking water under different supply and treatment regimes.Water Sci Technol, 2004, 50(1):83-90.

45. September SM, Brozel VS, Venter SN.Diversity of nontuberculoid Mycobacterium species in biofilms of urban

and semiurban drinking water distribution systems.Appl Environ Microbiol,2004,70(12):7571-7573.

46. Peters M,Müller C,Rüsch-Gerdes S,et al.Isolation of atypical mycobacteria from tap water in hospitals and homes:is this a possible source of disseminated MAC infection in AIDS patients ?　J Infect,1995,31(1):39-44.

47. Le Dantec C,Duguet JP,Montiel A,et al.Chlorine disinfection of atypical mycobacteria isolated from a water distribution system.Appl Environ Microbiol,2002,68(3):1025-1032.

48. De Groote MA,Pace NR,Fulton K,et al.Relationships between Mycobacterium isolates from patients with pulmonary mycobacterial infection and potting soils.Appl Environ Microbiol,2006,72(12):7602-7606.

49. van der Werf TS,van der Graaf WT,Tappero JW,et al.Mycobacterium ulcerans infection.Lancet,1999,354 (9183):1013-1018.

50. Katila ML,Iivanainen E,Torkko P,et al.Isolation of potentially pathogenic mycobacteria in the Finnish environment.Scand J Infect Dis Suppl,1995,98 :9-11.

51. Wang Y,Ogawa M,Fukuda K,et al.Isolation and identification of mycobacteria from soils at an illegal dumping site and landfills in Japan.Microbiol Immunol,2006,50(7):513-524.

52. Tian RD,Lepidi H,Nappez C,et al.Experimental Survival of Mycobacterium ulcerans in Watery Soil,a Potential Source of Buruli Ulcer.Am J Trop Med Hyg,2016,94(1):89-92.

53. Salgado M,Alfaro M,Salazar F,et al.Application of cattle slurry containing Mycobacterium avium subsp. paratuberculosis(MAP)to grassland soil and its effect on the relationship between MAP and free-living amoeba. Vet Microbiol,2015,175(1):26-34.

54. Kwak Y,Park GS,Lee SE,et al.Genome sequence of Mycobacterium aromaticivorans JS19b1(T),a novel isolate from Hawaiian soil.J Biotechnol,2014,186 :137-138.

55. Lahiri A,Kneisel J,Kloster I,et al.Abundance of Mycobacterium avium ssp.hominissuis in soil and dust in Germany-implications for the infection route.Lett Appl Microbiol,2014,59(1):65-70.

56. Zhang Y,Zhang J,Fang C,et al.Mycobacterium litorale sp.nov.,a rapidly growing mycobacterium from soil.Int J Syst Evol Microbiol,2012,62(Pt 5):1204-1207.

57. Tsukamura M,Mizuno S.Numerical analysis of relationships among rapidly growing,scotochromogenic mycobacteria.J Gen Microbiol,1977,98(2):511-517.

58. Haas WH,Butler WR,Kirschner P,et al.A new agent of mycobacterial lymphadenitis in children: Mycobacterium heidelbergense sp.nov.J Clin Microbiol,1997,35(12):3203-3209.

59. Mendum TA,Chilima BZ,Hirsch PR.The PCR amplification of non-tuberculous mycobacterial 16S rRNA sequences from soil.FEMS Microbiol Lett,2002,185(2):189-192.

60. Cheung PY,Kinkle BK.Mycobacterium diversity and pyrene mineralization in petroleum-contaminated soils. Appl Environ Microbiol,2001,67(5):2222-2229.

61. Hall-Stoodley L,Lappin-Scott H.Biofilm formation by the rapidly growing mycobacterial species Mycobacterium fortuitum.FEMS Microbiol Lett,1998,168(1):77-84.

62. Ristola MA,von Reyn CF,Arbeit RD,et al.High rates of disseminated infection due to non-tuberculous mycobacteria among AIDS patients in Finland.J Infect,1999,39(1):61-67.

63. Wu J, Franzblau A, Xi C. Molecular characterization of microbial communities and quantification of Mycobacterium immunogenum in metal removal fluids and their associated biofilms. Environ Sci Pollut Res Int, 2016, 23(5): 4086-4094.

64. Gomez-Alvarez V, Revetta RP. Whole-Genome Sequences of Four Strains Closely Related to Members of the Mycobacterium chelonae Group, Isolated from Biofilms in a Drinking Water Distribution System Simulator. Genome Announc, 2016, 4(1).

65. Schulze-Robbecke R, Janning B, Fischeder R. Occurrence of mycobacteria in biofilm samples. Tuber Lung Dis, 1992, 73(3): 141-144.

66. Dailloux M, Albert M, Laurain C, et al. Mycobacterium xenopi and drinking water biofilms. Appl Environ Microbiol, 2003, 69(11): 6946-6948.

67. Ashbolt NJ. Environmental (Saprozoic) Pathogens of Engineered Water Systems: Understanding Their Ecology for Risk Assessment and Management. Pathogens, 2015, 4(2): 390-405.

68. Liu R, Yu Z, Zhang H, et al. Diversity of bacteria and mycobacteria in biofilms of two urban drinking water distribution systems. Can J Microbiol, 2012, 58(3): 261-270.

69. Schulze-Robbecke R, Fischeder R. Mycobacteria in biofilms. Zentralbl Hyg Umweltmed, 1989, 188(3-4): 385-390.

70. Gubler JG, Salfinger M, von Graevenitz A. Pseudoepidemic of nontuberculous mycobacteria due to a contaminated bronchoscope cleaning machine. Report of an outbreak and review of the literature. Chest, 1992, 101(5): 1245-1249.

71. Dawson DJ, Armstrong JG, Blacklock ZM. Mycobacterial cross-contamination of bronchoscopy specimens. Am Rev Respir Dis, 1982, 126(6): 1095-1097.

72. Bennett SN, Peterson DE, Johnson DR, et al. Bronchoscopy-associated Mycobacterium xenopi pseudoinfections. Am J Respir Crit Care Med, 1994, 150(1): 245-250.

73. Takigawa K, Fujita J, Negayama K, et al. Eradication of contaminating Mycobacterium chelonae from bronchofibrescopes and an automated bronchoscope disinfection machine. Respir Med, 1995, 89(6): 423-427.

74. Wang HC, Liaw YS, Yang PC, et al. A pseudoepidemic of Mycobacterium chelonae infection caused by contamination of a fibreoptic bronchoscope suction channel. Eur Respir J, 1995, 8(8): 1259-1262.

75. Sprecher H, Davidson S, Finkelstein R, et al. Mycobacterial contamination of a transfusion unit: lessons for blood product screening. Clin Infect Dis, 2005, 41(3): 420-421.

76. Shelton BG, Flanders WD, Morris GK. Mycobacterium sp. as a possible cause of hypersensitivity pneumonitis in machine workers. Emerg Infect Dis, 1999, 5(2): 270-273.

77. Moore JS, Christensen M, Wilson RW, et al. Mycobacterial contamination of metalworking fluids: involvement of a possible new taxon of rapidly growing mycobacteria. AIHAJ, 2000, 61(2): 205-213.

78. Khan IU, Selvaraju SB, Yadav JS. Occurrence and characterization of multiple novel genotypes of Mycobacterium immunogenum and Mycobacterium chelonae in metalworking fluids. FEMS Microbiol Ecol, 2005, 54(3): 329-338.

79. Kapoor R, Yadav JS. Expanding the mycobacterial diversity of metalworking fluids (MWFs): evidence showing MWF colonization by Mycobacterium abscessus. FEMS Microbiol Ecol, 2012, 79(2): 392-399.

80. Adekambi T, Ben Salah S, Khlif M, et al.Survival of environmental mycobacteria in Acanthamoeba polyphaga. Appl Environ Microbiol, 2006, 72(9): 5974-5981.

81. Skriwan C, Fajardo M, Hägele S, et al.Various bacterial pathogens and symbionts infect the amoeba Dictyostelium discoideum.Int J Med Microbiol, 2002, 291(8): 615-624.

82. Miltner EC, Bermudez LE.Mycobacterium avium grown in Acanthamoeba castellanii is protected from the effects of antimicrobials.Antimicrob Agents Chemother, 2000, 44(7): 1990-1994.

83. Steinert M, Birkness K, White E, et al.Mycobacterium avium bacilli grow saprozoically in coculture with Acanthamoeba polyphaga and survive within cyst walls.Appl Environ Microbiol, 1998, 64(6): 2256-2261.

84. Reddy VM, Parikh K, Luna-Herrera J, et al.Comparison of virulence of Mycobacterium avium complex(MAC) strains isolated from AIDS and non-AIDS patients.Microb Pathog, 1994, 16(2): 121-130.

85. Cangelosi GA, Palermo CO, Bermudez LE.Phenotypic consequences of red-white colony type variation in Mycobacterium avium.Microbiology, 2001, 147(Pt 3): 527-533.

86. Howard ST, Rhoades E, Recht J, et al.Spontaneous reversion of Mycobacterium abscessus from a smooth to a rough morphotype is associated with reduced expression of glycopeptidolipid and reacquisition of an invasive phenotype.Microbiology, 2006, 152(Pt 6): 1581-1590.

87. Mizuguchi Y, Fukunaga M, Taniguchi H.Plasmid deoxyribonucleic acid and translucent-to-opaque variation in Mycobacterium intracellulare 103.J Bacteriol, 1981, 146(2): 656-659.

88. Norton CD, LeChevallier MW, &Falkinham JO 3rd.Survival of Mycobacterium avium in a model distribution system.Water Res, 2004, 38(6): 1457-1466.

89. Tsukamura M.Numerical classification of 280 strains of slowly growing mycobacteria.Proposal of Mycobacterium tuberculosis series, Mycobacterium avium series, and Mycobacterium nonchromogenicum series.Microbiol Immunol, 1983, 27(4): 315-334.

90. Honer Zu Bentrup K, Miczak A, Swenson DL, et al.Characterization of activity and expression of isocitrate lyase in Mycobacterium avium and Mycobacterium tuberculosis.J Bacteriol, 1999, 181(23): 7161-7167.

91. Santos R, Fernandes J, Fernandes N, et al.Mycobacterium parascrofulaceum in acidic hot springs in Yellowstone National Park.Appl Environ Microbiol, 2007, 73(15): 5071-5073.

92. Parkash O.How to avoid the impact of environmental mycobacteria towards the efficacy of BCG vaccination against tuberculosis？ Int J Mycobacteriol, 2014, 3(1): 1-4.

93. Parker BC, Ford MA, Gruft H, et al.Epidemiology of infection by nontuberculous mycobacteria.IV.Preferential aerosolization of Mycobacterium intracellulare from natural waters.Am Rev Respir Dis, 1983, 128(4): 652-656.

94. Falkinham JO, 3rd, Iseman MD, de Haas P, et al.Mycobacterium avium in a shower linked to pulmonary disease. J Water Health, 2008, 6(2): 209-213.

95. Mangione EJ, Huitt G, Lenaway D, et al.Nontuberculous mycobacterial disease following hot tub exposure.Emerg Infect Dis, 2001, 7(6): 1039-1042.

96. Klanicova-Zalewska B, Slana I.Presence and persistence of Mycobacterium avium and other nontuberculous mycobacteria in animal tissues and derived foods: a review.Meat Sci, 2014, 98(4): 835-841.

97. Eaton T,Falkinham JO 3rd,von Reyn CF.Recovery of Mycobacterium avium from cigarettes.J Clin Microbiol, 1995,33(10):2757-2758.

98. Thomson RM,Armstrong JG,Looke DF.Gastroesophageal reflux disease,acid suppression,and Mycobacterium avium complex pulmonary disease.Chest,2007,131(4):1166-1172.

99. Bonamonte D,De Vito D,Vestita M,et al.Aquarium-borne Mycobacterium marinum skin infection.Report of 15 cases and review of the literature.Eur J Dermatol,2013,23(4):510-516.

100. Anaissie EJ,Penzak SR,Dignani MC.The hospital water supply as a source of nosocomial infections:a plea for action.Arch Intern Med,2002,162(13):1483-1492.

101. MacKay WG,Leanord AT,Williams CL.Water,water everywhere nor any a sterile drop to rinse your endoscope. J Hosp Infect,2002,51(4):256-261.

102. Safranek TJ,Jarvis WR,Carson LA,et al.Mycobacterium chelonae wound infections after plastic surgery employing contaminated gentian violet skin-marking solution.N Engl J Med,1987,317(4):197-201.

103. Griffith DE,Aksamit T,Brown-Elliott BA,et al.An official ATS/IDSA statement:diagnosis,treatment,and prevention of nontuberculous mycobacterial diseases.Am J Respir Crit Care Med,2007,175(4):367-416.

104. Taylor RH,Falkinham JO 3rd,Norton CD,et al.Chlorine,chloramine,chlorine dioxide,and ozone susceptibility of Mycobacterium avium.Appl Environ Microbiol,2000,66(4):1702-1705.

105. Falkinham JO 3rd.Nontuberculous mycobacteria from household plumbing of patients with nontuberculous mycobacteria disease.Emerg Infect Dis,2011,17(3):419-424.

106. Rodgers MR,Blackstone BJ,Reyes AL,et al.Colonisation of point of use water filters by silver resistant non-tuberculous mycobacteria.J Clin Pathol,1999,52(8):629.

107. Tsukamura M,Dawson DJ.An attempt to induce Mycobacterium intracellulare from Mycobacterium scrofulaceum by ultraviolet irradiation.Microbiol Immunol,1981,25(5):531-535.

108. Strahl ED,Gillaspy GE,Falkinham JO 3rd.Fluorescent acid-fast microscopy for measuring phagocytosis of Mycobacterium avium,Mycobacterium intracellulare,and Mycobacterium scrofulaceum by Tetrahymena pyriformis and their intracellular growth.Appl Environ Microbiol,2001,67(10):4432-4439.

109. Cirillo JD,Falkow S,Tompkins LS,et al.Interaction of Mycobacterium avium with environmental amoebae enhances virulence.Infect Immun,1997,65(9):3759-3767.

110. Whan L,Grant IR,Rowe MT.Interaction between Mycobacterium avium subsp.paratuberculosis and environmental protozoa.BMC Microbiol,2006,6:63.

111. Adekambi T,Reynaud-Gaubert M,Greub G,et al.Amoebal coculture of "Mycobacterium massiliense" sp.nov. from the sputum of a patient with hemoptoic pneumonia.J Clin Microbiol,2004,42(12):5493-5501.

112. Ovrutsky AR,Chan ED,Kartalija M,et al.Cooccurrence of free-living amoebae and nontuberculous Mycobacteria in hospital water networks,and preferential growth of Mycobacterium avium in Acanthamoeba lenticulata.Appl Environ Microbiol,2013,79(10):3185-3192.

临床篇

第五章

非结核分枝杆菌病的病理学诊断

第一节

非结核分枝杆菌病的病理变化

非结核分枝杆菌（non-tuberculous mycobacteria，NTM）是分枝杆菌属除结核分枝杆菌复合群和麻风分枝杆菌以外的其他分枝杆菌的统称。NTM 是一种环境分枝杆菌，主要源于污水、土壤、气溶胶等，其中部分为致病菌或条件致病菌。NTM 可以侵犯人体多种器官引发 NTM 病，也可引起全身播散性疾病。许多 NTM 病例见于免疫减弱宿主和 / 或之前有肺疾病患者，包括慢性阻塞性肺疾病、肺结核、尘肺病、支气管扩张和肺癌等。此外，由于因消毒不严而引起的院内感染亦有发生。NTM 病的病理改变与结核病（tuberculosis，TB）非常相似，具有结核病病理学改变的大部分特征。

一、非结核分枝杆菌病的基本病理变化

非结核分枝杆菌病的基本病理变化与结核病非常相似，主要分为渗出性病变、增生性病变及坏死性病变。

（一）渗出性病变

渗出性病理改变主要为局部组织小血管扩张、充血、浆液、中性粒细胞及淋巴细胞向血管外渗出，渗出液主要为浆液和纤维蛋白，之后中性粒细胞可减少，代之以淋巴细胞和巨噬细胞为主要细胞成分。

（二）增生性病变

增生性病变主要特征是形成肉芽肿。肉芽肿病变的主要成分为类上皮细胞及多核巨细胞等。典型的肉芽肿病变中除了类上皮细胞外，还能看到朗汉斯（Langhans）巨细胞及干酪样坏死等。类上皮细胞是由巨噬细胞在分枝杆菌的菌体脂质的作用下转化而成，而朗汉斯巨细胞则由类上皮细胞相互融合而成。朗汉斯巨细胞体积较大、且大小不一，一般直径为 100~500μm，细胞核为数个至上百个不等，呈花环状或马蹄形排列在细胞质的一侧，这与其他多核巨细胞形态有所不同。

（三）坏死性病变

当机体变态反应强烈时，渗出性和增生性病变可出现以坏死为主的病理变化。非结核分枝杆菌病的坏死与结核性坏死结构相似，含有分枝杆菌的脂质和巨噬细胞在变性坏死中所产生的细胞内脂质等，这种坏死组织不液化，呈淡黄色，均匀细腻，细颗粒状，形态似奶酪，故称干酪样坏死。

非结核分枝杆菌病病理变化与结核病非常类似，常为坏死性肉芽肿性炎。但在一些免疫缺陷患者能看到多种非特异性炎症反应，包括组织细胞浸润、急性及慢性炎症、纤维化和机化性肺炎。个别病例还表现为嗜酸性肺炎。在艾滋病患者中，有时分枝杆菌感染可以完全没有炎症反应。

二、常见非结核分枝杆菌病的病理变化

在不同国家和地区，非结核分枝杆菌病的流行呈不同趋势。在美国最常见的非结核分枝杆菌病是由鸟 – 胞内分枝杆菌复合群（*Mycobacterium avium intracellulare complex*，MAC）和堪萨斯分枝杆菌（*Mycobacterium kansasii*）引起的。在英国的英格兰和威尔士堪萨斯分枝杆菌最流行，而在苏格兰玛尔摩分枝杆菌（*Mycobacterium malmoense*）是最常见的致病菌。在中国非结核分枝杆菌病的流行也有地域差异。南方高于北方，沿海地区高于内陆地区。从我国历次结核病流行病学调查资料显示，NTM 分离率从 1990 年 4.9% 上升至 2010 年 22.9%，表明我国 NTM 病呈明显上升态势。我国常见的致病性非结核分枝杆菌有龟分枝杆菌（*Mycobacterium chelonae*）、脓肿分枝杆菌（*Mycobacterium abscessus*）、MAC 和堪萨斯分枝杆菌。

（一）MAC 肺病

MAC 肺病又称为"热浴盆肺（hot tub lung）"或过敏样肺病（hypersensitivity–like lung disease）。MAC 肺病的主要症状是气短、咳嗽、低热和低氧血症。从胸部 X 线检查中可看到弥散的小叶中心结节和 / 或磨玻璃样改变。MAC 肺病究竟是由 MAC 引起的感染性疾病还是过敏性疾病目前还有争论。MAC 肺病的主要病理特点是非坏死性肉芽肿伴有机化性肺炎，可见于气腔和间质中。坏死性肉芽肿病变少见。抗酸染色很难查见到病原菌。

MAC 肺病需要与过敏性肺炎和结节病鉴别诊断。MAC 肺病相比过敏性肺炎，其肉芽肿结构更为完整，慢性间质性肺炎常与肉芽肿同时出现。MAC 肺病与结节病的不同在于肉芽肿同时出现在气腔和间质中。同时，结节病一般不会出现机化性肺炎。

（二）堪萨斯分枝杆菌病

堪萨斯分枝杆菌病的临床症状及影像学特点与结核病非常相似。病理学改变会出现多种炎症反应，包括坏死性肉芽肿、非坏死性肉芽肿、化脓性炎症、嗜酸性粒细胞浸润及变性坏死等。其病理学特点与结核病和其他非结核分枝杆菌病没有很明显的差异。但有报道称堪萨斯分枝杆菌在组织病灶内具有比其他分枝杆菌更长，末端弯曲成钩状或 S 状等特点。

第二节

非结核分枝杆菌病的病理学诊断方法

一、常规病理学诊断

组织病理学诊断应包括大体观察和显微镜下观察。大体观察是病理医生用肉眼观察送检标本和病变的大小、形态、颜色、质地、有无坏死等，然后在病变处取材，制作石蜡切片用于镜下观察。显微镜下观察是利用显微镜在不同的染色切片，观察组织、细胞的的形态和结构，寻找各种疾病的特征。NTM 病的病理改变类似于结核病的病理变化，常为由类上皮细胞组成的坏死性肉芽肿或非坏死性肉芽肿。仅根据显微镜下表现不能鉴别 NTM 病与结核病，需要通过分子病理检测进行菌种鉴定才能鉴别。

二、特殊染色

（一）抗酸染色

抗酸染色常用齐-内（Ziehl-Neelsen）染色法，此法简便，性能稳定。在油镜下观察，分枝杆菌呈红色，长约 1~4μm，直或略弯曲的杆状菌，有时呈串珠状。一般而言，在肉芽肿性病变或坏死组织内找到抗酸杆菌对分枝杆菌病的诊断有重要意义，但特别注意，抗酸阳性杆菌包括结核分枝杆菌复合群（*Mycobacterium tuberculosis* complex），麻风杆菌（*Mycobacterium leprae*）以及 NTM，因此病理报告只能是查到抗酸杆菌。有些 NTM 在病灶中呈现与结核分枝杆菌不同的特征，如有报道堪萨斯分枝杆菌菌体长，末端弯曲成钩状或 S 状等特点有别于结核分枝杆菌。但要明确分枝杆菌的类型，需要进行分子病理检测或新鲜组织培养。

（二）六胺银和 PAS 染色

真菌病是除分枝杆菌病外最为常见的感染性肉芽肿性疾病。真菌病和分枝杆菌病有时很难通过 HE 染色鉴别开来。诊断真菌病需要在病变区找到真菌病原体。六胺银（Grocott's Gomori methenamine silver，GMS）染色和过碘酸希夫（periodic acid-Schiff，PAS）染色是最常用的识别真菌的染色方法。这两种特殊染色意义在于分枝杆菌病与真菌病的鉴别诊断。

（三）金胺罗丹明染色

金胺罗丹明（Auramine-rhodamine，AR）染色后抗酸杆菌会发出黄绿色荧光，在荧光显微镜下可观察到金黄色荧光菌。该染色结果可在 40× 物镜下观察而不需用 100× 油镜，且与抗酸染色相比具有更高的敏感性。但需要注意荧光染色片无法长期保存以及有时会出现假阳性。同时，金胺罗丹明染色无法鉴别结核分枝杆菌与 NTM。

三、分子病理学检测

常规病理学诊断方法及特殊染色方法均很难鉴别诊断结核病与非结核分枝杆菌病。因此，确诊非结核分枝杆菌病需要进行分子病理检测明确分枝杆菌菌种。通过检测 *IS6110*，

16s rDNA、*23s rDNA*，*ITS*，*rpoB* 等基因可以鉴别诊断结核病与非结核分枝杆菌病。常用的技术有以下两种：

（一）实时荧光定量 PCR 技术

此项技术是目前临床应用最为广泛的分子病理检测技术。其主要优势在于操作简便，成本低廉，快速灵敏等。比传统的抗酸染色相比，该技术不仅可以有效提高分枝杆菌病的阳性检出率，还可以鉴别诊断结核病与非结核分枝杆菌病。

（二）探针杂交技术

探针杂交技术相比 PCR 技术具有更高的检测通量，一次实验可以检测多个基因及 SNP 位点。由于非结核分枝杆菌种类繁多，而不同非结核分枝杆菌病治疗方案不尽相同，因此该技术在分枝杆菌菌种鉴定中具有独特优势。但与 PCR 相比操作要求相对复杂，敏感性相对较差。

由于分子病理基因检测技术灵敏度高，临床检测需在符合国家标准的临床基因扩增实验室中，由持有 PCR 检测上岗证的专业人员按照规范化操作规程进行，以保证检测结果的准确性。当检测结果出现阴性时，不能排除由于病原菌数量低于检测限而引起的假阴性结果。当检测结果阳性时，需要进一步核查 HE 染色及抗酸染色结果，排除可能出现的抗酸菌污染。

第三节

非结核分枝杆菌病与其他肉芽肿性疾病的鉴别诊断

一、结核病

结核病与非结核分枝杆菌病的病理改变非常相似，很难区别，鉴别主要依据抗酸染色、分子病理检测、分枝杆菌培养等。

二、结节病

结节病（sarcoidosis）是一种尚未明确病因的肉芽肿性疾病。全身多个系统均可受累，但以肺和肺门淋巴结受累最为常见。临床一般多无发热，可出现咳嗽等。影像学常见双肺门对称性增大，血管紧张素转换酶多增高，这些与分枝杆菌病有不同。病理所见为非坏死性肉芽肿，与增殖性结核病肉芽肿相似。但以下改变是其相对特点：结节的大小较一致，各自境界清楚；病变主要在肺间质，不在肺气腔内；病变沿支气管血管和淋巴道分布；在多核巨细胞内有时可见到包涵体（星形体、Schaumann 小体）。抗酸染色及结核菌 DNA 检测均阴性。

三、真菌病

真菌病（fungal diseases）是由真菌感染引起的疾病，是除了分枝杆菌病以外最为常见的感染性肉芽肿疾病。诊断真菌病需要在病灶中找到真菌病原体，常见者为组织胞浆菌（histoplasma）、隐球菌（cryptococcus）、芽生菌（blastomyces）、球孢子菌（coccidioides）、曲菌（aspergillus）、毛霉菌（mucor）等。很多真菌在 HE 常规切片可以识别，进一步识别需要结合特殊染色。常用的染色方法为六胺银和 PAS 染色，前者真菌染色为棕黑色，后者为红色。

四、韦格纳肉芽肿病

韦格纳肉芽肿病（Wegener's granulomatosis，WG）属全身系统性疾病。常累及肺、上呼吸道和肾脏。临床多表现为发热、体重下降、咳嗽、胸痛及咯血等。一般双肺为多发结节，界限较清。患者血清抗中性粒细胞胞浆抗体（anti-neutrophil cytoplasmic antibodies，ANCA），特别是胞浆型 ANCA（cytoplasmic ANCA，C-ANCA）常阳性。支气管镜活检和细针肺穿刺活检常因组织少而不能明确诊断，多采用开胸或胸腔镜取较大组织活检。WG 组织学特点是坏死性肉芽肿性炎伴血管炎。病变部位有大片坏死区，坏死区为嗜碱性不规则地图样（geographic）形。病变区的小动脉和静脉出现血管炎改变。血管有灶性坏死及肉芽肿形成，急性及慢性炎细胞浸润伴有纤维素样坏死。抗酸染色、PAS 染色可与分枝杆菌病、真菌病鉴别。

五、麻风病

麻风病（leprosy）是由麻风分枝杆菌引起的一种慢性传染病。其菌的形态与结核分枝杆菌类似，但较粗短。病变主要累及皮肤和周围神经，可形成肉芽肿，亦可形成结核样结节，结节中心可见坏死，抗酸染色可见分枝杆菌，此时需结合临床表现及菌的形态综合考虑，明确诊断需做分子病理检测或分枝杆菌培养进行菌种鉴定。

六、克罗恩病

克罗恩病（Crohn's disease）是一种原因未明的多发于胃肠道的疾病。发病年龄有两个高峰期，即 20~40 岁和 60~70 岁。本病以回肠末端和结肠多见，为反复发作的慢性进行性炎。镜下可见不连续性肠炎，裂隙状溃疡，淋巴细胞增生及结节病样肉芽肿形成。肉芽肿中心一般无坏死，抗酸染色阴性。肠结核常见干酪样坏死及肠系膜淋巴结结核。

七、异物性肉芽肿

异物性（foreign bodies）肉芽肿是由异物引起的肉芽肿。常见的异物如手术缝线、石棉、滑石粉、木刺及其他异物等。典型异物反应为巨噬细胞及异物巨细胞包围异物，细胞质内有时可见有吞噬的异物。异物巨细胞的核多在细胞质中心排列，成簇状，与结核肉芽肿中的 Langhans 巨细胞不同。

八、坏死性淋巴结炎

1972 年因 Kiuchi 首先报道，因此又称菊池病。病因不明，年轻人多见，常伴高热。肿大淋巴结一般为单个，以颈部多见，触之有痛感。白细胞正常或偏低。组织学表现为淋巴结结构消失，可见坏死和大量核碎屑，但无中性粒细胞，应与结核早期坏死而又无肉芽肿病变形成时鉴别，抗酸染色及结核菌 DNA 检测是预防病理误诊的重要方法之一。

九、猫抓病性淋巴结炎

猫抓病性淋巴结炎又名猫抓病（cat scratch disease，CSD）一般多因猫抓伤引起的淋巴结炎，病因尚不太清楚，多考虑由细菌感染引起。主要累及滑车、腋下及颈部淋巴结。淋巴结肿大，并可见多灶状小脓肿形成，周边围以上皮样细胞，但无干酪样坏死，这与结核不同。抗酸染色及结核菌 DNA 检测阴性。

（车南颖　张海青）

• 参 考 文 献 •

1. 刘彤华 . 诊断病理学 .3 版 . 北京 : 人民卫生出版社 , 2013.

2. 唐神结 , 高文 . 临床结核病学 . 北京 : 人民卫生出版社 , 2011.

3. El-Zammar OA, Katzenstein AL.Pathological diagnosis of granulomatous lung disease : a review.Histopathology, 2007, 50 : 289-310.

4. 中华医学会结核病学分会 . 非结核分枝杆菌病诊断与治疗专家共识 . 中华结核和呼吸杂志 , 2012, 35（8）: 572-580.

5. Simons S, van Ingen J, Hsueh PR, et al.Nontuberculous Mycobacteria in Respiratory Tract Infections, Eastern Asia.Emerging Infectious Diseases, 2011, 17（3）: 343-349.

6. Griffith DE, Aksamit T, Brown-Elliot BA, et al.An official ATS/IDSA statement : diagnosis, treatment, and prevention of nontuberculous mycobacterial diseases.American Journal of Respiratory and Critical Care Medicine, 2007, 175 : 367-416.

7. Aubry MC.Necrotizing granulomatous inflammation : what does it mean if your special stains are negative？ Modern Pathology, 2012, 25 : S31-38.

第六章

非结核分枝杆菌的菌种鉴定技术

随着菌种鉴定技术的进步，分枝杆菌菌种的数量不断增加。截止到 2015 年底，已经被证实的分枝杆菌及其亚群数量已达到 173 种。不同种分枝杆菌感染疾病的症状和影像学表现十分相似，但治疗方案却大相径庭，因此，快速、准确地鉴定分枝杆菌至菌种水平是诊断和治疗各种分枝杆菌感染疾病的关键所在。

第一节

非结核分枝杆菌的分类

非结核分枝杆菌分类方法有多种。根据 NTM 的生长速度，《伯杰氏细菌鉴定手册》（Bergy's manual of systematic bacteriology）将分枝杆菌分为快生长分枝杆菌（rapidly growing mycobacteria，RGM）和慢生长分枝杆菌（slowly growing mycobacteria，SGM）。RGM 是指在固体培养基上培养 7 天内即可获得肉眼可见菌落，而 SGM 则需要 7 天以上。Runyon 在 1959 年又将排除了结核分枝杆菌和麻风分枝杆菌后的其他分枝杆菌依据生长速度、菌落色素和致病性分为 4 群：① I 群：光产色菌，如猿猴分枝杆菌、堪萨斯分枝杆菌、海分枝杆菌；② II 群：暗产色菌，如苏加分枝杆菌、蟾蜍分枝杆菌、瘰疬分枝杆菌、戈登分枝杆菌；③ III 群：不产色菌，如鸟分枝杆菌复合群（*M.avium* complex，MAC）、玛尔摩分枝杆菌、土地分枝杆菌、溃疡分枝杆菌、嗜血分枝杆菌；④ IV 群：快生长菌，如偶发分枝杆菌、龟分枝杆菌、脓肿分枝杆菌、耻垢分枝杆菌。

在临床实践中，应用 *Runyon* 分类法分属于同一群的不同分枝杆菌常有不同的临床表现，并且治疗方案常存在很大差异，因此认为 *Runyon* 分类法的临床价值有限。从对临床指导意义考虑，将 NTM 简单分为快生长分枝杆菌和慢生长分枝杆菌即可对用药选择提供有益信息。如临床最常见的有临床价值的 RGM 包括脓肿分枝杆菌、偶发分枝杆菌、龟分枝杆菌，RGM 感染通常选用大环内酯类、氨基糖苷类、氟喹诺酮类等药物治疗；而临床最常见的有临床价值的 SGM 包括鸟分枝杆菌复合群（*Mycobacterium avium* complex，MAC，包括鸟分枝杆菌和胞内分枝杆菌）、堪萨斯分枝杆菌、蟾蜍分枝杆菌等，治疗通常选取大环内酯类、利福霉素类药物，有时候加用注射类抗结核药物。鉴于固体培养在我国的普及性，此分类方法无须特殊技术、不需要额外操作即可实施，因此非常具有实用性。临床医生通过培养阳性结果报告时间即可能发现可疑的 RGM，但对于 SGM，由于结核分枝杆菌同样属于慢生长的分枝杆菌，因此需要后续的鉴别。

另外一种简单的分类方法是依照感染部位划分 NTM 种类，分为肺部感染、淋巴结炎、皮肤软组织感染和播散性疾病。这种分类方法有利于在无法鉴定感染菌种的情况下，对可能感染的菌种进行推定，因此也具有一定的临床价值。与结核分枝杆菌类似，NTM 可以引起身体各部位的疾病，但以肺部感染最为常见，约占 NTM 感染的 90%，其他相对较常见的受累部位包括淋巴结、皮肤软组织、骨以及全身播散性病变，但也有中枢神经系统、角膜和耳部感染的个案报道。因此，虽然不同类型的标本都可能分离获得 NTM，但临床标本中以痰、支气管肺泡灌洗液、肺活检组织获得 NTM 培养阳性的可能最大，但组织、脑脊液等标本也有获得阳性培养结果的报道。肺部 NTM 感染最常见的菌种包括 MAC、脓肿分枝杆菌、堪萨斯分枝杆菌和蟾蜍分枝杆菌。NTM 引起的肺外感染以淋巴结炎最为常见，尤其对于 6 个月至 2 岁之间的儿童，其致病菌中最常见的是 MAC，其次为瘰疬分枝杆菌和玛尔摩分枝杆菌；NTM 引起的骨关节病变较为罕见，少量报道显示 MAC、苏尔加分枝杆菌、偶发分枝杆菌、蟾蜍分枝杆菌、海分枝杆菌等可能较为常见。皮肤软组织的 NTM 感染常与特定人群有关，感染发生前患者往往经历过外伤、手术或皮肤美容护理，其中水产业人员易于发生海分枝杆菌感染，龟分枝杆菌、偶发分枝杆菌引起的伤口感染也时见报道，溃疡和脓肿也可见于皮肤感染。侵犯回肠的克罗恩病的病因目前已经认定为是副结核分枝杆菌引起的感染。在艾滋病患者中，由 MAC 尤其是鸟分枝杆菌引起的感染非常常见，而堪萨斯分枝杆菌和其他分枝杆菌感染的报道也逐渐增多。

第二节

分枝杆菌的菌种鉴定

以生化试验为主的鉴定技术曾经是分枝杆菌菌种鉴定的经典方法，但由于操作复杂、耗时而结果不准确，因此已不常使用，目前主要用于新菌种细菌学特点的确定。随着分子生物学技术的发展，依赖同源 DNA 序列比较进行菌种鉴定的方法目前已经成为菌种鉴定的"金标准"，并且相关技术也日臻成熟。现阶段临床常用的鉴定方法依据鉴别能力分为两大类：仅能鉴别结核分枝杆菌复合群（*Mycobacterium tuberculosis* complex，MTC）和非结核分枝杆菌（non-tuberculous *Mycobacteria*，NTM）的初步菌种鉴定方法；能够将 NTM 鉴别至种水平的菌种鉴定方法。不同的临床实验室需要根据日常工作中 NTM 分离率、能够开展的技术和投入产出效率等因素选择符合实际情况的技术。

一、初步菌种鉴定方法

（一）依据分枝杆菌生长速度、菌落颜色和形态等特点发现非结核分枝杆菌的存在

结核杆菌在固体培养基上生长缓慢，约需 4 周才能形成 1mm 左右的菌落，菌落致密、较干燥，常呈淡黄色或黄色，表面粗糙有皱纹，边缘不整齐。在实际工作中，通过对生长速度、颜色和形态等细菌学特点的观察，容易发现与结核分枝杆菌存在明显不同特点的非

结核分枝杆菌的存在。在培养过程中发现生长快速、有特殊颜色、菌落形态明显异于 MTC 时，都应该考虑 NTM 的存在，可以进行进一步的菌种鉴定。虽然对细菌生长特点的观察仅能够发现少部分的 NTM 存在，但鉴于固体培养在我国的普及性，此方法无需特殊技术、不需要额外操作即可实施，因此具有实用性。

（二）对硝基苯甲酸（PNB）选择性培养基法

用于鉴别结核分枝杆菌和非结核分枝杆菌。目前我国普遍应用含对硝基苯甲酸（p-nitrobenzoic acid，PNB/PNBA）的选择性培养基法的对核杆菌复合群与 NTM 进行初步鉴定。通常的做法是，在制备 L-J 培养基过程中加入 500μg/ml 对硝基苯甲酸制备选择性培养基，根据待鉴定的菌株在此培养基上的生长状况初步确定菌株属于结核分枝杆菌复合群还是非结核分枝杆菌。根据不同的报道，98%~100% 的结核杆菌复合群在含 500μg/ml 的罗氏培养基上不能够生长；而 NTM 中除个别种的分枝杆菌，或个别种中的少量菌株外，都能够耐受 500μg/ml 的 PNB，在固体培养基上生长良好。液体培养基情况类似，但所使用 PNB 临界浓度多在 250~500μg/ml 之间。PNB 选择性培养基法以其简单、廉价，相对可靠而在全球广泛使用，然而也存在明显的缺点：①不能够进一步鉴定 NTM 至种水平。目前已知能够致病的 NTM 超过 60 种，并且不同的 NTM 治疗方案可能差异很大。仅鉴定出结核分枝杆菌复合群和非结核分枝杆，远不能满足临床的需求。②需要时间长。通常应用 PNB 选择性罗氏培养基鉴别 NTM 的试验与临床药敏试验同时进行，而临床药敏试验一般要求四周方能报结果。

应用 PNB 选择性培养基法应注意以下情况：①对于待测菌株在 PNB 培养基上生长，最初判断为 NTM 的菌株经其他鉴定方法进一步确认为 MTC 的情况，需考虑 PNB 培养基在制备和应用过程中操作因素和混合感染等因素。建议将对照培养基和含 PNB 培养基上生长的菌落分别进行鉴定，如果对照培养基菌落为 MTC，PNB 培养基上生长菌落鉴定为 NTM，考虑为混合感染；如果两种菌落均鉴定为 MTC，则考虑为操作失误所致。②临床上存在 MTC 与 NTM 混合感染的情况，这种情况可能会造成实验室鉴定结果的不一致，需要给予关注。

（三）MPB64 抗原检测法

MPB64 抗原是结核分枝杆菌复合群在液体培养基中生长时主要的分泌蛋白之一，非结核分枝杆菌培养滤液中多不存在此分泌蛋白，由此可以进行初步菌种鉴定。已有多种相关商业检测试剂上市，多采用免疫层析法检测培养滤液中 MPB64 抗原是否存在，具有操作简单、用时短、不需要特殊设备等优点。已获得的诊断效率数据显示，就初步鉴定结核分枝杆菌与非结核分枝杆菌而言，此技术具有很高的敏感性（多数报道超过 97%）和特异性（多数报道超过 97%）。需要注意的是，一些结核分枝杆菌由于存在 MPB64 抗原编码基因的突变而导致检测阴性，根据报道这种情况发生的概率多在 3% 以下；一些 BCG 亚种由于培养时不分泌 MPB64 抗原而检测阴性；海分枝杆菌可以分泌微量的 MPB64 抗原而使检测呈弱阳性结果；当 MTC 和 NTM 细菌同时存在时，检测结果为阳性，无法提示有 NTM 存在。

应用 MPB64 抗原检测法应注意以下情况：①本技术用于检测分枝杆菌在生长过程中是否分泌 MPB64 蛋白，因此需要首先获得阳性培养物；②当 MTC 编码 MPT64 抗原的基因发生突变时，会出现假阴性的结果，已有报道显示这种情况发生概率多在 0~3% 之间；

③有些 *M.bovis* BCG 株（如巴斯德株、哥本哈根株等）缺乏分泌 MPT64 的能力，检测呈阴性结果；④检测灵敏度与 MPT64 的分泌量有关，有些情况下获得阴性结果的标本延长培养时间后可获得阳性结果；⑤个别 NTM 菌种，如海分枝杆菌和浅黄分枝杆菌，可产生微量 MPT64 抗原，因此检测呈弱阳性结果；⑥当 MTBC-NTM 共同生长时，将报告阳性结果，因此无法反映 NTM 的存在。

（四）PCR 技术

目前国内外已经多款用于结核病诊断的 PCR 试剂上市，这些 PCR 技术扩增的靶序列往往是结核分枝杆菌复合群中特异性的 DNA 序列，如 IS6110、MPB64、ESAT-6、CFP-10等，因此，这样的技术与现有的涂片和培养技术结合，能够用于 NTM 的初步筛查。对于涂片阳性或是培养阳性的标本，平行的 PCR 扩增能够得到阳性结果，往往提示样品中存在 MTC 菌，反之，当 PCR 阴性结果时，应该考虑 NTM 存在的可能，但需要开展进一步的工作证实。应用这一策略筛查 NTM 时，需要考虑 2 种情况可能导致结果误判：①多种因素可以影响 PCR 扩增效率，如 DNA 提取效率、扩增抑制物的存在等，获得假阴性结果；②扩增靶序列在少量 MTC 菌中天然缺失，如已经发现一部分 MTC 菌株 IS6110 序列的拷贝数为零。

二、分枝杆菌菌种鉴定方法

鉴于不同种非结核分枝杆菌的临床相关性、感染治疗方案等方面可能存在不同，因此鉴定 NTM 至种水平对诊断和治疗有重要意义。依据鉴定的原理，NTM 菌种鉴定主要包括 2 大类方法：比较同源基因/序列差异的分子诊断技术和分析细菌细胞壁组成成分差异的鉴定技术。

（一）生化鉴定方法

在分子技术应用之前，通常依靠生化法鉴定分枝杆菌菌种，《伯杰氏细菌鉴定手册》对用于分枝杆菌菌种鉴定的一系列生化试验方法进行了详细介绍。随着技术的进步，在实践中发现分枝杆菌菌种数量庞大，虽然生化方法包括了一系列复杂的方法，但其鉴定能力有限。目前生化方法主要用于对新发现的分枝杆菌菌种或亚种进行细菌学特征的鉴定。

应用生化法鉴定分枝杆菌菌种的流程一般包括以下几个步骤：①先经抗酸染色镜检确定是抗酸菌，然后增菌传代；②进行分枝杆菌菌种鉴定；首先经对硝基苯甲酸（PNB）生长试验、28℃生长试验、耐热触酶试验、观察记录细菌的生长速度、菌落形态和菌落颜色确定该菌株属于结核分枝杆菌复合群还是非结核分枝杆菌（NTM）；③经菌群鉴定试验确定属于结核分枝杆菌复合群的菌株，需进行噻吩-2-羧酸肼（TCH）生长试验、硝酸还原试验和烟酸试验进行菌种鉴定；④属于 NTM 的菌株，首先根据生长速度的快慢确定属于快速生长还是缓慢生长的分枝杆菌。快速生长的分枝杆菌可通过生长特征和生化实验进行菌种鉴定；缓慢生长的分枝杆菌经色素产生试验确定菌株的产色特征后，再通过生长特征和生化试验确定菌株的种类。用于分枝杆菌菌种鉴定的生化试验包括一系列的方法，本文仅介绍最常用几种方法，并简单介绍其临床意义。

1. 对硝基苯甲酸（PNB）生长试验　结核分枝杆菌复合群在含有对硝基苯甲酸（PNB）的培养基中生长受到抑制；大多数非结核分枝杆菌（NTM）菌种对一定浓度的 PNB 有耐受性，利用 PNB 培养基可以区分结核分枝杆菌复合群与其他非结核分枝杆菌。

在接种分枝杆菌至含 PNB 的培养基后，定期观察，快速生长的非结核分枝杆菌一周左右可见菌落；缓慢生长的分枝杆菌 4 周报告结果。结核分枝杆菌复合群在 PNB 培养基上不生长。PNB 阳性结果判断为非结核分枝杆菌（NTM）菌种，但 PNB 阴性结果初步认定为结核分枝杆菌复合群。

2. 28℃生长试验　观察分枝杆菌在 28℃的孵育环境中能否生长。一般结核分枝杆菌复合群在 28℃培养时不能生长，而多数非结核分枝杆菌菌种可以在这个温度下生长。

3. 耐热触酶试验　过氧化氢酶能够分解过氧化氢为水和氢，可以通过向培养物中加入过氧化氢，来观察反应混合物中是否有气泡产生来检测酶的活性。多数非结核分枝杆菌经 68℃处理一定时间后，其过氧化氢酶仍保持活性，可分解过氧化氢。耐热触酶试验阳性结果判断为非结核分枝杆菌（NTM）菌种，但耐热触酶试验阴性结果为结核分枝杆菌复合群和部分的 NTM，即耐热触酶试验结果阴性并不能认定为结核分枝杆菌复合群。

4. 噻吩 -2- 羧酸肼（TCH）培养基生长试验　一定浓度的噻吩 -2- 羧酸肼（TCH）对牛分枝杆菌和少部分结核分枝杆菌有生长抑制作用，但对多数结核分枝杆菌没有抑制作用。在含有 TCH 的罗氏培养基上培养一段时间后，如果细菌能够生长，提示可能是结核分枝杆菌，但如果细菌不能生长，仍然需要其他试验鉴别是牛分枝杆菌还是结核分枝杆菌。

5. 硝酸还原试验　结核分枝杆菌能够产生硝酸盐还原酶，可使硝酸盐还原为亚硝酸盐；在酸性条件下，亚硝酸盐与氨基苯磺胺、N- 甲萘基乙烯二胺盐酸盐形成红色偶氮化合物。牛分枝杆菌和部分 NTM 因不能产生硝酸盐还原酶，因此可用于结核分枝杆菌与牛分枝杆菌的鉴别。

6. 生长速度试验　生长速度指在固体培养基上细菌形成成熟、肉眼可见菌落的时间，分枝杆菌菌群中不同菌种生长速度不同，1 周内形成菌落的为快速生长分枝杆菌；反之则为缓慢生长分枝杆菌。在细菌接种后分别放置于 28℃和 37℃培养箱中，并定期观察。在 28℃和 37℃培养 1 周左右可见菌落的为快速生长的非结核分枝杆菌；仅在 37℃培养 4 周左右可见菌落的为结核分枝杆菌复合群，在 28℃和 37℃培养 4 周可见菌落的为缓慢生长的非分枝杆菌。

7. 色素产生试验　根据色素的产生可以将分枝杆菌分为三组，光产色菌在暗条件下生长产生不含色素菌落，只有在暴露于光照条件下才产色；暗产色菌无论在暗及光照下均产生深黄至橘橙色素菌落（一些菌株持续暴露于光照条件下能提高色素产生）；非产色菌，无论在有光照还是暗的情况下都不产生颜色，或产生淡黄色、浅黄褐色、黄褐色色素，这些颜色在光照下不会加深。暗产色菌和光产色菌为非结核杆菌；不产色菌可能为结核杆菌复合群。

（二）分子诊断技术

1. 直接的同源基因 / 序列比较方法　通过分析同源 DNA 序列组成差异鉴定细菌至种水平，是目前菌种鉴定的"金标准"。可用于菌种鉴定的 DNA 序列既要求在不同的菌种间具有较高的序列保守性，实现应用通用引物对不同菌种目标序列的扩增，又要求不同菌种的同源序列具有一定水平的差异，以实现鉴别区分的目的。目前最常用的同源序列有 16S RNA 编码基因（16S DNA）、16S-23S rRNA 基因间区（internal transcribed spacer, ITS）、RNA 聚合酶的 β 亚基（RNA polymerase subunit, *rpoB*）和热休克蛋白 65（hot shock protein

65，*hsp65*）编码基因，仅就鉴别能力来看，*hsp65* 优于 *rpoB* 和 ITS，而 16S DNA 的鉴别能力最低。

应用单一的 DNA 同源序列进行菌种鉴定至少在以下几方面存在不足：首先，单一的 DNA 同源序列分辨力不足，一些亲缘关系相近的分枝杆菌无法被准确鉴别，如 16S DNA 在分枝杆菌属不同菌种间序列相似性在 94.3%~100% 之间，单靠这一序列无法准确区分具有临床价值的堪萨斯分枝杆菌和胃分枝杆菌，海分枝杆家和溃疡分枝杆菌，玛尔摩分枝杆菌和苏尔加分枝杆菌等；其次，由于针对每个单一序列的公用数据库都可能存在信息不全，或是由于公用数据库在上传 DNA 序列时缺乏质量控制等情况，有引起错误鉴定的可能；另外，一些新的菌种或亚种的鉴定，往往是在联合应用了更多同源序列的情况下被发现的，如联合 16s DNA 和 ITS 鉴定为脓肿分枝杆菌的菌群，在结合使用 *hsp65* 和 *rpoB* 基因后，进一步分为了脓肿分枝杆菌、马赛分枝杆菌和 *M.bolletii*。随着分子标识的增多，未来分枝杆菌菌种鉴定工作将更加细致。

（1）常用于分枝杆菌菌种鉴定的同源 DNA 序列：使用于菌种鉴定的 DNA 同源序列要求既要在种间高度保守，又要具有一定程度的序列差异。在满足了序列保守程度的要求的前提下，种间序列差异越大鉴别能力越强，但同时又要求种内序列差异要较小以避免对鉴定结果的干扰。

1）16S rDNA：16S 核糖体 DNA（16S ribosomal DNA，16S rDNA）是所有细菌基因组中都包含的一个功能基因，编码的 16S rRNA 参与核糖体组成的重要组成。由于各种细菌的同源 16S rDNA 基因序列之间存在数个高度保守和高度变异的 DNA 区间，因此 16S rDNA 同源基因被认为是细菌生物进化的分子标记物，可以用于所有细菌的菌种鉴定。

16S rDNA 同源基因序列常以 2 种方式被用作分枝杆菌菌种鉴定的分子标识：长 1400bp 左右的 16S rDNA 全长序列和 5′ 端长 440bp 左右的差异相对集中的区域（高可变区）。虽然 16S rDNA 全长序列的鉴别能力优于 5′ 端高可变区序列，但是应用 5′ 端高可变区序列作为目标序列仅需要一个测序反应即可完成，且其分辨能力与 16S rDNA 全长序列较为接近，因此应用更为广泛。然而，由于 16S rDNA 序列的高度保守性，一些具有临床意义的分枝杆菌 16S rDNA 同源序列组成完全一致，因此单独应用 16S rDNA 测序方法无法鉴别，如：堪萨斯分枝杆菌和胃分枝杆菌，脓肿分枝杆菌和龟分枝杆菌，东海分枝杆菌和 murale 分枝杆菌，海分枝杆菌和溃疡分枝杆菌，septicum 分枝杆菌和罕见分枝杆菌，鸟分枝杆菌复合群、偶发分枝杆菌复合群、结核分枝杆菌复合群成员等。

2）ITS：转录间区序列（internal transcribed spacer，ITS）是 16S rRNA 和 23S rRNA 基因之间的 DNA 序列，存在所有类型的细菌基因组中，不编码功能蛋白，但是参加形成 pre-RNAs。有不少研究发现细菌 ITS 序列的种间变异度大于 16S rRNA 基因，被认为是 16S rRNA 同源基因测序鉴定菌种方法的一个补充或者是一个替代的同源 DNA 位点。

由于不同种类的分枝杆菌 ITS 同源序列之间存在碱基的插入和缺失，因此长度大小不一致，通常介于 250~350bp 之间。分枝杆菌有一个有趣的特征是：慢生长分枝杆菌的 ITS 序列长度比快生长分枝杆菌短。ITS 能够区分一些 16S rDNA 序列无法区分的分枝杆菌，如堪萨斯分枝杆菌和胃分枝杆菌，海分枝杆菌和溃疡分枝杆菌，龟分枝杆菌和脓肿分枝杆菌等，但是 ITS 依然无法区分结核分枝杆菌复合群成员，triplex 分枝杆菌和 genavense 分枝杆菌。此外，ITS 同源序列扩增效率低，以及各种数据库中保存的 ITS 同源序列不全都限制了它在分枝杆菌菌种鉴定中的应用。

3）hsp65：热休克蛋白65（hot shock protein 65，hsp65）基因是分枝杆菌基因组中一个单拷贝功能基因，负责编码热休克蛋白65，参与细胞内蛋白的组装、装运并与细菌抵抗外界环境功能相关。尽管hsp65同源基因序列十分保守，但是该基因在不同细菌之间还是存在一定程度的序列组成差异，因此其被认为是一个有价值的系统遗传标识物。

不同种分枝杆菌之间hsp65同源基因几乎全长都可以存在差异，但是有2个碱基差异相对集中的高可变区。由于一个441bp大小hsp基因片段就已经覆盖着2个高可变区，因此对于分枝杆菌菌种鉴定通常不选用全长的hsp65基因进行比较。目前的研究发现分枝杆菌hsp65同源基因区分能力高于16S rRNA同源基因，可以区分16S rRNA同源基因无法区分的龟分枝杆菌和脓肿分枝杆菌，堪萨斯分枝杆菌和胃分枝杆菌，马尔摩分枝杆菌和苏加分枝杆菌等。而且分枝杆菌hsp65同源基因种内差异性低于16S rRNA同源基因，一般认为种内变异性<2%，更少干扰鉴定细菌菌种的准确性。但是hsp65同源基因也有序列完全一致的问题，例如无法区分除了 *M.canettii* 以外结核分枝杆菌复合群其他成员等。此外，目前还缺少大规模的验证hsp65同源基因用于鉴定临床分枝杆菌株菌种的相关研究。

4）rpoB：rpoB基因是细菌基因中一个高度保守的单拷贝功能基因，负责编码RNA聚合酶的β亚基。rpoB基因不仅适合做鉴别分枝杆菌菌种的同源DNA序列，而且该序列的点突变与结核分枝杆菌对利福平耐药相关。

分枝杆菌完整的rpoB同源基因的长度在3150bp左右，通过分析发现存在5个长度大小不一致的高可变区域。Adékambi认为第5高可变区种间变异度最大，最适合做分枝杆菌菌种鉴定，但是该区域不包含利福平耐药的位点。也有研究者选用包含利福平耐药位点的rpoB同源基因片段用于分枝杆菌菌种鉴定。无论哪种大小的rpoB同源基因鉴别分枝杆菌菌种的分辨能力均优于16S rRNA同源基因，可以区分16S rRNA同源基因无法区分的堪萨斯分枝杆菌和胃分枝杆菌，鸟分枝杆菌和胞内分枝杆菌，龟分枝杆菌和脓肿分枝杆菌等，并且分枝杆菌rpoB基因的种内差异介于1%~1.7%之间，不易于干扰菌种鉴定结果。然而rpoB同样无法区分结核分枝杆菌复合群成员，并且目前在各种数据库中上传和保存的不同种分枝杆菌的rpoB同源基因序列不全，因而限制了它的在分枝杆菌菌种鉴定中的作用。

5）其他同源DNA位点：除了上面提到的4个常用的同源DNA序列以外，一些其他的分子标识，如dnaJ、32-kDa、recA和sodA等也被报道可用于分枝杆菌菌种鉴定。这些同源序列的鉴别能力明显高于16S rRNA，但由于这些序列的公认度没有16S rRNA、ITS、hsp65和rpoB高，因此其相应的数据库还不十分完善，限制了其用于分枝杆菌菌种鉴定的价值。

（2）应用同源DNA序列比较进行分枝杆菌菌种鉴定的策略：随着对同源DNA序列比较鉴定分枝杆菌菌种的研究的深入，人们越来越多地认识到应用单一的DNA同源序列进行菌种鉴定的不足。首先，单一的DNA同源序列分辨力不够，一些亲缘关系相近的分枝杆菌无法被准确鉴别出来；其次，由于针对每一个单一的分子标识的对比数据库都可能存在信息不全而引起的错误鉴定的可能；另外，一些新的菌种或亚种的鉴定，往往是在应用了新的同源序列的情况下被发现的。为了克服上述不足，在实践中通常联合应用多个同源

DNA 序列进行分枝杆菌菌种鉴定。

较早的尝试是联合两个同源序列鉴定分枝杆菌菌种，例如联合 16S rRNA 和 ITS，利用 ITS 高分辨率力的特点弥补 16S rRNA 无法区分亲缘关系相近的分枝杆菌。该方法将 16S rRNA 和 ITS 同源基因的区分能力进行叠加，明显提高了区分分枝杆菌菌种的能力，然而这样的组合仍然有一部分亲缘关系相近的分枝杆菌无法区分，如鸟分枝杆菌复合群、结核分枝杆菌复合群、海分枝杆菌与溃疡分枝杆菌。类似的研究还有联合 16S rRNA 和 rpoB，该方法鉴别分枝杆菌的能力明显高于这两个序列单独应用时的鉴别能力，但是也不能完全区分所有的分枝杆菌，例如无法区分偶发分枝杆菌复合群和鸟分枝杆菌复合群成员。

近年来开始出现 4 个以上同源序列联合应用鉴定分枝杆菌并分析分枝杆菌的精确分类学关系。联合的同源 DNA 序列包括 16S rRNA、ITS、hsp65、rpoB、recA、sodA、smpB、tmRNA 和 tuf 位点。4 个以上同源 DNA 位点联合能够避免和缓冲因为某一个同源序列对某一分枝杆菌鉴定错误引起的偏差，大大提高了鉴别能力和结果的可靠性。应用最为广泛的是联合 16S rRNA、ITS、hsp65 和 rpoB 四个位点，目前新命名的分枝杆菌都会测定这四个序列的同源关系，并且一些临床和环境分离株的分枝杆菌菌种鉴定也开始尝试运用这四个同源位点进行分析。然而，联合应用多个同源序列虽然能够提高鉴别能力，但技术的复杂程度的提高又会限制其应用的范围。

（3）应用同源序列比较进行菌种鉴定的建议

1）16S DNA 鉴别能力虽然相对较低，但由于目前其相关数据库最为完整，因此推荐常规使用。

2）ITS、hsp65 和 rpoB 基因鉴别能力相对较高，建议至少选择其中之一与 16S DNA 平行使用以提高菌种鉴定的分辨能力。

3）在序列比较过程中对于种内序列差异较大的情况，应增加分子标识的检测数量，以期提高分辨率、发现新的种或亚种。

2. 间接的同源基因 / 序列比较方法　同源基因 / 序列测定的方法虽然具有强大的鉴别能力，但由于技术较为复杂、需要昂贵的设备等特点无法在临床实验室常规开展，因此一些通过探针杂交的间接的序列比较的方法应运而生。目前已经商业化的试剂盒通过设计针对特定同源基因 / 序列（如 16s DNA、ITS 等）特定的单核苷酸多态性位点的探针，并将探针标记在固相的基质上（如纤维素膜、芯片等），通过探针与待检测序列的结合情况来间接判断 DNA 序列的组成，从而达到鉴别菌种的目的。通常情况下，对单核苷酸多态性位点的选择主要考虑选取能够将临床最常见的 NTM 鉴别出来的位点，因此，用于菌种鉴定的商业试剂盒能够解决主要的临床需求，但对于临床较为少见的菌种，或是当进一步区分亚种对临床有指导意义时，仍需借助其他方法进行鉴定。本方法虽然鉴别能力较直接的基因序列分析弱，但简化了操作，并且具备鉴定临床常见 NTM 的能力，因此具有临床应用价值。

商业化的菌种鉴定试剂盒在使用过程中仍然存在一些问题，需要注意：目前商业化的菌种鉴定试剂盒仅能鉴别临床最常见 NTM 中的几种，因此对于分离 NTM 菌种较多的地区，建议对无法鉴别的菌种进一步采用其他方法鉴别；目前商用试剂盒多用于分离株的鉴定，由于获得培养物时间较长，无法及时为临床提供信息；虽然也可用于涂片阳性临床标本的检测，但当菌量较少时，存在检测失败的风险。

（1）线性探针杂交技术（line probe hybridization technique）：线性探针技术将 PCR 扩增、反向杂交、膜显色技术合为一体，通过引物扩增目的片段，扩增产物与膜上固定的特异性探针杂交，杂交物通过酶显色反应判断结果。德国 HAIN 生命科学公司研发了多款用于分枝杆菌菌种鉴定的线性探针杂交技术，能够通过一次杂交鉴别结核分枝杆菌复合群与非结核分枝杆菌，并能对非结核分枝杆菌进行进一步菌种鉴定。线性探针检测鉴定分枝杆菌菌种基于不同的基因靶点的特异性，来判定鉴别属于什么分枝杆菌，其中结核分枝杆菌复合群的鉴定基于 gyrB 基因的 SNPs 和 BCG 的 RD1 区域的差异；非结核分枝杆菌的鉴定基于 23S rRNA 基因差异片段序列。HAIN 生命科学公司有两款用于分枝杆菌菌种鉴定的试剂盒，其中 GenoType®Mycobacterium CM 可以识别结核分枝杆菌复合群和 13 种临床上最常见的非结核分枝杆菌，如鸟、胞内、龟、脓肿、偶发等致病性非结核分枝杆菌；试纸条上还标记有分枝杆菌属特异性的探针，以提示不属于 13 种常见 NTM 的其他分枝杆菌的存在，此时无须进行再一次的 PCR 扩增，直接用 GenoType®Mycobacterium AS 进行第二次杂交即可进一步实现对另外 16 种相对少见的 NTM 的鉴定。此项技术在准确性和可重复性方面都得到了广泛认可，对于非结核分枝杆菌高流行的地区不失为一项实用的技术，然而技术操作复杂、试剂盒价格昂贵等因素，又限制了其应用。

（2）DNA 芯片技术：基因芯片又称 DNA 或 cDNA 微阵列（DNA or cDNA Microarray），是指在一个大约 1cm 的载体上点布多个不同的寡核苷酸或 DNA 探针，与带标记的待测 DNA 或 mRNA 杂交，据产生信号强弱来判断靶 DNA 或 mRNA 中与芯片相应基因的变异或表达情况。基因芯片技术始于 20 世纪 80 年代，基因芯片的工作原理与线性探针杂交基本一致，所不同的是承载探针的基质不同，分别为硅和硝酸纤维素膜。国内已经有分枝杆菌菌种鉴定的产品上市，如由博奥生物集团有限公司生产的芯片，其所应用的探针针对的是 16s DNA，目前可以鉴定 17 个种或群，包括：结核分枝杆菌复合群、胞内分枝杆菌、鸟分枝杆菌、戈登分枝杆菌、堪萨斯分枝杆菌、偶发分枝杆菌、瘰疬分枝杆菌、浅黄分枝杆菌、土分枝杆菌、龟分枝杆菌 / 脓肿分枝杆菌、草分枝杆菌、不产色分枝杆菌、海分枝杆菌和溃疡分枝杆菌、金色分枝杆菌、苏尔加分枝杆菌和玛尔摩分枝杆菌、蟾蜍分枝杆菌、耻垢分枝杆菌。此项技术所能鉴别的菌种包括了临床最常分离到的多种非结核分枝杆菌菌种，满足了主要的临床需求，但对于 NTM 菌种非常丰富的地区，比如我国的广东和福建沿海地区，这款试剂盒的鉴别能力可能不足以满足实际的需求。同时还应该注意到，本款产品无法鉴别龟分枝杆菌和脓肿分枝杆菌，而临床治疗这两种分枝杆菌感染的方案存在着一些差异，因此还需要进一步鉴别。

（3）Accuprobe 鉴定：Accuprobe 是由美国 Hologic Gen-Probe 公司开发的快速 DNA 探针杂交技术，在结核病领域中的应用主要包括对分枝杆菌分离培养物中结核分枝杆菌复合群的鉴定，此外，该技术还可用于对胞内分枝杆菌、鸟分枝杆菌、戈登分枝杆菌、堪萨斯分枝杆菌等非结核分枝杆菌培养物的鉴定。Accuprobe 系统是将化学发光标记物吖啶酯标记于单链 DNA 探针上，该探针与待鉴定的分枝杆菌核糖体 RNA 互补。待检分枝杆菌核糖体 RNA 释放后，标记 DNA 探针与核糖体 RNA 结合，形成稳定的 DNA/RNA 杂交产物。经"选择试剂"（selection reagent）区分杂交与非杂交的 DNA 探针杂交后，标记的 DNA/RNA 杂交产物在 Gen-Probe 化学发光检测仪下进行测量。阳性结果是指化学发光检测仪读数大于或等于临界值。低于该临界值的读数表示阴性结果。较之传统的生化鉴定方法，

Accuprobe 探针杂交技术具备可在 1 小时内获得鉴定结果，同时试验操作简单，结果的准确性高的优点。然而 Accuprobe 技术检测的是阳性培养物，由此降低了技术的时效性，另外仅能鉴别结核分枝杆菌复合群、鸟、胞内、戈登、堪萨斯分枝杆菌等有限几种。根据已有的报道，此项技术的可靠性在有些报道中并不理想。

（三）依据细菌组成成分的结构差异进行菌种鉴定

较为成熟的技术包括应用高效液相色谱技术分析细菌细胞壁的分枝菌酸碳链结构和应用 Motitof 飞行质谱分析多种蛋白成分在菌体中所占的比例。细菌的脂质和蛋白质的组成都具有种属特异性，这两种方法都已经建立了包含丰富菌种的图谱库用于结果比对，因此都具有很高的鉴别能力。然而，两种方法均用于阳性培养物，因此不利于临床的及时诊断。相比而言，分枝菌酸结构分析技术操作复杂、试剂不开放、价格昂贵，而飞行质谱具有操作简单快速、耗材成本低等特点，但二者均需要昂贵的设备，因此限制了临床应用。

1. 分枝菌酸结构分析　分枝杆菌的细胞壁富含脂质，其中分枝菌酸是分枝杆菌重要的细胞壁成分，也是抗酸染色的结构基础。来源于不同种分枝杆菌的分枝菌酸在碳链长度、碳链分枝等方面存在差异，而这种差异可以通过色谱技术加以区分，由此进行菌种的鉴定。早期利用 HPLC 分析分枝菌酸鉴定分枝杆菌采用人眼判读色谱图，通过图像比较做出鉴定，这样得到结果不是十分准确。为了摒除鉴定工作中的主观因素，采用了自动化化学计量模式识别软件方法，以 K Nearest Neighbors 算法分析待测样品色谱图和各种分枝杆菌的标准液相图谱之间的相似性，做出分枝杆菌菌种鉴定。美国 MIDI 公司研发的 Sherlork 分枝杆菌鉴定系统软件专用于分枝杆菌的菌种鉴定，包含独立的 60 种分枝杆菌分枝菌酸的 HPLC 模式数据库，并设计有单峰鉴定表格和分枝杆菌复合群识别模式。对 1155 株慢生分枝杆菌和 68 株快生分枝杆菌鉴定，这款软件分别具有 97% 和 93% 符合率；错误的鉴定仅仅发生在未列入软件的数据库中的分枝杆菌。

2. 蛋白成分在菌体中所占比例分析　基质辅助激光解析电离化/飞行时间质谱（matrix assisted laser desorption ionization/time of flight MS，MALDI-TOF-MS）是一种分析混合物中生物大分子组成的新型技术。MALDI-TOF MS 主机由两部分组成，即基质辅助激光解吸电离离子源（MALDI）和飞行时间质量分析器（TOF）。其工作原理是基于不同的微生物种类具有不同的蛋白质谱图，而 MALDI-TOF MS 可电离相对分子质量为 100~1 000 000 的生物分子，电离后不同的离子又具有不同的质/荷比，质谱能找出种间和株间特异保守峰作为生物标记从而将其区分开。所以 MALDI 的具体原理是用激光照射样品与基质形成的共结晶薄膜，基质从激光中吸收能量传递给生物分子，而电离过程中将质子转移到生物分子或从生物分子中得到质子，从而使生物分子电离。TOF 的原理是离子在电场作用下加速飞过飞行管道，根据到达检测器的飞行时间不同而被检测，即离子的质/荷比（M/Z）与离子的飞行时间成正比，因此，质/荷比最小的蛋白质分子最先被检测到，之后蛋白质按照质/荷比大小依次被检测，制成质谱图。

通过分析不同种分枝杆菌的不同质/荷比蛋白成分在真空电离过程中获得的特征性的蛋白谱，MS、MALDI-TOF-MS 可鉴别分枝杆菌至种水平，目前已有来自不同厂家的相关设备上市，并且都已建立了相应的数据库。这种鉴别方法具有快速（仅需要 1 小时）、高通量、需要菌量少的优点。鉴别能力取决于蛋白谱数据库包含的菌种数，但对于临床常见的菌种，已有的研究都获得了很好的鉴别结果。分枝杆菌由于细胞壁富含丰富的脂质，因此标本需要前处理，不同的前处理方法会影响到本方法的鉴别能力。虽然本方法的试剂耗材价格低廉，但设备的昂贵限制了此项技术的普及。

展望

尽管近些年来，分枝杆菌菌种鉴定在技方面取得了很大的进步，但临床需要更为简单、可靠、实用、廉价的菌种鉴定技术。随着技术的不断进步，相信分枝杆菌菌种鉴定水平必将不断提高，并由此促进非结核分枝杆菌感染性疾病诊断和治疗水平的提高。

（黄海荣）

参 考 文 献

1. 马玙,朱莉贞,潘毓萱.结核病学.北京:人民卫生出版社,2006:314-339.

2. Sharma B,Pal N,Malhotra B,et al.Evaluation of a Rapid Differentiation Test for Mycobacterium Tuberculosis from other Mycobacteria by Selective Inhibition with p-nitrobenzoic Acid using MGIT 960.J Lab Physicians, 2010,2(2):89-92.

3. Chikamatsu K,Aono A,Yamada H,et al.Comparative evaluation of three immunochromatographic identification tests for culture confirmation of Mycobacterium tuberculosis complex.BMC Infect Dis,2014,14:54.

4. Yu M,Chen H,Wu M,et al.Evaluation of the rapid MGIT TBc identification test for culture confirmation of mycobacterium tuberculosis complex strain detection.J Clin Microbiol,2011,49(3):802-807.

5. Lok KH,Benjamin WH Jr,et al.Molecular differentiation of Mycobacterium tuberculosis strains without IS6110 insertions.Emerg Infect Dis,2002,8(11):1310-1313.

6. Ninet B,Monod M,Emler S,et al.Two different 16S rRNA genes in a mycobacterial strain.Journal of clinical microbiology,1996,34(10):2531-2536.

7. Adekambi T,Berger P,Raoult D,et al.rpoB gene sequence-based characterization of emerging non-tuberculous mycobacteria with descriptions of *Mycobacterium bolletii* sp.nov.,*Mycobacterium phocaicum* sp.nov.and *Mycobacterium aubagnense* sp.nov.International journal of systematic and evolutionary microbiology,2006,56(Pt 1):133-143.

8. Kim BJ,Lee SH,Lyu MA,et al.Identification of mycobacterial species by comparative sequence analysis of the RNA polymerase gene(rpoB).J Clin Microbiol,1999,37(6):1714-1720.

9. Choi GE,Shin SJ,Won CJ,et al.Macrolide treatment for Mycobacterium abscessus and Mycobacterium massiliense infection and inducible resistance.Am J Respir Crit Care Med,2012,186(9):917-925.

10. Singh AK,Maurya AK,Umrao J,et al.Role of GenoType(®)Mycobacterium Common Mycobacteria/Additional Species Assay for Rapid Differentiation Between Mycobacterium tuberculosis Complex and Different Species of Non-Tuberculous Mycobacteria.J Lab Physicians,2013,5(2):83-89.

11. Shao Y,Chen C,Song H,et al.The Epidemiology and Geographic Distribution of Nontuberculous Mycobacteria Clinical Isolates from Sputum Samples in the Eastern Region of China.PLoS Negl Trop Dis,2015,9(3): e0003623.

12. Zhu L,Jiang G,Wang S,et al.A Biochip System for Rapid and Accurate Identification of Mycobacteria Species from Isolates and Sputum.J Clin Microbiol,2010,48(10):3654-3660.

13. Pauls RJ,Turenne CY,Wolfe JN,et al.A high proportion of novel mycobacteria species identified by 16S rDNA analysis among slowly growing AccuProbe-negative strains in a clinical setting.American Journal of Clinical Pathology,2003,120(4):560-566.

14. Butler WR,Guthertz LS.Mycolic acid analysis by high-performance liquid chromatography for identification of Mycobacterium species.Clin Microbiol Rev,2001,14(4):704-726.

15. Wilen CB,McMullen AR,Burnham CA.Comparison of Sample Preparation Methods,Instrumentation Platforms, and Contemporary Commercial Databases for Identification of Clinically Relevant Mycobacteria by Matrix-Assisted Laser Desorption Ionization-Time of Flight Mass Spectrometry.J Clin Microbiol,2015,53(7):2308-2315.

16. Machen A,Kobayashi M,Connelly MR,et al.Comparison of heat inactivation and cell disruption protocols for identification of mycobacteria from solid culture media by use of vitek matrix-assisted laser desorption ionization-time of flight mass spectrometry.J Clin Microbiol,2013,51(12):4226-4229.

17. O'Donnell N,Corcoran D,Lucey B,et al.Molecular-based mycobacterial identification in a clinical laboratory setting:a comparison of two methods.Br.J Biomed Sci,2012,69(4):164-168.

18. Alcaide F,Benítez MA,Escribà JM,et al.Evaluation of the BACTEC MGIT 960 and the MB/BacT systems for recovery of mycobacteria from clinical specimens and for species identification by DNA AccuProbe.J Clin Microbiol,2000,38(1):398-401.

19. Lumb R,Lanser JA,Lim IS.Rapid identification of mycobacteria by the Gen-Probe Accuprobe system. Pathology,1993,25(3):313-315.

20. Body BA,Warren NG,Spicer A,et al.Use of Gen-Probe and Bactec for rapid isolation and identification of mycobacteria.Correlation of probe results with growth index.Am J Clin Pathol,1990,93(3):415-420.

21. Bull TJ,Shanson DC.Evaluation of a commercial chemiluminescent gene probe system 'AccuProbe'for the rapid differentiation of mycobacteria,including 'MAIC X',isolated from blood and other sites,from patients with AIDS.J Hosp Infect,1992,21(2):143-149.

22. Pang Y,Zhou Y,Wang S,et al.Rapid molecular identification of mycobacterial species in positive culture isolates using the biochip test.The International Journal of Tuberculosis and Lung Disease,2011,15(12):1680-1685.

23. Mäkinen J,Sarkola A,Marjamäki M,et al.Evaluation of genotype and LiPA MYCOBACTERIA assays for identification of Finnish mycobacterial isolates.J Clin Microbiol,2002,40(9):3478-3481.

24. ERichter E,Rüsch-Gerdes S,Hillemann D.Evaluation of the GenoType Mycobacterium Assay for Identification of Mycobacterial Species from Cultures.J Clin Microbiol,2006,44(5):1769-1775.

25. Mäkinen J,Marjamäki M,Marttila H,et al.Evaluation of a novel strip test,GenoType Mycobacterium CM/AS, for species identification of mycobacterial cultures.Clin Microbiol Infect,2006,12(5):481-483.

26. Emonet S,Shah HN,Cherkaoui A,et al.Application and use of various mass spectrometry methods in clinical

microbiology.Clin Microbiol Infect,2010,16(11):1604-1613.

27. Chen JH,Yam WC,Ngan AH,et al.Advantages of using matrix-assisted laser desorption ionization-time of flight mass spectrometry as a rapid diagnostic tool for identification of yeasts and mycobacteria in the clinical microbiological laboratory.J Clin Microbiol,2013,51(12):3981-3987.

28. Panda A,Kurapati S,Samantaray JC,et al.Rapid identification of clinical mycobacterial isolates by protein profiling using matrix assisted laser desorption ionization-time of flight mass spectrometry.Indian J Med Microbiol,2013,31(2):117-122.

29. DeMarco ML,Ford BA.Beyond identification:emerging and future uses for MALDI-TOF mass spectrometry in the clinical microbiology laboratory.Clin Lab Med,2013,33(3):611-628.

30. Buchan BW,Riebe KM,Timke M,et al.Comparison of MALDI-TOF MS With HPLC and Nucleic Acid Sequencing for the Identification of Mycobacterium Species in Cultures Using Solid Medium and Broth.Am J Clin Pathol,2014,141(1):25-34.

第七章
非结核分枝杆菌肺病的影像学表现

第一节
非结核分枝杆菌肺病的基本影像学表现

非结核分枝杆菌肺病的影像学表现是多种多样的，肺结核的影像学表现均可以出现于非结核分枝杆菌肺病中，主要有结节、实变影、空洞、支气管扩张、树芽征和磨玻璃影、纤维性病变、淋巴结肿大等，部分患者的影像学表现与肺结核相似、无法鉴别，但进展缓慢，肺部病变可持续数年无变化，不同类型的非结核分枝杆菌肺病表现也有所差异。然而，仍有一些影像特点能提示该病的可能。事实上，影像学上的表现有时还可能提供有关某种特定的 NTM 菌种的线索。下面对非结核分枝杆菌肺病的基本影像学表现和特点一一介绍。

一、病变形态

（一）结节

结节为非结核分枝杆菌肺病的常见表现（图 7-1，图 7-2），不同类型非结核分枝杆菌肺病发现结节的比例不同，不同文献报道约 30%~100%，结节多位于上叶和下叶。根据结节的大小将其分为小结节（<10mm），大结节（≥10mm）及肿块（≥30mm），以小结节最多见，其次为 10~30mm 结节，肿块者不常见（约 6%）。结节影常为小叶中心结节和支气管血管束周围（90% 以上），可表现为树芽征（图 7-3），叶间裂结节影及胸膜结节影较少见（15%），病理上树芽征结节通常为小叶中心和小叶周围的炎症和肉芽肿形成。大结节可有以下表现：靠叶间裂那边锐利，有的可见毛刺、胸膜凹陷及支气管气像（48%）。

在非结核分枝杆菌肺病引起的热水盆浴肺中，有报道鸟－胞内分枝杆菌引起的过敏样肺炎中约 80% 以上患者可见结节影，其中 80% 表现为弥漫分布于上、中、下肺野的小叶中心分布，50% 为磨玻璃密度结节影。

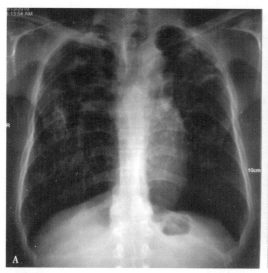
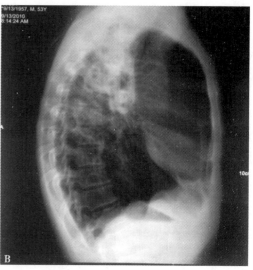

图 7-1 患者，男性，53 岁，胸部正侧位 X 线片，可见双肺上叶空洞影及双肺多发结节影

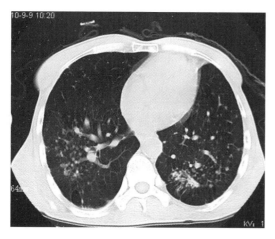
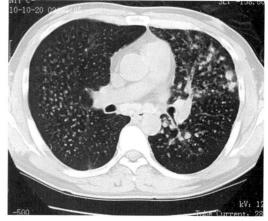

图 7-2 CT 肺窗，双肺下叶散在多发微小结节影，境界清楚、光滑，直径约 1~3mm

图 7-3 CT 肺窗，右肺中叶、左上肺舌叶及双肺下叶多发微结节影，呈"树芽征样"改变

　　弥漫粟粒性结节表现在免疫正常的患者中比较少见。偶尔，NTM 肺病可表现为孤立或多发的结节。这常在无症状的患者中偶然发现，其真正的发病情况还不清楚。病理证实结节是肉眼可见的肉芽肿，并且可能代表肺部感染的最初表现。文献报道约 15~50mm，小的结节常不能在 X 线胸片上发现，仅能在 CT 上见到，和恶性肿瘤不同的是多发结节通常大小相近，并聚集在一起；有的病变表现为孤立肿块，边缘不规则，与恶性肿块不易鉴别，值得临床、病理科和细菌学学者予以关注。在 PET 中，大于 1cm 的结节用 5- 氟尿嘧啶追踪，显示高摄取。有人比较结核球和 MAC 患者引起的孤立肺结节，其发病部位，钙化、空洞、中央低密度，卫星灶的有无均无显著差异。有文献报道，8 例结核球和 6 例 MAC 肺病结节的 PET-CT 结果显示，MAC 肺病结节的摄大标准摄入值虽高于结核球，但也无显著差异。

（二）实变影及肺不张

可表现为叶性、段性及小叶性实变影（图7-4，图7-5），各文献报道实变影的发生率不同，有的为100%，部分文献报道NTM实变影的发生率低于肺结核，部分肺实变影内可出现空洞影。文献报道见约1/3患者出现病变体积缩小，呈肺不张影（图7-6）。

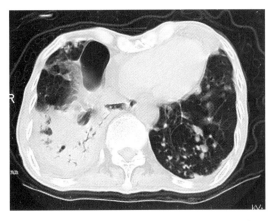 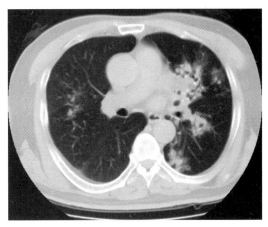

图7-4　CT肺窗，右肺下叶见叶性实变影，内见支气管气像

图7-5　CT肺窗，左肺下叶见小叶性实变影，左肺上叶舌段亦见段性实变影

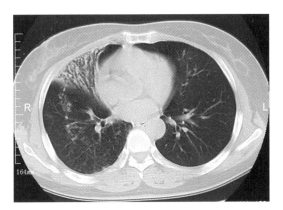

图7-6　CT肺窗，可见右肺中叶片状高密度影，体积收缩，呈肺不张影

（三）空洞

不同类型非结核分枝杆菌肺病的空洞发现率有一定差别。空洞可能是结节发展而来。文献报道约在35%~95%，多在上叶和下叶，其中37%~70%伴胸膜肥厚，空洞可为薄壁或厚壁，空洞可呈圆形、椭圆形或管状蜿蜒曲折形（图7-7~图7-9），直径1~3cm者最多见，可为单发空洞，亦可见多发空洞并存者。洞壁周围致密浸润较少。

空洞是MAC和堪萨斯分枝杆菌肺病常见表现，超过1/3的MAC肺病在单侧或双侧肺上叶尖后段出现单发或多发空洞，以薄壁空洞多见。有文献研究MAC肺病的薄层CT扫描空洞可见滋养支气管进入，常可见支气管扩张、进入空洞的引流支气管管壁增厚。

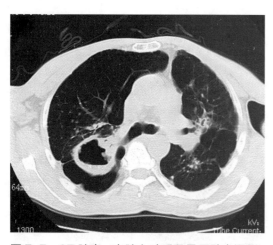

图 7-7 CT 肺窗，右肺上叶后段见厚壁空洞影，径约 2.8cm，呈类圆形，境界清楚，内壁较光滑，左上肺病变内见球形高密度影，病变周围少许微结节影

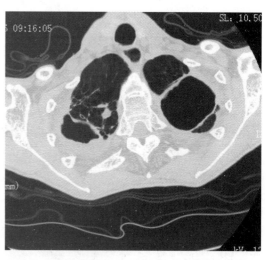

图 7-8 CT 肺窗示，左上肺尖后段见较大薄壁空洞影，右肺上叶空洞影，外侧壁厚，空洞内壁较光滑

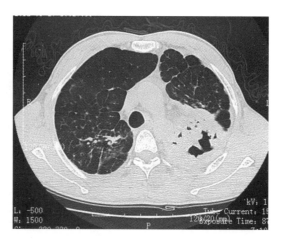

图 7-9 CT 肺窗，左上肺尖后段片状实变影，内见蜿蜒状空洞

空洞在肺结核病和 NTM 肺病中均可见到，曾有多种研究比较两者在影像上的特点，其结果互有出入，关于空洞壁的薄厚报道不一。Albelda 等发现与肺结核病比较，NTM 肺病中的空洞比较小（平均直径 2.5cm，范围 0.5~7.0cm）、壁比较薄（壁厚 ≤ 1mm），而肺结核者空洞较大（平均直径 6m，范围 2~10cm）。但 Moore 等的 CT 研究则认为肺 TMN 病的空洞壁是厚的，由 Christensen 等在堪萨斯分枝杆菌感染的 CT 研究中见到仅 33% 的空洞是薄壁的。上述各种研究结果上的差别最可能是疾病的不同阶段的反映，故空洞壁厚度不足以对两者作出鉴别。

在上叶空洞为主型中，空洞有利于病变的支气管播散，40%~70% 发生支气管播散，表现为一侧或两侧散在的、直径为 5~15mm 结节，在 CT 上分布于肺小叶中心可出现"树芽征"。

（四）支气管扩张

可为柱状、囊状及混合性支气管扩张（图 7-10，图 7-11），以柱状支气管扩张为主，胸部 X 线片常可见多管状和环状影，CT 上则可见散在的轻度到中度的柱状扩张，多数文献报道以右肺中叶和左上肺舌叶最严重，而不像继发性结核者位于肺的尖后段。但亦有部分文献报道各叶分布未见明显差异，与菌种类型有关。国内宋敏等回顾性分析 104 例 NTM 的 MSCT 表现，出现柱状支气管扩张 93 例，支气管扩张累及 3 个或 3 个以上肺叶的共 84 例。扩张支气管远端常见树芽征或填充支气管影（63 例），合并囊状支气管扩张者 60 例，常见于右中肺（45 例）及左上肺舌段（38 例）。

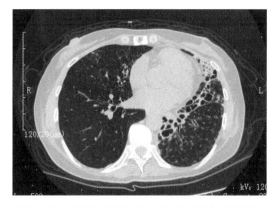

图 7-10 CT 肺窗示，左上肺舌叶及左下肺基底段可见多发囊状及柱状扩张的支气管影，双肺散在多发"树芽征影"

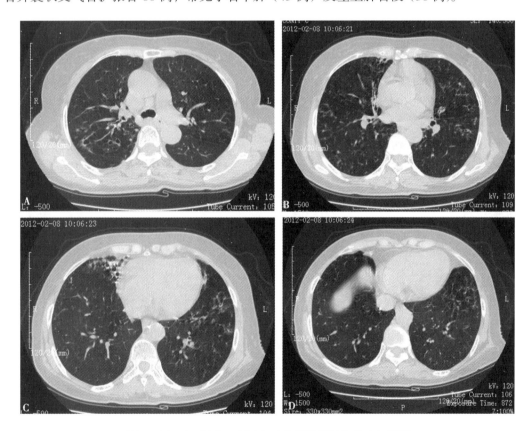

图 7-11 CT 肺窗，双肺各叶多发柱状扩张的支气管影

MAC 感染导致的支气管扩张，还是支气管扩张为 MAC 的好发因素，研究者推测，MAC 感染首先侵犯终末细支气管形成肉芽肿，再经支气管播散而形成结节、空洞和支气管扩张。随病变进展支气管扩张也恶化，说明这种支气管扩张是 NTM 感染的结果。

Polverosi 等回顾性分析发现，双侧支气管扩张和支气管炎的患者中大约 1/3 为 NTM 肺部感染，其中 MAC 和脓肿分枝杆菌是最常见的两种致病菌。薄层 CT 中超过 5 叶的支气管扩张和支气管炎，尤其是同时伴有叶性实变或 1 个空洞，则高度提示 NTM 肺部感染。对于有以上 CT 特点的患者需要进行 NTM 相关检查。这些结果提示我们在临床工作中对于具有支气管扩张和支气管炎表现的患者，要排除 NTM 感染的可能。

由于 HRCT 在支气管扩张和支气管炎的诊断中具有优势，所以在非结核分枝杆菌肺病的诊断中 HRCT 具有重要的作用。在 2007 年美国胸科学会和美国感染性疾病学会（ATS/IDSA）发布的 NTM 诊断、治疗和预防指南中指出对没有空洞表现的 NTM 感染需要进行 HRCT 检查。

（五）磨玻璃样密度影

磨玻璃影发生率相对较低（图 7-12），Takada 等报道 50 例中 NTM 有 4 例磨玻璃影。磨玻璃影的出现有两种原因，一种是由于肺 NTM 病直接引起，另一种是患者出现咯血形成的肺泡内积血。有的病例出现空气潴留，以后再发展为过度充气，提示病累及小气道。

由人洗浴时吸入被污染的热水烟雾而致病者在 X 线胸片早期可无病灶或病灶不明显，之后可表现为肺段、肺叶甚至全肺透亮度降低，肺门周围的间质浸润或粟粒结节及肺泡炎样改变。文献报道，鸟－胞内分枝杆菌引起的热水盆浴肺中，高分辨率 CT 检查具有一定的特征性，75% 有磨玻璃密度影，88% 患者小叶中心磨玻璃影结节影弥漫上中下肺野弥漫存在，呼气相中可见斑片状马赛克灌注；有文献报道鸟－胞内分枝杆菌复合菌群引起的过敏样肺炎患者呼气相中 100% 均见空气潴留表现。有时早期唯一影像学表现是磨玻璃影与健康肺镶嵌的马赛克图形，且合并有呼气相的空气储留影。

（六）间质性改变

少部分 NTM 患者中可见间质性改变（图 7-13）。

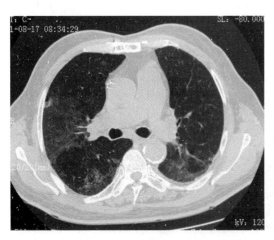

图 7-12 CT 肺窗示，右肺上叶后段，左肺上叶尖后段及双肺下叶背段多发磨玻璃密度片影

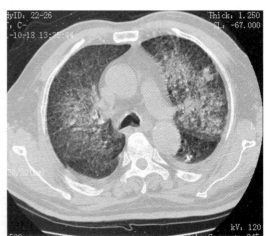

图 7-13 CT 肺窗可见间质性改变，双肺上叶大片状磨玻璃密度及斑片状混杂密度影，中内带为主，境界模糊，病变周围见网状结节状影

（七）胸膜病变

约 60% 患者可见胸膜增厚、粘连，多位于病变受累的区域周围，以胸腔上部常见，下部相对少见；胸腔积液，比较少见（5%~20%）。

（八）纵隔淋巴结肿大

在免疫正常人群中纵隔淋巴结肿大较少见（图 7-14）。在艾滋病患者中的 NTM 感染，以纵隔和肺门淋巴结肿大是最常见的表现。在 CT 上肿大的淋巴结可为实性或有中心坏死。由于艾滋病中的 NTM 肺病可通过胃肠道感染，因此腹膜后淋巴结肿大的发生率高。与无免疫抑制的患者比较，艾滋病患者更易发生血、骨髓和淋巴结等胸腔外感染，而且比胸腔内疾病更常见（15%~24%）。因此，Marinelli 等建议：当艾滋病患者的痰或支气管冲洗液内见到 NTM 时，即使胸片正常，也要对患者的血、骨髓、粪便和尿作 NTM 培养。

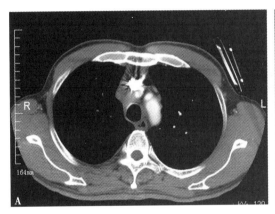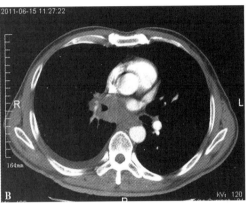

图 7-14　CT 增强扫描纵隔窗可见 4R 区及 8 区及右肺门淋巴结肿大

（九）钙化

肺内钙化及纵隔淋巴结钙化少见。

（十）其他

可见线状及纤维条索影，肺气肿或肺大疱，肺容积缩小，肺毁损，胸壁脓肿，心包积液。

二、分布部位

两肺多叶或单叶均可受累且一般多叶多于单叶、上叶多于下叶，以右肺上叶受累最多见。病变以多叶分布多种病变形态并存多见。

三、影像学方法的选择

对于上叶空洞型 NTM 肺病，X 线片为首选，但对早期轻微病变 X 线片可能漏诊；X 线片对微小结节、树芽征的显示，支气管扩张、磨玻璃密度影有无的正确判断有其局限性，所以 CT 尤其是高分辨 CT 扫描（HRCT）对 NTM 肺病诊断与鉴别诊断有着很大的优势，HRCT 应该作为结节支气管扩张型非结核分枝杆菌肺病的常规检查。

四、免疫抑制患者中的感染

在有明显的免疫抑制的病例中，发生 NTM 血行播散的危险性增加。

（一）艾滋病患者

鸟 - 胞类分枝杆菌是最常见的菌种，患者的血和痰的培养常呈阳性，反映了 NTM 感染的播散特征。患者的肺部症状不多，胸片可正常。纵隔和肺门淋巴结肿大是最常见的表现，在 CT 上肿大的淋巴结可为实性或有中心坏死；偶尔可出现粟粒性结节和肿块样病变，肺不张和胸腔积液少见。其他胸部异常文献报道有差异，有的认为空洞影比较少见，但亦有报道大面积实变合并空洞、结节病灶、支气管扩张是艾滋病合并非结核性分枝杆菌肺病的胸部影像特点。一项 83 例 HIV 合并堪萨斯分枝杆菌感染患者的研究中，75 个（90%）患者有胸部异常表现，以实变影（66%）和结节影（42%）为最常见表现，89% 患者中叶和下叶受累。由于艾滋病中的 NTM 肺病可通过胃肠道感染，因此腹膜后淋巴结肿大的发生率高。

（二）其他免疫抑制患者

影像学表现是变化多样，包括广泛的纵隔或肺门淋巴结肿大、肺内局灶性浸润、结节、空洞和粟粒性结节和弥漫性间质浸润。大部分病例血内可检出 NTM。

有文献报道，与免疫完善的非结核分枝杆菌肺病患者相似，在非艾滋病患者的免疫抑制患者中支气管扩张和境界模糊的结节为最常见表现。合并空洞的境界模糊的结节，伴有或不伴有空洞的 >2cm 的高密度影在非艾滋病患者的免疫抑制患者更常见。

（贺 伟）

第二节

常见非结核分枝杆菌肺病的影像学表现

近年来，由非结核分枝杆菌引起的肺部感染在全球范围内呈快速增长趋势，从流行病学资料来看，全球范围内，绝大多数地区鸟 - 胞内分枝杆菌（*Mycobacterium avium complex*，MAC）为最常见 NTM 菌种，其他引起呼吸道感染的常见的 NTM 菌种，包括脓肿分枝杆菌、堪萨斯分枝杆菌、蟾蜍分枝杆菌、偶发分枝杆菌等，在不同国家和地区的常见菌种和好发比例不同。

一、鸟 - 胞内分枝杆菌肺病

据文献报道，MAC 的影像学表现主要有四种类型，即上叶空洞型、结节支气管扩张型、"热水盆浴肺"（又称过敏性肺炎型）、孤立结节型。其中，上叶空洞型和结节支气管扩张型为最多见影像学表现。Okumura 等通过对病变进展过程的观察认为，两种主要类型的肺部影像学表现并非疾病进展中的不同阶段，即两者不会随时间而相互转换，或许不同类型的发生取决于某些先天因素，如患者的免疫状态等。既往大多数研究提示两种不同表现类型的好发人群不同，如上叶空洞型好发于有吸烟史的老年男性，多伴有肺基础疾病，如 COPD 等；结节支气管扩张型好发于老年女性，无吸烟史和慢性阻塞性肺疾病，这种现象也支持两种不同类型的发生或许与患者先天因素有关的观点。

（一）空洞型

指主要病变位于肺上叶，表现为伴有肺浸润、结节或纤维病灶的空洞病变。好发于男性伴有其他肺基础疾病的人群，尤其慢性阻塞性肺疾病（COPD），其胸部影像学表现与继发性肺结核不易鉴别，因此有研究把空洞型称为"肺结核样型"。在早期，大部分研究只有胸部 X 线片，上叶空洞型被称为经典或典型的影像学表现型。MAC 肺感染的空洞型表现为肺尖部的纤维空洞，可表现为薄壁空洞、厚壁空洞（图 7-15，图 7-16）、实变空洞等，多伴有"卫星病灶"，有时为巨大空洞（图 7-17，图 7-18），在未经治疗时进展比较快，1~2 年可进展为广泛肺结构破坏而导致呼吸衰竭。

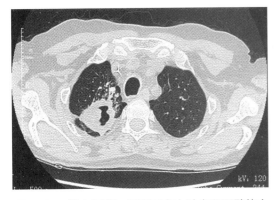

图 7-15　肺尖层面，肺窗示右上叶尖段厚壁偏心空洞病变，边缘可见长毛刺与胸膜粘连，周围见"卫星病灶"

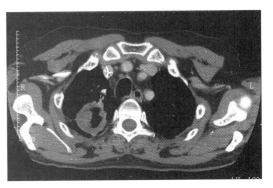

图 7-16　与图 7-15 同一层面，纵隔窗示洞壁强化不明显

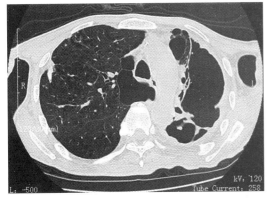

图 7-17　主动脉弓层面，肺窗示纵隔向左移位，左上叶多发空洞及索条影，肺结构完全破坏，右肺小叶中心肺气肿及肺大泡，胸膜下结节及微结节影

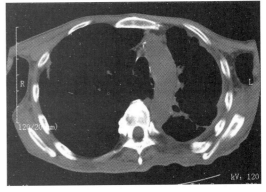

图 7-18　与图 7-17 同层纵隔窗，左侧胸膜广泛增厚，右侧胸膜局限增厚

空洞型或称上叶空洞型在 MAC 感染中非常常见，发生率约 44%~88%，因部分早期影像研究中以胸部 X 线片为主而且对结节支气管扩张型认识不足或许会造成数据偏倚，也许与不同学者对空洞型病变的界定不一致有关。国内研究受到实验室技术影响，既往大部分 NTM 研究的文章没有按菌种分型进行分析。段鸿飞等的研究报告中，上叶空洞型 MAC 感染约占 72.2%（13/18）。

（二）结节支气管扩张型

HRCT 上表现为双肺多发的小叶中心性结节及分枝样影，伴有支气管扩张，细支气管壁增厚，右中叶和或左舌段为好发部位（图 7-19），可伴有空洞。结节支气管扩张型伴有的空洞多为薄壁空洞（图 7-20）。病变缓慢进展，可导致肺结构破坏、肺不张及空洞（图 7-21）。

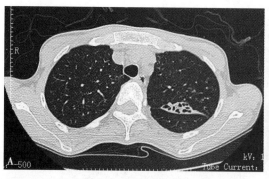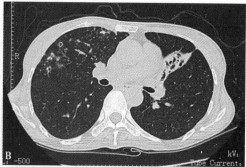

图7-19 肺尖及中间支气管层面，肺窗示双肺上叶尖后段、右中叶及左舌段多发微结节、小叶中心分枝影及树芽征，边缘模糊，左上叶后段及左舌段段性不张，内见聚拢扩张支气管，右中叶细支气管轻度扩张，管壁增厚

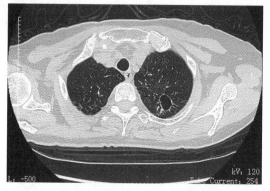

图7-20 肺尖层面肺窗，双肺上叶尖段微结节、小叶中心分枝影及树芽征，左上叶肺尖薄壁空洞，内壁光滑，外缘见粗长毛刺

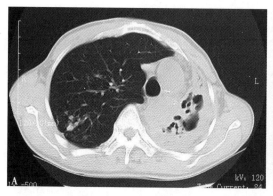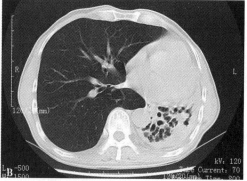

图7-21 主动脉弓层面和下肺静脉层面，纵隔向左移位，左肺体积缩小，呈软组织影，内见不规则空洞及多发聚拢扩张支气管；右肺上叶尖后段微结节及树芽征，边缘模糊

结节支气管扩张型好发于白人中老年女性。在胸部CT没有常规应用于临床之前，结节支气管扩张型很少报道，初期曾被称为不典型或非特异性表现型。Prince等于1989年首先报告了21例没有肺基础疾病，以老年女性患者为主的MAC感染，影像以缓慢进展的

局限或广泛分布的结节阴影为主，该组患者仅有 5 例有空洞，与传统认识的 MAC 感染不同。此后，Reich 等报告了 6 例之前没有详细被描述过的 MAC 肺部感染，该组患者具备以下相似的临床和胸部 X 线片表现：①全部为老年女性患者；②肺部没有易感性基础疾病存在；③最初累及左舌段或右中叶，作者把具有以上临床和影像特点的 MAC 感染称为"Lady Windermere 综合征"。此后相关 CT 研究逐步增加，并一致认为以老年女性为主，无恶性肿瘤或免疫力低下等基础疾病，胸部 CT 表现为多发小结节（树芽征）伴支气管扩张，是 MAC 感染的一种主要影像学表现类型。

结节支气管扩张型病变，常伴有薄壁空洞，但与上叶空洞型病变发生的位置和形态特点有所不同。Kim 等分析了 24 例空洞型 MAC 感染患者的薄层 CT 表现，发现 75% 的病例可见实变空洞或结节空洞有管壁增厚、管腔扩张的支气管与空洞相连或支气管穿过，提出 MAC 肺感染空洞形成的假说，即 MAC 肺感染空洞是由被感染的支气管炎症进展形成，即支气管壁及周围炎症形成结节，管壁溃疡坏死后，坏死物经支气管排除形成，该组患者中 2 例经手术肺叶切除，病理显示大的实变空洞中心可见增厚的支气管，支气管软骨炎性增厚、破坏、移位伴管腔内坏死碎片，进一步支持该假设的成立。

（三）热水盆浴肺或过敏性肺炎型

属少见病变类型，是指由于暴露于被 MAC 污染的热水盆而引起的一种急性病变。有关热水盆浴肺的研究认为其影像特点、病理表现均符合过敏性肺炎的改变，而并非真正的肺部感染，反复接触热水盆浴是这一类患者的共同特点，因此又称为过敏性肺炎型。HRCT 表现为双肺弥漫小叶中心磨玻璃为主。Hartman 等研究包括 12 例患者的 CT 表现，有斑片磨玻璃影、小叶中心性结节和呼吸相的空气潴留，影像上与过敏性肺炎的表现相似，因此认为临床上 CT 提示过敏性肺炎的患者也需要考虑热水盆浴肺的可能。

（四）孤立结节型

孤立结节型属少见病例，Gribetz 等于 1981 年首次报道，病理为肉芽肿性病变，目前尚未见到大样本病例研究。Hahm 等对一组经手术病理证实的 26 例结核球和 15 例孤立结节表现的 MAC 患者的临床及 CT 资料进行对照研究，结果显示两组数据无明显统计学差别，尤其既往研究认为结核球具有的特征性表现，如钙化、空洞、中心低密度和卫星病灶等，同样见于孤立结节型的 MAC。因此，影像及病理诊断为"结核瘤"的病例依然需要考虑 MAC 感染的可能。

二、堪萨斯分枝杆菌肺病

堪萨斯分枝杆菌是引起非结核分枝杆菌肺病最常见的菌种之一，在美国南部和中部地区发病率居第一位，被认为是毒力最强的 NTM，空洞发生率约 53.1%~83%，是 NTM 肺病空洞发生率最高的菌种。

Takahashi 等总结了 29 例堪萨斯分枝杆菌肺病的 CT 表现，发生部位依次为右上叶后段（41%），右上叶尖段（31%）左上叶尖后段（21%），空洞的发生率约占 83%，空洞形态包括圆形（18.4%），椭圆形（34.7%），管状或蜿蜒曲折状（47%），其中仅 30.65% 伴卫星病灶；约 89.7% 的患者可见小叶中心分布的小结节影。作者认为右肺上叶后段和尖段的薄壁空洞，管状或蜿蜒曲折状薄壁空洞等是堪萨斯分枝杆菌肺病比较有特征性的 CT 表现。

在很多研究中，有接近半数的堪萨斯分枝杆菌肺病没有空洞，仅表现为斑片结节影，需要与其他非结核分枝杆菌非感染进行鉴别。

Matveychuk 等对比了堪萨斯分枝杆菌肺病和其他 NTM 肺病的影像，堪萨斯分枝杆菌肺病好发于右肺上叶，空洞和单侧病变更多见，而陈旧性结核病灶、胸膜渗出和淋巴结病变则比较少见。另外一篇关于堪萨斯分枝杆菌肺病和猿分枝杆菌肺病对照研究，有着类似的结果，即堪萨斯分枝杆菌肺病空洞多见，但胸膜渗出和淋巴结病变发生率低于猿分枝杆菌肺病。

堪萨斯分枝杆菌肺病可表现为结节支气管扩张型，也可见孤立结型的个案报道，孤立结节型的 CT 表现和 PET/CT 高摄取与结核瘤和周围型肺癌不易鉴别。

三、脓肿分枝杆菌肺病

脓肿分枝杆菌属于快速生长（RGM）分枝杆菌，即：在固体培养基中 7 天内能长出菌落的分枝杆菌。脓肿分枝杆菌为 RGM 肺部感染最常见菌种，Griffith 等报告了 154 例 RGM 肺感染患者，脓肿分枝杆菌占 82%，作者认为 RGM 肺部感染好发于白人 60 岁以上女性非吸烟者，病变多发生于肺上叶（88%），77% 的患者可进展为双肺多发，空洞仅见于 16% 的患者，合并特异性肺基础疾病不多见，但 18% 的患者有分枝杆菌治疗史。Yano 等 2013 年发表的文章中，包含 44 例确诊的 RGM 肺部感染的患者，脓肿分枝杆菌 65.9%，偶发分枝杆菌 20.5%，脓肿分枝杆菌多见于老年女性不吸烟者，与之前的研究一致。该研究中 RGM 肺病影像学表现包括纤维空洞型 18.2%，结节支气管扩张型 43.2%，38.6% 为不易分类型。在 29 例脓肿分枝杆菌中结节支气管扩张型、纤维空洞和无法分类型，分别为 55.2%、10.3% 和 34.5%；而偶发分枝杆菌这三种表现的比例分别为 33.3%、55.6% 和 11.1%，在偶发分枝杆菌中上叶空洞表现明显多于其他类型表现，两种菌种肺部感染的影像学表现有明显统计学差别。

在部分 NTM 的影像研究中，根据病变的影像特点分为结节支气管扩张型、纤维空洞型和不易分类型三种影像类型，不易分类型是指上叶空洞及结节支气管扩张见于同一个患者，并且 CT 表现以肺实变为主，因此，有时很难根据以上两种亚型的标准将患者分类时引入的类型。纤维空洞型在各研究中所占比例略有不同，或许和研究的样本大小不同有关。脓肿分枝杆菌的 CT 表现以结节支气管扩张型最为多见，表现为双肺广泛分布的小结节影和柱状支气管扩张，肺内结节以小叶中心性和小于 1cm 的结节为主，可合并实变、肺体积缩小、胸膜增厚等；结节支气管扩张型最常见的双肺小结节、柱状支气管扩张和小叶中心分枝结节影对应的组织病理学改变为细支气管扩张和支气管及其周围炎症，伴或不伴有肉芽肿。Chung 等对 51 例 MAC 和 36 例脓肿分枝杆菌肺病患者的 CT 表现进行对比研究，两组 CT 征象有很大程度的重叠，如小结节、树芽征、支气管扩张、实变空洞两组没有统计学差别，但是肺叶体积缩小、结节、肺实变和薄壁空洞在 MAC 感染比脓肿分枝杆菌感染更常见。Griffith 等的研究中将近 15% 的脓肿分枝杆菌患者痰培养中合并 MAC，提示二者有一定相关性。尽管两种 NTM 感染有很多相似之处，但结节支气管扩张型 MAC 感染有明显右肺中叶和左舌段好发特点，即使病变进展为双肺广泛分布时，中叶及舌段病变多较其他肺叶严重，这个特点在脓肿分枝杆菌报道中没有见到，或许有助于二者鉴别，尚有待于进一步观察。

孤立结节型脓肿分枝杆菌感染偶有报道，2006 年 Kwon 等首次报告一例 51 岁女性非吸烟患者，CT 表现为左上叶尖后段孤立软组织结节灶，直径约 17mm，抗酸杆菌阳性，FDG-PET 呈高摄取，经胸腔镜活检，病例显示为肉芽肿性炎伴干酪坏死，后经实验室确诊为脓肿分枝杆菌感染。作者认为肺孤立结节型 NTM 感染多见于 MAC 感染，也可见于脓肿分枝杆菌感染和其他 NTM 感染。

四、偶发分枝杆菌肺病

偶发分枝杆菌是常见的快速生长型非结核分枝杆菌肺感染的菌种之一，在欧联盟国家发病率高于脓肿分枝杆菌，在韩国发病率仅次于 MAC 位居第二，偶发分枝杆菌肺外感染报道较多，但由于偶发分枝杆菌致病力低，呼吸道标本培养阳性患者中大多数为呼吸道定植或一过性感染，很少引起进展性肺部疾病，因此相关影像研究很少。Park 等的研究包含 26 例偶发分枝杆菌呼吸道感染的患者，是至今最大的一组研究样本，该研究 26 例患者中，男性略多于女性，平均年龄 61.5 岁，大部分患者伴有肺基础性疾病，如 14 例（54%）有肺结核史，肺癌、肺纤维化和其他分枝杆菌感染各 4 例（15%），其 CT 表现包括支气管扩张 80%，结节 60%，实变 52%，空洞 20%，影像与脓肿分枝杆菌肺感染类似。Griffith 等的研究提示偶发分枝杆菌好发于胃肠道疾病患者，但在 Park 等的研究中的患者没有合并胃肠道疾病史。有待临床进一步观察。

五、蟾蜍分枝杆菌肺病

蟾蜍分枝杆菌在多数国家不是呼吸道感染的常见菌种，但部分地区如加拿大安大略省、英国和法国等地区比较常见。通常认为蟾蜍分枝杆菌为非致病性菌种，有肺基础疾病尤其 COPD 和既往有肺结核病史的患者为易感人群，和呼吸道清除机制受损有关。目前的大部分研究显示，蟾蜍分枝杆菌好发于中年人，其临床过程既是惰性的又是进展的，据统计约 40% 为进展型病变，其中 80% 伴有空洞。

关于呼吸道蟾蜍分枝杆菌的 CT 表现非常有限，MARRAS 等的研究是至今为止最大的一组关于免疫正常患者蟾蜍分枝杆菌 CT 表现的研究。有研究报道，把 70 例至少一次经实验室检查蟾蜍分枝杆菌阳性的患者（痰、支气管镜或穿刺活检）分为 3 组，即：明确诊断组（完全符合 ATS 诊断标准，16 例）、可能性诊断组（满足生物学诊断要求，CT 异常但临床症状不明显，10 例）和无疾病组（仅一次痰标本阳性，CT 无明确异常或没有临床症状，44 例）。该研究结果显示，"明确诊断组"常见的 CT 表现为结节（88%）和空洞（63%），但支气管扩张（50%）和树芽征（50%）相对少见；在"可能性诊断组"和"非疾病组"，结节分别为 100% 和 80%，支气管扩张 40% 和 10% 或树芽征 40% 和 11%；空洞和 ≥ 5mm 的结节和完全符合生物学标准有关；支气管扩张和 <5mm 的结节和感染症状相关。

Carrillo 等对比了 MAC 和蟾蜍分枝杆菌肺病的放射和临床表现，认为蟾蜍分枝杆菌很少见到结节支气管扩张型表现，该研究中，蟾蜍分枝杆菌患者平均年龄更年轻，合并 COPD 和恶性肿瘤多于 MAC 患者。

（吕平欣）

第三节

非结核分枝杆菌肺病的影像鉴别诊断

一、上叶空洞型病变的鉴别

NTM 肺感染的上叶空洞型与结节支气管扩张型在影像学表现上各自有着不同特点，其中上叶空洞型因发病部位及影像学表现与空洞型肺结核非常相似，临床误诊率非常高。但相关的影像研究较少，大样本的对照研究尤其缺乏。

Kim 等对比了一组痰菌阳性的空洞型肺结核（112 例）和 NTM 肺病（30 例）患者的临床和 CT 表现，两组患者临床和影像都有很多重叠表现。有一定鉴别诊断意义的包括：① NTM 组患者年龄偏大；②之前有肺结核治疗和咳血症状都多于肺结核组；③ NTM 组肺实变发生率少于肺结核。我们知道，堪萨斯分枝杆菌肺感染多表现为右肺上叶空洞，与肺结核的影像类似，Shitrit 等在堪萨斯分枝杆菌肺感染和肺结核的对照研究中显示，肺结核影像学表现中两肺分布、胸膜渗出和淋巴结肿大显著多于堪萨斯感染，而堪萨斯肺感染合并肺基础疾病，如 COPD 多于肺结核患者，或许有助于二者鉴别。

NTM 不仅影像学表现、临床症状和痰涂片检查与肺结核类似，对大部分一线抗结核药物耐药，而常常误诊为耐药肺结核，Kahkouee 等的研究包含 43 例多耐药肺结核（multidrug resistant tuberculosis，MDR-TB）和 23 例 NTM 肺感染，对两组病变的 CT 表现进行对照分析，认为 NTM 组患者年龄略高于 MDR-TB 组，而性别和吸烟史没有明显差别，MDR-TB 组抗结核治疗史明显高于 NTM 组；CT 上 MDR-TB 组肺内慢性肺感染病变影像多见，如钙化、肺实质纤维破坏、肺体积缩小和胸膜增厚，实变伴厚壁空洞多见于 MDR-TB 组，NTM 组薄壁空洞伴同肺叶肺段卫星病灶多见；两组支气管扩张发生率相似，但 MDR-TB 组支气管扩张上叶多见，而 NTM 组中叶和舌段发生率明显高于 MDR-TB 组；结节和树芽征形态及分布上两组没有太大差别；淋巴结钙化多见于 MDR-TB 感染。但该研究对 NTM 组依然没有进行影像分型。

总之，肺结核和 NTM 肺感染临床和影像存在很多类似表现，研究显示结节支气管扩张型有一定特点；但空洞型 NTM 感染目前研究显示从影像学表现上进行鉴别有一定难度，胸膜渗出和淋巴结肿大多提示肺结核，但大部分影像学表现类似，需要重视其临床特点，对于有结核治疗史的大于 65 岁老年患者，有 COPD、肺纤维化等基础肺病时需要除外 NTM 感染可能。

二、结节支气管扩张型 NTM 肺感染的鉴别诊断

（一）结节支气管扩张对 NTM 肺感染的诊断价值

结节支气管扩张型主要表现为双肺多发的支气管扩张和细支气管炎改变，即 HRCT 表现为小叶中心结节及分枝状影（树芽征），可见于多种 NTM 肺感染，如 MAC、脓肿分枝杆菌、堪萨斯分枝杆菌、蟾蜍分枝杆菌、偶发分枝杆菌、龟分枝杆菌等。Koh 等观察了一组薄层 CT 检查表现为双肺广泛支气管扩张和支气管炎的患者，其中 NTM 感染 36 例，包括

MAC 感染 18 例（50%）、脓肿分枝杆菌 14 例（39%）、堪萨斯分枝杆菌 1 例（3%）、偶发分枝杆菌 1 例，菌种不明 2 例。研究认为薄层 CT 表现为双肺细支气管炎和支气管扩张的患者，大约 1/3 为 NTM 肺感染。MAC 和脓肿分枝杆菌感染最为多见；薄层 CT 显示支气管扩张和支气管炎累及 5 个肺叶以上，尤其伴有小叶实变或空洞者高度提示 NTM 感染。

（二）与泛细支气管炎的鉴别

在 Koh 等的研究中，双肺以广泛支气管扩张和支气管炎为主要表现的病变中非特异性感染为最多见，其次为非结核分枝杆菌肺感染，位于第三位的就是弥漫性泛细支气管炎（diffuse panbronchiolitis，DPB）。

DPB 是一种特发性炎性疾病，1969 年首先由日本学者 Homma 等提出，直到 20 世纪 80 年代早期才被国际同行所认识。DPB 是东亚地区人种易发生的特异性疾病，欧美国家散发。DPB 起病隐袭，病情进展缓慢。主要表现为咳嗽、咳痰和活动时气短三大症状，可发生于任何年龄，以 40~50 岁多见，男女发病无差异。患者多合并有或既往有慢性鼻窦炎，是本病的一个重要特征，同时也是诊断本病的一个主要标准之一。

Park 等进行的 HRCT 对照研究包括 41 例 MAC 感染和 37 例 DPB 患者。两组患者临床表现中，NTM 组整体年龄偏大，女性为主，有结核治疗史和咳血症状多于 DPB；而 DPB 患者中有鼻窦炎史，临床劳累性呼吸困难和听诊闻及粗啰音多见于 NTM，大环内酯类药物治疗效果好。实验室检查中冷凝集实验抗体滴度 >64，对于 DPB 诊断有重要作用。两组患者胸部 X 线片对比没有显著统计学差异，但空洞仅见于 NTM 患者，DPB 病变分布较 NTM 更广泛。研究显示两组患者临床和放射表现有很大重叠，对于表现为双肺广泛支气管炎和支气管扩张的患者，正确诊断需要积极地进行细菌学检查。

总之，NTM 肺感染影像学表现复杂，X 线胸片敏感性差，在鉴别诊断中价值有限，HRCT 在 NTM 肺感染的诊断中非常重要也非常必要。上叶空洞型和结节支气管扩张型可见于不同的菌种感染，其中上叶空洞型与继发性肺结核鉴别困难，结节支气管扩张型有一定特点，即当 HRCT 表现为支气管扩张、伴引流支气管的薄壁空洞、中叶或舌段的树芽征时，高度提示 NTM 感染。当然，NTM 肺感染的最终诊断依赖于临床、放射和微生物学手段的综合诊断，三者在 NTM 肺感染的诊断中起着同样重要的作用。

（吕平欣）

· 参 考 文 献 ·

1. Hahm CR, Park HY, Jeon K, et al. Solitary pulmonary nodules caused by Mycobacterium tuberculosis and Mycobacterium avium complex. Lung, 2010, 188 (1): 25-31.

2. Han D, Lee KS, Koh WJ, et al. Radiographic and CT findings of nontuberculous mycobacterial pulmonary infection caused by Mycobacterium abscessus. AJR Am J Roentgenol, 2003, 181 (2): 513-517.

3. Tanaka D, Niwatsukino H, Oyama T, et al. Progressing features of atypical mycobacterial infection in the lung on conventional and high resolution CT (HRCT) images. Radiat Med, 2001, 19 (5): 237-245.

4. Fujita J, Ohtsuki Y, Suemitsu I, et al. Pathological and radiological changes in resected lung specimens in Mycobacterium avium intracellulare complex disease. Eur Respir J, 1999, 13 (3): 535-540.

5. Kim TS, Koh WJ, Han J, et al. Hypothesis on the evolution of cavitary lesions in nontuberculous mycobacterial

pulmonary infection:thin-section CT and histopathologic correlation.AJR Am J Roentgenol,2005,184(4):1247-1252.

6. Jeong YJ,Lee KS,Koh WJ,et al.Nontuberculous mycobacterial pulmonary infection in immunocompetent patients:comparison of thin-section CT and histopathologic findings.Radiology,2004,231(3):880-886.

7. Zheng C,Fanta CH.Non-tuberculous mycobacterial pulmonary infection in the immunocompetent host.QJM, 2013,106(4):307-315.

8. Takahashi M,Tsukamoto H,Kawamura T,et al.Mycobacterium kansasii pulmonary infection:CT findings in 29 cases.Jpn J Radiol,2012,30(5):398-406.

9. Wittram C,Weisbrod GL.Mycobacterium avium complex lung disease in immunocompetent patients: radiography-CT correlation.Br J Radiol,2002,75(892):340-344.

10. Kwon YS,Koh WJ,Kwon OJ,et al.Mycobacterium abscessus pulmonary infection presenting as a solitary pulmonary nodule.Intern Med,2006,45(3):169-171.

11. Hanak V,Kalra S,Aksamit TR,et al.Hot tub lung:presenting features and clinical course of 21 patients.Respir Med,2006,100(4):610-615.

12. Cattamanchi A,Nahid P,Marras TK,et al.Detailed analysis of the radiographic presentation of Mycobacterium kansasii lung disease in patients with HIV infection.Chest,2008,133(4):875-880.

13. Hartman TE,Jensen E,Tazelaar HD,et al.CT findings of granulomatous pneumonitis secondary to Mycobacterium avium-intracellulare inhalation:"hot tub lung".AJR Am J Roentgenol,2007,188(4):1050-1053.

14. Koh WJ,Lee KS,Kwon OJ,et al.Bilateral bronchiectasis and bronchiolitis at thin-section CT:diagnostic implications in nontuberculous mycobacterial pulmonary infection.Radiology,2005,235(1):282-288.

15. Griffith DE,Aksamit T,Brown-Elliott BA,et al.An official ATS/IDSA statement:diagnosis,treatment,and prevention of nontuberculous mycobacterial diseases.Am J Respir Crit Care Med,2007,175(4):367-416.

16. Erasmus JJ,McAdams HP,Farrell MA,et al.Pulmonary nontuberculous mycobacterial infection:Radiologic manifestation.Radio Graphics,1999,19(6):1487-1503.

17. 吕平欣,马大庆.常见非结核分枝杆菌肺病的CT表现.中华放射学杂志,2015,49(3):238-240.

18. 马骏,朱晓华,孙希文,等.非结核分枝杆菌肺部病变的CT表现及诊断价值.中华结核和呼吸杂志, 2009,32(4):300-301.

19. 戴洁,史景云,梁莉,等.非结核分枝杆菌肺病的CT表现:与继发性肺结核CT表现比较.中国防痨杂志, 2014,36(8):706-709.

20. 宋敏,刘文,方伟军,等.非结核分枝杆菌肺病的MSCT表现特点分析.实用放射学杂志,2012,28(9): 1345-1349.

21. 贺伟,潘纪成,周新华.非结核分枝杆菌肺病的影像学表现.中华结核和呼吸杂志,2004,27(8):553-556.

22. 马骏,朱晓华,孙希文,等.肺非结核分枝杆菌病的CT征象分析.临床放射学杂志,2008,27(5):619-

622.

23. 杨根东,陆普选,张莉萍,等.肺非结核分枝杆菌病的X线与CT影像分析.中国医学影像技术,2008,24(11):1789-1791.

24. 贺伟,潘纪成,周新华,等.肺非结核性分枝杆菌病的X线和CT表现.中华放射学杂志,2004,38(1):20-25.

25. 马玙.关注非结核分枝杆菌肺病的诊断与治疗.中华结核和呼吸杂志,2011,34(8):566-568.

26. 沙巍,肖和平.鸟-胞内分枝杆菌复合菌群过敏样肺病的临床特征.中华结核和呼吸杂志,2011,34(12):929-931.

27. 贺伟,宁锋钢,李成海,等.鸟-胞内分枝杆菌复合群肺病和脓肿分枝杆菌肺病的CT影像学比较.中国防痨杂志,2014,36(8):700-705.

28. 马玙,黄海荣.浅议非结核分枝杆菌肺病的诊断.中华结核和呼吸杂志,2012,35(8):564-566.

第八章

非结核分枝杆菌病的免疫学诊断

第一节

免疫学诊断简介

免疫学诊断是应用免疫学的理论、技术和方法诊断各种疾病和测定机体的免疫状态。在医学上，它是确定疾病的病因和病变部位，或是确定机体免疫状态是否正常的重要方法。目前，免疫学正以前所未有的蓬勃态势向前发展，这体现在：①基础免疫学研究更加深入和广泛，免疫学理论体系更加完善；②临床免疫学在临床疾病诊断与防治中发挥的作用更为明显，新型免疫学技术和方法及其应用日益广泛；③基础免疫学与临床免疫学结合及其与其他多学科的交叉更加紧密，深化了人类对于疾病发生发展机制的认识；④免疫学在推动生物高科技产业化中的技术支撑作用以及效益日益突出。

免疫诊断已经成为临床各学科中诊断疾病的最重要手段之一。新的免疫学诊断方法不断涌现，免疫学诊断的方向也向着微量、自动、快速方向发展，新的诊断方法也层出不穷。各种芯片技术（DNA、蛋白和抗体）已经引入免疫学的诊断技术之中。如血清免疫学诊断技术具有简便易行、快速诊断、高敏感性的优点，可检测到浓度为 10^{-9}/ml 的抗原。

本章就目前现有的非结核分枝杆菌（nontuberculous *Mycobacterium*，NTM）病的免疫学诊断方法进行介绍。其中有些检测方法已有几十年历史，因其自身固有的局限性，未得到广泛推广使用；有些检测方法是近些年新产生的，甚至已成熟并上市，但仍有待更大规模的临床试验证实其临床诊断意义。但无论其临床意义究竟有多大，各种检测方法的发现和验证过程是科研人员和临床医生值得思考和学习的。

第二节

免疫学诊断方法

一、PPD 皮肤试验

（一）原理

当人体接触小分子半抗原物质后，小分子的半抗原与体内蛋白质结合成全抗原，经朗格汉斯细胞摄取并提呈给 T 细胞，使其活化，分化为效应 T 细胞和记忆 T 细胞。机体再次接触相应抗原后，刺激特异性记忆 T 细胞活化，产生 IFN-γ 和 IL-17 等细胞因子，进一步释放炎性细胞因子和趋化因子，诱导单核细胞移行并成熟为巨噬细胞，介导组织炎症损伤，皮肤局部出现红肿、皮疹和水疱，严重者可发生皮肤剥脱。人体的这种反应属于Ⅳ型超敏反应的接触性迟发型超敏反应。

根据Ⅳ型超敏反应的原理，采用皮试法检测机体细胞免疫针对某种抗原的应答强度：上臂皮内注射一定量抗原，48~72 小时观察注射部位的炎症反应。注射部位出现红肿、硬结为皮试阳性，说明该机体存在针对受试抗原的特异性致敏 Th1 细胞。例如应用于结核病诊断的 PPD 皮肤试验（purified protein derivative skin test），通过皮内注射结核分枝杆菌细胞壁的纯蛋白衍生物，观察局部迟发型超敏反应的强度，用以判定卡介苗（bacillus calmette guerin，BCG）接种诱导的免疫效果或某个体是否患有结核病。如受试者为活动性结核病患者或曾接种过 BCG，则结核菌素试验可辅助判定机体细胞免疫的水平，而肿瘤患者的结核菌素试验常常转阴或者为弱阳性。

最初将 PPD 皮试用于结核病的诊断，由于分枝杆菌的培养和菌种鉴定需要较长的时间，而 PPD 皮试的诊断更快捷，故又有学者推荐将 PPD 皮试应用于 NTM 病的临床，由分枝杆菌菌株灭活制成，根据注射部位的反应情况，判断体内细胞免疫水平，了解患者是否患 NTM 病，从而指导临床诊断。

（二）PPD 皮肤试验

自 19 世纪 60 年代开始从 NTM 菌株中提炼制成 PPD 皮试，用于临床患者的诊断。1973 年，PPD-S 皮试试剂开始使用 Tween 做稳定剂，改善了 PPD 皮试的质量。对于结果的判读，反应直径大于等于 10mm 认为阳性，小于 10mm 认为阴性。

常见的 PPD 皮试剂型包括以下 6 种：结核分枝杆菌为 PPD-S，堪萨斯分枝杆菌为 PPD-Y，瘰疬分枝杆菌为 PPD-G，鸟分枝杆菌为 PPD-A，胞内分枝杆菌为 PPD-B，偶发分枝杆菌为 PPD-F。PPD 皮试注射剂为 0.1ml，其中包含 0.0001mg，由定氮法测定。

通常情况下，PPDs 皮试的测量仅由普通的护士、医学生、实习医生或住院医生进行，这会导致数据读取不准确，结果不确定。PPDs 皮试红晕和硬结直径应由有经验的相关医务工作者认真测量，这不仅使结果准确，且不同 PPDs 皮试结果之间更具有可比性，有助于疾病的早期诊断。

在 1968 年 Edward 等对阿拉斯加人口进行了包含 6 种 PPDs 的皮试，分别为 PPD-S

（结核分枝杆菌）、PPD-Y（堪萨斯分枝杆菌）、PPD-G（瘰疬分枝杆菌）、PPD-A（鸟分枝杆菌）、PPD-B（胞内分枝杆菌）、PPD-F（偶发分枝杆菌）。经过 15 年的时间，80 名肺部或淋巴系统鸟 – 胞内分枝杆菌复合群（*Mycobacterium avium–intracellulare* complex，MAC）病的患者，进行了包含 6 种 PPDs 的皮试，其中 PPD-B 皮试的平均硬结或红晕直径最大，此结果认为与 MAC 中胞内分枝杆菌的比例最大。将 MAC 病患者分为鸟分枝杆菌与胞内分枝杆菌，其中鸟分枝杆菌患者 PPD-A 皮试的平均硬结或红晕直径最大，胞内分枝杆菌患者 PPD-B 皮试的平均硬结或红晕直径最大。

1970 年，Held 等针对不同分枝杆菌皮试的交叉反应进行了临床试验，皮试包括 PPD-S、PPD-A、PPD-Y、PPD-G、PPD-B 和 PD-F。试验中对不同 NTM 菌种病患者进行不同的 PPD 皮试，观察皮试反应。结果显示每一种 NTM 几乎对所有 PPD 皮试均表现出了阳性反应，不同的是对同菌种 PPD 皮试的皮肤反应较其他菌种更强（表 8-1）。

表 8-1　不同分枝杆菌病动物模型，进行不同分枝杆菌皮试，8 周后测量的平均直径结果

不同分枝杆菌病动物模型	皮肤试验（mm）					
	结核菌素 PPD	PPD-A	PPD-Y	PPD-G	PPD-B	PPD-F
结核分枝杆菌	27.13	13.13	24.73	17.13	22.53	10.13
鸟分枝杆菌	25.76	34.16	21.16	20.76	22.56	12.16
堪萨斯分枝杆菌	20.20	15.20	23.60	16.00	15.20	13.00
瘰疬分枝杆菌	22.20	21.60	23.80	32.00	22.60	16.60
胞内分枝杆菌	20.00	21.60	30.20	24.20	31.80	17.20
偶发分枝杆菌	14.36	10.36	15.56	9.76	14.16	19.56

尽管 PPD 皮试对不同 NTM 病具有一定的特异性，但因不同个体的结果差异大，同一个体在不同时间和身体情况下的皮试结果并不确定，且皮试结果缺乏更准确的界定折点，故作为一项诊断手段，PPD 的意义一直受到争议。

1971—1973 年，在国立犹太医院对 NTM 病患者进行了一项回顾性临床试验，共包括 138 名结核病患者，74 名 NTM 病患者，所选患者均系连续痰培养阳性，皮试包括 PPD-S、PPD-A、PPD-Y、PPD-G、PPD-B 和 PPD-F。

结果提示 PPD-S、PPD-B 和 PPD-Y 对 NTM 病的诊断具有一定指导意义，而 PPD-G、PPD-A 和 PPD-F 的诊断意义较差。并认为同时进行多种皮试，将结果综合分析，可能具有更好诊断意义。

虽然 PPD 皮试历史悠久、使用广泛，但作为一项诊断手段，因为其较高的假阴性率和假阳性率，并不能作为一项很有诊断价值的临床手段，近 30 年临床上已很少进行 NTM 病的 PPD 皮试指导临床诊断。好的技术是代代相传、不断发展的。对于指导临床诊断，PPD 皮试具有其局限性，但其检测手段仍可被借鉴用于科研研究。

二、抗原抗体反应

（一）原理

将血清中多种不同的特异性反应物质称为抗体，而将能诱导抗体产生的物质统称为抗原。抗原和相应抗体在体外相遇后发生特异性结合，可以用已知的抗原（或抗体）来检测未知的抗体（或抗原）。

免疫标记技术（immunolabelling technique）是将抗原抗体反应与标记技术相结合，将已知的抗体或抗原标记上示踪物质，通过检测标记物，间接测定抗原 – 抗体复合物的一类试验方法。常用的标记物有酶、荧光素、放射性核素、化学发光物质及胶体金等。免疫标记技术极大地提高了检测抗原 – 抗体反应的灵敏度，不但能对抗原或抗体进行定性和精确定量测定，而且结合光镜或电镜技术，能观察抗原、抗体或抗原 – 抗体复合物在组织细胞内的分布和定位。

免疫标记技术中的免疫酶测定法（enzyme immunoassay，EIA）最常用，即一种用酶标记一抗或二抗检测特异性抗原或抗体的方法。本法将抗原抗体反应的高度特异性与酶对底物的高效催化作用结合起来，通过酶标仪测定酶分解底物产生的有色物质（也可作用于荧光底物，使之产生荧光）的光密度值（OD），评定抗原或抗体的含量。用于标记的酶有辣根过氧化物酶（horseradish peroxidas，HRP）、碱性磷酸酶（alkaline phosphatase，ALP）等。常用的方法有酶联免疫吸附试验（enzyme linked immunosorbent assay，ELISA）和酶免疫组化技术。由于 ELISA 检测技术方法简单，特异性强，因此是酶免疫技术中应用最广泛的技术。酶免疫检测技术可用于激素、药物等半抗原的检测，也可用于大分子蛋白质、病毒和细胞性抗原成分的检测。

NTM 病的血清免疫标记检测在近 20 年尤为重视。与其他诊断检测手段相比，血清学诊断侵袭性较小、操作简便、快速、无须特殊仪器、便于推广，可发展为自动化检测，且具有一定的敏感性和特异性。血清学诊断广泛运用了目前现有的一些科技手段，其中免疫酶测定法等技术的应用为血清学诊断带来了更好的前景。

（二）IgA-GLP 检测方法

在中国，MAC 病约占 NTM 病的 50%。在日本，MAC 病约占 70% 的 NTM 病。对 MAC 病的诊断非常困难，因为与结核病相比，MAC 广泛来自于自然界的水、土壤和灰尘，所以 MAC 引起的样本污染和 MAC 定植在人类呼吸道中不致病的现象很常见，从痰中分离出 MAC 有时并不具有临床意义。并且由于 MAC 病和结核病的临床症状、影像学表现和实验室检查相似，导致当没有培养阳性结果时，两者很难区分。

分枝杆菌的很多特征，包括它们能在宿主巨噬细胞的吞噬溶酶体中增殖，它们对很多抗生素产生抗性，都归功于它们能够合成特殊的富含脂类的细胞壁。糖肽脂（GPLs）是其细胞壁上比较重要的一类糖脂（图 1），由 D– 苯丙氨酸 –D– 别苏氨酸 –D– 甘氨酸 –L– 甘氨醇构成的三肽氨基醇核心与 3– 羟基或者 3– 甲氧基 C–（26）–C–（34）脂肪酸通过肽键连接所形成的脂肽核构成的。已有相关试验和技术使用结核分枝杆菌的脂阿拉伯甘露糖、海藻糖二霉菌酸酯和糖脂类抗原对结核病进行诊断，但是由于这些抗原在分枝杆菌不同菌种之间有交叉免疫反应，导致这些方法并不能区分结核和其他分枝杆菌。2002 年 Kobayashi 等通过 ELISA 方法进行血清学诊断，对结核病、堪萨斯分枝杆菌病、MAC 病进行区分。所选择抗原为 MAC 和瘰疬分枝杆菌细胞表面的主要抗原和特异抗原 –GPLs。

MAC 标准株在 7H9 培养液中孵育后，培养物进行高压蒸汽灭菌和冻干。冻干后的细菌使用氯仿 – 甲醇提取，碱固定后用于硅胶柱色谱分析，而后 GPLs 通过甲醇 – 氯仿进行洗脱，洗脱后的 GPLs 通过一维薄层色谱分析进行反复提纯，而后通过醋酸中和作用使 GPL 还原化，最后蒸发脱水，收集 GPL 抗原。通过对有机相进行冲洗，收集 GPL 核心抗原。

微孔板中覆盖 0.5g 的 GPLs 抗原和 GPL 核心抗原，通过分浓度梯度加入 GPL 抗原和 GPL 核心抗原，进行 EIA，了解免疫显性的抗原表位。被检测血清样品使用磷酸盐缓冲液进行稀释，稀释后的样本加入微孔板，而后进行孵育。孵育后微孔板进行冲洗，而后分别加入辣根过氧化物酶标记的抗人类 IgA、IgG 和 IgM 抗体的山羊抗体，再次进行孵育。再次冲洗后，未结合的标记抗体将被冲刷走，而后加入底物 – 邻苯二胺盐酸盐。通过显色，对孔中光密度进行收集读取。

结果显示，与 MAC 定植菌、堪萨斯分枝杆菌、结核菌和健康人相比，MAC 病中 GPL 核心抗体明显升高（包括 IgA、IgG 和 IgM 抗体）。GPL 核心抗原不同抗体的敏感性和特异性不同（表 8-2），GPL 核心抗原 IgG 抗体 ELISA 方法的敏感度和特异度分别为 72.6% 和 92.2%，IgA 抗体敏感度和特异度分别为 92.5% 和 95.1%，IgM 敏感度和特异度分别为 78.3% 和 91.0%。IgA 抗体 ELISA 方法的敏感性和特异性最好。

表 8-2　使用 EIA 方法对 GPL 核心抗原不同抗体进行检测，其敏 108 感性和特异性的结果

分组	研究例数	IgG		IgA		IgM	
		敏感性（阳性例数）	特异性（阴性例数）	敏感性（阳性例数）	特异性（阴性例数）	敏感性（阳性例数）	特异性（阴性例数）
MAC 病	106	72.6%（77）	27.4%（29）	92.5%（98）	7.5%（8）	78.3%（83）	21.7%（23）
堪萨斯分枝杆菌病	30	6.7%（2）	93.3%（28）	10.0%（3）	90.0%（27）	16.7%（5）	83.3%（25）
结核分枝杆菌病	77	10.4%（8）	89.6%（69）	5.2%（4）	94.8%（73）	5.2%（4）	94.8%（73）
健康人群	126	6.3%（8）	93.7%（118）	3.2%（4）	96.8%（122）	8.7%（11）	91.3%（115）

6 个研究中心再次对 IgA–GPL ELISA 试剂盒鉴别 MAC 肺病与其他肺部疾病进行了一项临床试验，入组患者包括 70 名 MAC 肺病、18 名 MAC 污染、37 名肺结核、45 名其他肺部疾病和 76 名健康志愿者。结果显示 MAC 患者血清中 IgA 抗体水平比其他组水平明显升高，$P<0.0001$。当把折点定为 0.7U/ml 时，敏感度和特异度分别为 84.3% 和 100%。在结节性支气管扩张和纤维空洞型 MAC 肺病患者中，IgA 抗体的水平尤其升高明显，$P<0.0001$，并且 MAC 影像学严重程度与 IgA 抗体水平正相关，$P<0.0001$。

尽管 IgA–GPL 被证实对诊断 MAC 病有较好的敏感性和特异性，但研究者发现此手段

在不同人群中的诊断价值差别较大。在不包含脓肿分枝杆菌肺病的临床试验中，IgA-GPL ELISA 的鉴别诊断能力较强，一项回顾性研究中也证实，IgA-GPL ELISA 试剂盒可以区分 MAC 肺病与堪萨斯分枝杆菌肺病，原因可能与堪萨斯分枝杆菌细胞壁没有 GPL 有关。然而当包含脓肿分枝杆菌肺病后，其诊断的特异性明显下降，IgA-GPL 不能很好地区分 MAC 与脓肿分枝杆菌，目前其原因有待探讨。

（三）TMM-M 和非极性 GPL 检测方法

TMM-M 和非极性 GPL 抗原是分枝杆菌的常见抗原。Matsunaga 等曾观察到 MAC 病豚鼠中，非极性 GPL 抗原的 IgG 抗体明显升高。为了了解 TMM-M 和非极性 GPL 抗原在分枝杆菌患者中是否具有指导诊断的价值，Nishimura 等对包括 MAC 肺病、可疑 MAC 肺病、肺结核、堪萨斯分枝杆菌肺病和健康志愿者的人群，通过使用 ELISA 的方法，检测血清中 TMM-M，非极性 GPL 抗原和 PL-2 抗原的 IgG 抗体。发现 TMM-M 抗原 IgG 抗体和非极性 GPL 抗原 IgG 抗体在不同人群中有显著统计学差异，两者对于 MAC 肺病均具有良好的敏感性和特异性。其中对于 TMM-M 抗原 IgG 抗体，当折点定为 0.27 时，其敏感性和特异性分别为 89.2%（95%CI 79.1%~95.6%）和 97.0%（95%CI 91.5%~99.4%）。对于非极性 GPL 抗原 IgG 抗体，当折点定为 0.33 时，其敏感性和特异性分别为 89.2%（95%CI 79.1%~95.6%）和 94.0%（95%CI 87.4%~97.8%）。试验结果同时显示，TMM-M 抗原 IgG 抗体和非极性 GPL 抗原 IgG 抗体之间具有相关性（r=0.709，P<0.001。大部分患者的 TMM-M 抗原 IgG 抗体和非极性 GPL 抗原 IgG 抗体同时升高，两者正相关。少部分患者仅其中一种抗体升高，且这些患者均系结节支气管扩张型。

研究还发现部分肺结核患者亦具有较高抗 TMM-M 抗体水平。因为结核分枝杆菌和 MAC 的一些分子结构相似，故分析有关 TMM-M 的血清学检测结果时，应考虑 MAC 与结核分枝杆菌的交叉免疫反应。

由于 TMM-M 和非极性 GPL 具有不同的生物化学结构，故认为同时检测血清中这两种抗原的抗体，对诊断 MAC 病的诊断可能具有更好的指导意义。

（四）Aro-Tal-AST 检测方法

Gupta 等通过对鸟分枝杆菌分泌的抗原蛋白进行洗脱和提纯，在培养滤液中找到一种特异性蛋白，其分子量为 45~50kDa 的片段对鸟分枝杆菌病患者血清抗体具有较好的特异性，而对结核病患者和接种 BCG 患者无特异性。通过液相色谱 - 串联质谱仪检测出此特异性抗原由三种氨基酸组合而成，分别为 Aro、Tal 和 AST，此特异性抗原被认定为 Aro-Tal-AST 结合蛋白。

对 Aro-Tal-AST 结合蛋白进行临床试验验证，包括 10 名 MAC 病患者和 4 名肺结核患者。对患者的血清进行 Aro-Tal-AST 结合蛋白的 ELISA，其中 10 名 MAC 患者中的 9 名 ELISA 阳性，4 名 TB 患者均阴性。对 100 名 TB 患者通过 ELISA 方法检测 Aro-Tal-AST 结合蛋白的特异性，结果显示 99 名 TB 患者 Aro-Tal-AST 结合蛋白 ELISA 检测结果为阴性，认为此方法对鉴别 MAC 病和结核病的特异性较好。Aro-Tal-AST 结合蛋白用于临床诊断的数据有限，未来还需进一步临床验证。

（五）KatG 检测方法

Gupta 等人曾发现鸟分枝杆菌病小鼠血液中，有一种特异性蛋白异常升高，通过使用液相色谱 - 串联质谱仪分析鸟分枝杆菌分泌的特异蛋白 PI 值、氨基酸成分、分子量和中间肽链片段的序列，分别为 4.9、748、81.6kDa 和 VSSDTSASRP，确定此蛋白质为 KatG。

为了了解鸟分枝杆菌特异蛋白 KatG 对 MAC 病的诊断价值，对分枝杆菌病患者进行临床试验，包括 10 名 MAC，4 名 TB。通过 ELISA 方法，10 名 MAC 患者中的 9 名 KatG 抗体阳性，4 名 TB 患者 KatG 抗体阴性。由此推测 KatG 蛋白对 MAC 的诊断可能具有较好敏感性。除此之外，研究者还认为 KatG 抗体具有以下优点：KatG 抗体在患病第 2 周便可检测到，有助于早期诊断，且对于 CD4$^+$ T 细胞低于正常的免疫抑制的患者，如 HIV 阳性患者，通过检测 KatG 抗体仍然具有诊断意义。

（六）A60 抗体检测方法

A60 抗原（antigen 60）是从牛型结核分枝杆菌的胞浆中提纯出来的一种大分子物质，是脂质蛋白和多糖的复合抗原，曾用于结核病的诊断。

为了了解 A60 抗体在 NTM 病患者中的水平，2001 年 Gomez-Mampaso 等选取 37 名与 NTM 病有直接相关性的肺部囊性纤维化（cystic fibrosis，CF）患者，通过分别检测血清 A60 抗原 IgG、IgA 和 IgM 的水平，了解抗体与 NTM 病的相关性。试验发现所有 CF 患者均对 A60 抗原出现反应，其中 4 名 IgG 抗体水平明显升高，这 4 名患者痰细菌学诊断为 NTM 病，且这些患者被诊断为 NTM 病，而非 NTM 定植菌。而与 IgG 抗体相比，其他两种抗体均有结果不稳定或准确性差的缺点，其中 IgM 检测的可重复性差，IgA 具有较高假阳性率。

为了了解血清 A60 抗原 IgG 在不同 NTM 菌种患者中的水平，2004 年 Jean-Louis Gaillard 选择了 186 名不同分枝杆菌病的 CF 患者，包括脓肿分枝杆菌、戈登分枝杆菌、MAC、堪萨斯分枝杆菌、偶发分枝杆菌、龟分枝杆菌等，和其他无 NTM 病患者，对这些患者进行 A60 抗原 IgG 滴定检测。结果发现在 NTM 所有菌种中，脓肿分枝杆菌的 IgG 抗体水平明显高于其他对照组，P 小于 0.02。根据 A60 抗原 IgG 试剂盒推荐的折点（1~15 岁 150U，≥ 16 岁 300U）计算，其诊断脓肿分枝杆菌病的敏感性为 80.0%，特异性为 91.0%，而本试验修正后的折点为 1~10 岁 150U，>10 岁 250U，其敏感度达到 86.7%，特异度达到 95.1%。

2015 年在哥本哈根 CF 研究中心，Hoiby 等进行了一项针对脓肿分枝杆菌病 IgG 抗体血清学水平检测的前瞻性临床试验，共 307 名入组。结果发现脓肿分枝杆菌肺病患者的 IgG 抗体水平是 MAC 病和其他 NTM 病的 4 倍之高（$P<0.03$），是其他无 NTM 病患者的 6 倍（$P<0.001$），无 CF 的健康人群的 IgG 抗体水平最低。认为血清中 A60 抗原 IgG 抗体对 NTM 中的脓肿分枝杆菌病可能具有很好的诊断意义。

（七）Avi-3 检测方法 - 鸟分枝杆菌

Shin 等将鸟分枝杆菌病小鼠的脾细胞和骨髓细胞进行融合，并将生成的杂交细胞与鸟分枝杆菌反应，制备单克隆抗体（monoclonal antibodies，MAb）。将收集到的 MAbs 与 16 种分枝杆菌抗原进行 ELISA 反应。反应结果显示 MAC 对命名为 Avi-3 抗原对应的抗体发生反应。再次将 MAC 分为鸟分枝杆菌和胞内分枝杆菌后，Avi-3 仅对鸟分枝杆菌反应，而未对胞内分枝杆菌发生反应。

对豚鼠接种灭活鸟分枝杆菌、胞内分枝杆菌和 BCG，激发小鼠的免疫反应。28 天后对这些豚鼠接种提纯后的 Avi-3 抗原和结核菌素 PPD，进行皮肤试验。24 小时后测量皮试的直径。24 小时后不同抗原皮试的平均直径见表 8-3，感染过灭活鸟分枝杆菌的豚鼠对

Avi-3 抗原皮试的反应最强。而感染过灭活胞内分枝杆菌和 BCG 的豚鼠对 Avi-3 抗原的皮试为阴性。

表 8-3　同时进行 Avi-3 皮试和结核菌素 PPD 皮试 24 小时后硬结的平均直径

皮试所选抗原剂量（μm）	皮试平均直径 ±SD（mm）			
	鸟分枝杆菌	胞内分枝杆菌	牛型结核分枝杆菌 BCG	空白对照
Avi-3				
1	10.2 ± 0.4	5.3 ± 1.6	4.0 ± 2.0	–
5	15.9 ± 1.2	7.6 ± 0.9	6.8 ± 2.0	2.1 ± 2.0
PPD				
1	9.7 ± 1.3	11.2 ± 0.8	14.3 ± 0.9	–
5	13.8 ± 0.9	14.5 ± 1.2	17.0 ± 1.9	4.5 ± 1.5

接种 1 个月后取豚鼠的淋巴结，收集淋巴细胞，进行洗脱和悬浮，将收集到的淋巴细胞加入 96 空板中，再加入 Avi-3 抗原孵育，并进行体外淋巴细胞扩增试验。经过 72 天孵育和 18 小时淋巴细胞扩增后的淋巴细胞平均数见表 8-4，与胞内分枝杆菌感染小鼠和接种 BCG 小鼠的免疫反应相比，Avi-3 抗原与鸟分枝杆菌感染小鼠的免疫系统反应更强烈。

表 8-4　被分枝杆菌抗原免疫刺激后的豚鼠淋巴细胞的免疫活性

刺激抗原	淋巴细胞个数 ±SD（×10³cpm）		
	鸟分枝杆菌	胞内分枝杆菌	牛型结核分枝杆菌 BCG
Avi-3	23.1 ± 2.0	5.7 ± 0.8	2.2 ± 0.2
PPD	76.2 ± 4.4	46.7 ± 6.0	55.6 ± 5.8
对照	5.5 ± 0.4	3.3 ± 0.6	1.5 ± 0.2

免疫学是当今医学的前沿学科和支撑学科之一。从历史的角度看，医学免疫学的理论与实践为人类疾病诊断与防治做出了巨大贡献。例如，疫苗的广泛应用使得人类有力地控制和抗御了传染性疾病的危害，抗体特别是单克隆抗体的问世与应用极大地推动了人类疑难疾病的诊断与重大疾病包括癌症、自身免疫性疾病的治疗；从当代的角度看，众多医学难题的破解与免疫学发展密切相关，随着人类对免疫系统本身以及免疫应答、免疫耐受物质基础与理论规律认识的不断深化，越来越发现机体免疫功能正常与否在人类健康中的维护、重大疾病发生发展机制研究与防治措施制定中发挥着重要作用；从未来的角度看，医学免疫学重大挑战性科学问题的不断突破与新型实用免疫学技术的不断涌现，除了带动免疫学学科本身迅猛发展之外，必将为后基因时代、个体化医疗时代的人类健康服务与疾病救治提供更大的理论指导与技术支撑。

（聂文娟）

• 参 考 文 献 •

1. Vandiviere HM, Dillon M, Melvin IG.Atypical mycobacteria causing pulmonary disease: rapid diagnosis using skin test profiles.South Med J, 1987, 80(1): 5-9.

2. Landi S, Held HR, Tseng MC.Comparative study of 14C-labeled purified protein derivative from various mycobacteria.Appl Microbiol, 1970, 20(5): 696-703.

3. Marmorstein BL, Scheinhorn DJ.The role of nontuberculous mycobacterial skin test antigens in the diagnosis of mycobacterial infections.Chest, 1975, 67(3): 320-324.

4. SEIBERT F B.The isolation of three different proteins and two polysaccharides from tuberculin by alcohol fractionation their chemical and biological properties.Am Rev Tuberc, 1949, 59(1): 86-101.

5. Edwards LB, Comstock GW, Palmer CE.Contributions of northern populations to the understanding of tuberculin sensitivity.Arch Environ Health, 1968, 17(4): 507-516.

6. Kitada Seigo, Maekura R, Toyoshima N, et al.Serodiagnosis of pulmonary disease due to Mycobacterium avium complex with an enzyme immunoassay that uses a mixture of glycopeptidolipid antigens.Clin Infect Dis, 2002, 35 (11): 1328-1335.

7. Nie W, Duan H, Huang H, et al.Species Identification and Clarithromycin Susceptibility Testing of 278 Clinical Nontuberculosis Mycobacteria Isolates.Biomed Res Int, 2015, 2015: 506598.

8. Kitada S, Kobayashi K, Ichiyama S, et al.Serodiagnosis of Mycobacterium avium-complex pulmonary disease using an enzyme immunoassay kit.Am J Respir Crit Care Med, 2008, 177(07): 793-797.

9. Brennan PJ, Nikaido H.The envelope of mycobacteria.Annu Rev Biochem, 1995, 64: 29-63.

10. Kitada S, Maekura R, Toyoshima N, et al.Use of glycopeptidolipid core antigen for serodiagnosis of mycobacterium avium complex pulmonary disease in immunocompetent patients.Clin Diagn Lab Immunol, 2005, 12(01): 44-51.

11. Jeong BH, Kim SY, Jeon K, et al.Serodiagnosis of Mycobacterium avium Complex and Mycobacterium abscessus Complex Pulmonary Disease by Use of IgA Antibodies to Glycopeptidolipid Core Antigen.J Clin Microbiol, 2013, 5(8): 2747-2749.

12. Matsunaga I, Komori T, Ochi A, et al.Identification of antibody responses to the serotype-nonspecific molecular species of glycopeptidolipids in Mycobacterium avium infection.Biochem Biophys Res Commun, 2008, 377: 165-169.

13. Nishimura T, Hasegawa N, Fujita Y, et al.Serodiagnostic contributions of antibody titers against mycobacterial lipid antigens in Mycobacterium avium complex pulmonary disease.Clin Infect Dis, 2009, 49(04): 529-535.

14. Gupta K, Verma I, Khuller GK, et al.Evaluation of Aro-Tal-AST Complex Protein as a Marker for Differential Diagnosis of Mycobacterium Avium Infection.J Glob Infect Dis, 2011, 3(3): 259-264.

15. Gupta K, Verma I, Khuller G, et al.KatG protein: a novel marker for differential diagnosis of Mycobacterium avium complex infection.Indian J Med Microbiol, 2010, 28(3): 221-226.

16. Oliver A, Maiz L, Cantón R, et al.Nontuberculous Mycobacteria in Patients with Cystic Fibrosis.Clinical Infectious Diseases, 2001, 32(5):1298-1303.

17. Ferroni A, Sermet-Gaudelus I, Le Bourgeois M, et al.Measurement of immunoglobulin G against Mycobacterial antigen A60 in patients with cystic fibrosis and lung infection due to Mycobacterium abscessus.Clin Infect Dis, 2005, 40(01)1 :58-66.

18. Qvist T, Pressler T, Taylor-Robinson D, et al.Serodiagnosis of Mycobacterium abscessus complex infection in cystic fibrosis.Eur Respir J, 2015, 46(3):707-716.

19. Shin AR, Lee KS, Lee KI, et al.Serodiagnostic Potential of Mycobacterium avium MAV2054 and MAV5183 Proteins.Clin Vaccine Immunol, 2013, 20(2):295-301.

第九章

非结核分枝杆菌病的诊断

NTM 病的诊断应通过临床表现、影像学表现、细菌学及病理检查结果进行综合判断。对于非结核分枝杆菌病的诊断，无论是根据我国的指南还是根据今年来发表的专家共识，均强调临床表现的基础上病原学的依据。对痰液等标本采取传统的分枝杆菌培养耗时较长，菌型鉴定方法繁杂，近年来随着分子生物学方法逐步的应用，也在非结核分枝杆菌病的诊断与鉴别诊断中发挥越来越重要的作用。

一、临床表现

（一）NTM 肺病

NTM 肺病的临床症状和体征与肺结核极为相似，缺乏特征性表现，但低热消瘦等全身中毒症状等较肺结核轻。主要表现为有咳嗽、咳痰、咯血、胸痛等呼吸道症状，也有乏力消瘦等全身症状。患者的临床表现差别较大，症状轻重不等，甚至有的患者没有明显症状，由体检发现，多数人发病缓慢。由于很多患者具有基础肺病，因此容易被认为是原有疾病，如支气管扩张、COPD 等的发作。

（二）淋巴结炎

NTM 淋巴结病多见于儿童，常见为上颈部和下颌下淋巴结，耳部、腹股沟和腋下淋巴结也可受累，单侧多见，双侧少见，也是儿童中最常见的 NTM 病。大多数患者无全身症状和体征，仅有局部淋巴结受累的表现，与淋巴结结核相比较为类似，可有轻度压痛，累及的淋巴结粘连成串、肿大、质韧，可形成纤维化、钙化，亦可迅速软化、溃破形成慢性窦道。可合并有 NTM 肺病或者单纯淋巴结炎。

（三）皮肤、骨关节和软组织病

主要表现为局部的结节、脓肿、破溃和慢性窦道的形成，多数有外伤史或者手术史。例如海分枝杆菌导致的皮肤感染，皮损表现为四肢的丘疹，主要位于肘部、膝盖、足部和手部，逐渐发展为表浅的溃疡并形成瘢痕，多数病变是孤立的沿海居民或渔民多见，有被鱼、虾刺扎伤史，或者清洗鱼缸（鱼缸肉芽肿）。溃疡分枝杆菌造成的皮损是缓慢进展的皮肤和皮下组织的坏死，形成边界不清的扇形溃疡，被称之为 Buruli 溃疡，在儿童和青年人种多见，并常常造成四肢瘢痕，严重时导致肢体的残疾。由于院内消毒不严格，可能导致手术切口、注射部位、静脉置管周围或者针灸等创口的皮肤和皮下软组织的感染，表现为切口迁延不愈，或者病灶周围的局部脓肿并向周围或深部组织扩散，严重者会形成大面积的皮下脓肿，并导致发热、消瘦等全身症状。

（四）播散性 NTM 病

播散性 NTM 病主要见于免疫功能受损患者，最多见于 HIV 感染者，器官移植、长期应用皮质类固醇和白血病等免疫功能受损者也可发生。导致播散性病变的主要菌种有 MAC、堪萨斯分枝杆菌和脓肿分枝杆菌等、嗜血分枝杆菌等。病菌可侵犯淋巴结、皮肤软组织、骨骼、肝脏、胃肠道、心内膜、心包和脑膜脑实质等几乎全身所有脏器。

其临床表现多种多样，多表现为慢性或亚急性进展、迁延不愈、此起彼消的组织破坏。全身症状有持续性或间歇性发热、进行性的体重减轻、盗汗。发生淋巴结病变表现为淋巴结肿大和化脓，甚至破溃；皮肤软组织病变表现为多发性结节或脓肿；骨骼病变表现为骨关节肿胀、疼痛、活动障碍等，骨骼和周边软组织可坏死、脓肿形成；胃肠道症状表现为轻度或持续性腹痛、反复腹泻和消化不良、腹部压痛及肝脾肿大等体征；心包侵犯者表现为心包膜增厚缩窄、心包积液、心脏压塞导致胸闷、气促、胸腔积液、腹水等；脑膜脑炎者表现为头痛、头晕、恶心、呕吐、甚至意识障碍、精神异常等。

二、实验室检查

（一）影像学检查

NTM 的影像学与肺结核类似，但是有其特征性改变。主要特点包括：

1. 肺内单发或者多发的薄壁空洞，以胸膜下为主。

2. 肺部病变以多种形态混杂存在，可有结节影、斑片及小斑片样实变影、空洞（尤其是薄壁空洞）影、支气管扩张、树芽征、磨玻璃影、线状及纤维条索影、胸膜肥厚粘连等表现。

3. 病灶部位除了上叶尖后段和下叶背段等类似结核病好发部位外，更多见右中叶和左舌叶的多发小结节影（小叶中央结节）。

4. 胸膜渗出、单发球形病灶相对少见。

（二）病理学诊断

NTM 病的病理所见与结核病很难鉴别，区别在于 NTM 病的干酪样坏死较少，机体组织反应较弱。NTM 肺病的病理组织所见有以淋巴细胞、巨噬细胞浸润和干酪样坏死为主的渗出性反应；有类上皮细胞、朗汉斯巨细胞肉芽肿形成为主的增殖性反应，有浸润相关细胞消退伴有肉芽肿相关细胞的萎缩及胶原纤维增生为主的硬化性反应等 3 种。肺内可见坏死和空洞形成，常为多发性或多房性，侵及双肺，位于胸膜下，以薄壁为主，洞内坏死层较厚且较稀软，与肺结核空洞有所不同。

NTM 淋巴结病早期形成以淋巴细胞、类上皮细胞、朗汉斯巨细胞为主的肉芽肿，累及的淋巴结粘连成串、肿大、质韧，可形成纤维化、钙化，也可迅速干酪样坏死及软化、破溃形成慢性窦道。

皮肤 NTM 病变最易侵犯真皮和皮下脂肪组织，其次为深层肌肉组织。病变早期为急性炎症反应和渗出，随后可见硬结、脓肿和窦道形成。病理改变包括渗出、增生和坏死性病变，新旧病灶常在同一病例交替存在，其主要病理表现为肉芽肿性病变和非特异性慢性化脓性炎症。肉芽肿有三种形态表现：①化脓性结核样肉芽肿：其中央为大量中性粒细胞、脓细胞聚集形成的小脓肿，周围见类上皮细胞、朗汉斯巨细胞增生，在其外周有淋巴细胞浸润，形成境界清楚的化脓性结核样肉芽肿，为皮肤病变较典型的病理改变；②不典型结核样肉芽肿：表现为朗汉斯巨细胞、类上皮细胞聚集成堆，周围多无明显淋巴细胞围绕，中央无脓肿，无坏死，形成境界清楚或不太清楚的小结节病灶，常出现在病变早期，多数伴有慢性化脓性炎症的背景，需仔细观察才能识别；③结核样肉芽肿：由类上皮细胞和朗汉斯巨细胞组成，周围有单核细胞、淋巴细胞及成纤维细胞包绕，此与结核病难以鉴别。非特异性慢性化脓性炎症，变现为大量中性粒细胞、脓细胞、浆细胞、嗜酸性粒细胞和组织细胞浸润，以及毛细血管增生、炎性肉芽组织形成，大多见灶性脓肿，脓肿大小不一，微小脓肿仅在显微镜下才可识别。病灶中可见表皮角化过度，棘层细胞肥厚，表皮假上皮瘤样增生等继发性病变。

播散性 NTM 病可侵犯全身许多脏器，最常受累的器官是肝脏、淋巴结和胃肠道，肺脏、骨髓、心脏和肾脏也可累及。肉眼可见肝脏、脾脏和淋巴结肿大，其上可有柠檬色肉芽肿，小肠、心脏和肾脏均有灶性肉芽肿。镜下可见受累器官弥漫性肉芽肿，肉芽肿边缘模糊，由具有特征性纹状组织细胞所组成，仅少数患者表现为由纤维化、坏死及类上皮细胞组成的典型肉芽肿结节。

（三）病原学检查

1. 传统检测方法

（1）涂片镜检法：NTM 涂片检查仍采用齐 - 内抗酸染色法和荧光镜检法。具有操作简便、易于观察、效率高、所需时间短等优点。但涂片检查法不能区分结核分枝杆菌和非结核分枝杆菌，对诊断的参考价值有限。

（2）分离培养法：包括液体和固体培养基培养。固体培养基有罗氏培养基和琼脂培养基，如 Middlebrook 7H10、7H11 培养基，常用的液体培养技术为 Bactec 960 方法。在固体培养基上，根据生长速度和色素产生可以分为四组：光产色菌、暗产色菌、不产色菌及快速生长菌。因此某些 NTM 菌株的菌落形态和颜色与结核分枝杆菌不同，但是尚需进一步的鉴定。

2. 菌种鉴定

（1）初步鉴定：NTM 鉴定的传统的方法为生化和众多的鉴别培养基，由于步骤繁琐，耗时长，在条件有限的医院未常规开展。传统的生化方法中最基本的分枝杆菌菌群鉴定的方法有以下几种：

1）对硝基苯甲酸（PNB）生长试验：结核分枝杆菌复合群在含有 PNB 的培养基中生长受到抑制；大多数 NTM 菌种对一定浓度的 PNB 有耐受性。结核分枝杆菌复合群在 PNB 培养基上不生长。

2）28℃ 生长试验：结核分枝杆菌复合群在 28℃ 的孵育环境中不能生长；而 NTM 菌群的大部分分枝杆菌可以生长。试验方法：每支 L-J 培养基接种 3~10mg 细菌；1 支置于 28℃、1 支置于 37℃ 孵育，每周观察 1 次结果，同时记录罗氏培养基上菌落生长情况直至孵育 4 周。快速生长的非结核分枝杆菌 1 周左右可见菌落；缓慢生长的分枝杆菌 4 周报告结果。结核分枝杆菌复合群在 28℃ 不生长。

3）耐热触酶试验：多数 NTM 经 68℃ 处理一定时间后，其过氧化氢酶仍保持活性，可分解过氧化氢。试剂包括：① PBS（无菌）；② 30%H_2O_2（过氧化氢）；③ 10% 聚山梨醇 -80（Tween-80）水溶液（121℃灭菌 10 分钟，4℃保存，2 周内使用）。试验方法：取在 L-J 培养基上生长旺盛的细菌约 5mg，在装有 1.5ml 试剂①的试管中研磨成菌悬液；放于 68℃水浴 20 分钟，取出后立即冷却；缓缓加入等量混合的②、③（使用前配制）反应液 0.5ml。结果判定：有持续小气泡产生的为阳性；10~20 分钟仍无气泡产生的为阴性；空白试剂对照无气泡产生。

4）MPT64 抗原检测法：MPT64 抗原是结核分枝杆菌复合群（MTC）在液体培养基中生长时主要分泌的蛋白之一，NTM 培养滤液中多不存在此分泌蛋白，由此可以进行初步菌种鉴定。已有多种相关商业检测试剂上市，多采用免疫层析法检测培养滤液中 MPT4 抗原是否存在，具有操作简单、用时短等优点。

5）核酸扩增：目前已经有多款用于结核病诊断的 PCR 试剂盒上市，其扩增的靶序列往往是 MTC 中特异性的 DNA 序列，如 IS6110、MPT64、ESAT-6 及 CFP-10 等。将 PCR 技术与涂片和培养结合可用于 NTM 的初步筛查。对于涂片阳性或是培养阳性的标本，平行的 PCR 扩增获得阳性结果提示样品中存在 MTC 菌，反之，当 PCR 为阴性结果时，应考虑存在 NTM 的可能，但需要进一步核实。

（2）菌种鉴定

1）噬菌体生物扩增法：检测原理是分枝杆菌噬菌体能感染待检标本中活的分枝杆菌，并在菌体内增殖，而未进入感染细菌的噬菌体则被随后加入的杀毒剂所灭活，已进入菌体内的噬菌体不受影响。噬菌体在感染的菌体内大量增殖，并将菌体裂解，释放子代噬菌体。释放出来的噬菌体可感染随后加入的指示细胞（一种快速生长的分枝杆菌），并将其裂解。指示细胞裂解后在琼脂平板上表现为透亮的噬菌斑。因此，根据噬菌斑的有无即可判断待检标本中是否存在活的分枝杆菌。而且，噬菌斑的多少与待检标本中所含活的分枝杆菌数量成正比。噬菌体生物扩增法检测分枝杆菌具有敏感性高、特异性好、省时、方便的优点。

2）色谱法：其理论基础是不同菌种的 NTM 具有其独特的细胞成分，通过色谱法检测这些成分来进行菌种鉴定，例如通过气液色谱（gas-liquid chromatography）分离并分析细胞中脂肪酸的指纹图谱或峰的数量、位置、高度；通过高效液相色谱法（high-performance liquid chromatography，HPLC）直接检测分枝杆菌细胞壁分枝菌酸和对细菌染色体 DNA 的（G + C）% 含量进行检测。

3）分子生物学方法：其理论基础是细菌基因组 DNA 中某些序列具有高度保守的种特异性，通过各种方法把序列检测后进行菌种鉴定。这些序列包括 16S RNA 编码基因（16S DNA）、16S-23S rRNA 基因间区（internal transcribed spacer，ITS）、RNA 聚合酶的 β 亚基（RNA polymerase subunit，rpoB）和热休克蛋白 65（hot shock hsp65），方法包括 PCR- 直接测序法、PCR- 限制性片段长度多态性（RFLP）技术、PCR- 核酸探针技术、基因芯片技术等。

① PCR- 直接测序法：PCR- 直接测序法是对特定的核苷酸靶序列进行扩增，通过分析同源 DNA 序列组成差异鉴定细菌至种水平，是目前菌种鉴定的"金标准"。可用于菌种鉴定的 DNA 序列既要求在不同的菌种间具有较高的序列保守性，实现应用通用引物对不同菌种目标序列的扩增，又要求不同菌种的同源序列具有一定水平的差异，以实现鉴

别区分的目的。目前最常用的同源序列有 16S DNA、ITS、rpoB 和 hsp65 的编码基因。应用单一的 DNA 同源序列进行菌种鉴定可能存在分辨力不足，一些亲缘关系相近的分枝杆菌无法被准确鉴别，如 16S DNA 在分枝杆菌属不同菌种间序列相似性为 94.3%~100%，但由于目前其相关数据库最为完整，因此推荐常规使用。其他如 ITs、hsp65 和 rpoB 基因鉴别能力相对较高，建议至少选择其中之一与 16S DNA 平行使用，以提高菌种鉴定的分辨能力。

② PCR-RFLP 技术：PCR-RFLP 是在 PCR 和 DNA 序列分析基础上产生的技术，是一种常见的微生物鉴定与分型方法。用相同的限制性内切酶消化不同微生物的 DNA 扩增片段后，经琼脂糖凝胶电泳可得到特征性的限制性片段谱带，通过对电泳图谱的分析可对病原体进行鉴定与分型。该法结合了 PCR 快速灵敏与 RFLP 准确、特异的优点，成本低廉、结果稳定、操作简单，结合软件可分析更为复杂的 DNA 电泳图谱。常用于 PCR-RFLP 法诊断分枝杆菌的种特异性保守序列有：IS6110、16S rRNA 基因、16S-23S rRNA ITS 区、hsp65 基因、rpoB 基因等。

万彦彬等以 rpoB 为靶基因设计分枝杆菌属特异性通用引物，用限制性内切酶 Msp I 对 PCR 产物进行酶切，对酶切结果进行聚类分析，建立鉴定分枝杆菌的 PCR-RFLP 方法，具有良好的通用性和特异性。PCR-RFLP 法鉴定 98 株分枝杆菌的结果与传统鉴定法完全一致，其灵敏度、特异度和准确度均为 100%。Kim 等采用双重 PCR 的方法，以 rpoB 基因为靶基因设计引物，分别扩增结核分枝杆菌（MTB）和 NTM 的 235 和 136bp 的基因片段，对 44 株分枝杆菌参考株和 379 株临床分离株进行检测，并进一步对 186 株 NTM 选用限制性内切酶 Msp Ⅰ、Hae Ⅲ 进行酶切鉴定和序列测定。结果表明，该方法可以准确、快速地对 MTB 和 NTM 进行鉴别，敏感性和特异性均为 100%，并能将 NTM 鉴定至种的水平。

编码热休克蛋白的 hsp65 基因保守性较强，存在于所有分枝杆菌中，以 hsp65 基因作为 PCR 扩增的靶基因结合产物直接测序可以很好地将 NTM 鉴定到种，克服了因扩增产物长度不够而难以对 NTM 种及亚种正确鉴定的缺陷。Kim 等以 hsp65 基因作为靶基因，采用双重 PCR 结合限制性酶切及测序分析鉴别 MTB 和 NTM，并能将 NTM 鉴定到种及亚种水平，具有很好的敏感性和特异性。Shojaei 等采用 hsp65 PCR-RFLP、16S rRNA 测序结合传统细菌培养的方法对 67 株临床分离的 NTM 进行菌种鉴定。PCR 扩增 644 bp 的 hsp65 基因序列，并用限制性内切酶 Ava Ⅱ、Hph Ⅰ、Hpa Ⅲ 分别进行酶切鉴定，该方法可以对 NTM 的流行情况及菌种分布特点进行监测，有利于 NTM 病的防控及早期诊断。

③ PCR- 核酸探针技术：PCR- 核酸探针是 PCR 与 DNA 探针技术相结合对分枝杆菌进行鉴定的方法，所用探针多为寡核苷酸探针，杂交方法有斑点杂交法、反向斑点杂交法以及微杂交法等。原理是利用分枝杆菌特异的基因序列，带上探针标记（如 ^{32}P 同位素等），来识别与之互补的特异基因序列，从而进行鉴定。通常情况下，对单核苷酸多态性位点的选择主要考虑能够将临床最常见的 NTM 鉴别出来的位点，因此，用于菌种鉴定的商业试剂盒能够解决主要的临床需求，但对于临床较为少见的菌种或是当进一步区分亚种对临床有指导意义时，仍需借助其他方法进行鉴定。亚能生物公司的分枝杆菌菌株鉴定基因检测试剂盒采用 PCR- 反向点杂交法，根据 16S rRNA 序列设计出 23 种菌种特异的寡核苷酸探针，与生物素标记的 PCR 扩增产物进行杂交，通过膜条特定位置显色与否判断探针是否

与该 DNA 片段杂交，可以鉴定临床上 23 种常见的致病性分枝杆菌。比利时 Innogenetics 公司研制的 INNO-LiPA 分枝杆菌菌种鉴定试剂盒可鉴定 16 种分枝杆菌菌种。

④基因芯片技术：基因芯片法是指将大量核酸分子以预先设计的方式固定在载体上，检测带标记的待测样品 DNA，与传统检测方法相比，具有检测时间短、通量高等优点，是一种大规模分析遗传差异的新方法。Park 等基于 ITS 序列建立了寡核苷酸微阵列芯片法对分枝杆菌进行菌种鉴定，采用 1 个属特异性探针和 20 个种特异性探针进行杂交，可以对结核分枝杆菌、鸟分枝杆菌、胞内分枝杆菌等 20 种分枝杆菌进行快速、准确的鉴定。作者对 46 株分枝杆菌参考株、149 株临床分离株和 155 份临床标本进行寡核苷酸芯片检测，整个检测程序（包括 DNA 提取、PCR 扩增、DNA 杂交及扫描分析）在 4.5 小时内完成，结果表明该方法适用于常规实验室从临床分离株及临床标本中鉴定分枝杆菌，具有快速、准确的特点。目前商品化的分枝杆菌菌种鉴定试剂盒如博奥生物公司 DNA 微阵列芯片法可以快速检测 17 种临床常见分枝杆菌，将常规的检测时间大大缩短，在 6 小时内即可得到结果。

三、诊断思路和指南对诊断的参考价值

诊断首先应从获取最基本的临床证据开始，例如患者的既往肺病史及其相应症状，尤其是慢性起病，缓慢进展的特性。辅助检查包括高分辨率胸部 CT（HRCT）和微生物学检查，后者包括多次的痰培养和使用防污染技术通过气管镜取得患者深部痰液等。如患者出现以下情况，需高度怀疑 NTM 病可能：①老年，可合并有基础肺病，病灶广泛，但全身中毒症状不显著；②抗结核治疗后无论影像学还是细菌学改善均不明显或极缓慢；③右肺中叶或左肺舌叶为主的支气管扩张和小叶中央结节及树芽征；④抗结核药物的敏感试验结果为原发性耐药、耐多药甚至广泛耐药；⑤影像学符合结核改变，痰涂片抗酸杆菌阳性，但是 PPD 试验阴性或弱阳性，或者 γ- 干扰素释放试验阴性。对于可疑患者应及时进行细菌培养和菌种鉴定，

美国 ATS 指南中规范了微生物的诊断标准，其原则是：痰样本 2 次以上培养阳性；气管镜标本 1 次以上阳性；活组织标本病理支持，合并痰样本或气管镜样本 1 次阳性。必须指出的一点是，这一指南的制订来自于对常见的致病性 NTM 包括 MAC、堪萨斯分枝杆菌和脓肿分枝杆菌的诊治经验，因此并非完全适用于所有分枝杆菌病的诊断，尤其是一些低致病性的 NTM。例如有专家认为，痰培养鉴定为蟾蜍分枝杆菌，无论有多少次阳性，都被认为是定植；又如戈登分枝杆菌，猿猴分枝杆菌很少具有致病性，痰样本中分离出这两种菌并不意味着发病。临床医生必须对致病菌的习性非常熟悉，也应该了解对环境中可能存在的非致病性 NTM 的特性，从而做出更为科学的诊断，避免漏诊误诊和过度治疗。

在历次的诊断指南中均强调仅有一次痰培养阳性结果并不能确诊，这是由于 NTM 在自然环境中的广泛存在，需要排除污染或者呼吸道的定植。支气管镜无菌毛刷或灌洗液的培养阳性有助于诊断。痰涂片中或培养的荷菌量，临床表现和 / 或影像学病灶的进展都有助于诊断。2 份以上的痰培养阳性诊断的准确率显著增高，日本的学者研究发现，2 次以上痰培养 MAC 阳性的患者中，98% 的患者有病情进展的表现。如果连续 3 个月痰送检均为 NTM 培养阳性，则污染或一过性定植的可能几乎为零。

四、诊断标准

（一）NTM 肺病

根据我国指南及专家共识，对 NTM 肺病的诊断标准如下，NTM 肺病：具有呼吸系统症状和 / 或全身症状，经胸部影像学检查发现有空洞性阴影、多灶性支气管扩张及多发性小结节病变等，已排除其他疾病，在确保标本无外源性污染的前提下，符合以下条件之一者可做出 NTM 肺病的诊断：①痰 NTM 培养 2 次均为同一致病菌；② BALF 中 NTM 培养阳性 1 次，阳性度为 ＋＋以上；③ BALF 中 NTM 培养阳性 1 次，抗酸杆菌涂片阳性度为 ＋＋以上；④经支气管镜或其他途径的肺活组织检查，发现分枝杆菌病的组织病理学特征性改变（肉芽肿性炎症或抗酸染色阳性），并且 NTM 培养阳性；⑤肺活组织检查发现分枝杆菌病的组织病理学特征性改变（肉芽肿性炎症或抗酸染色阳性），并且痰标本和 / 或 BALF 中 NTM 培养阳性 ≥ 1 次。

（二）肺外 NTM 病

肺外 NTM 病的诊断需要具有局部和 / 或全身性症状，经相关检查发现有病变，并排除其他疾病，有相应的病理学表现，在确保标本无外源性污染的前提下，病变部位组织中 NTM 培养阳性，即可做出肺外 NTM 病的诊断。

（三）播散性 NTM 病

播散性 NTM 病：具有相关的临床症状，经相关检查发现有肺或肺外组织与器官病变，血培养 NTM 阳性，和 / 或骨髓、肝脏、胸内或腹内淋巴结穿刺物培养 NTM 阳性。

总之，NTM 感染和发病率在全球范围内呈逐年上升的趋势，NTM 肺病的临床特征、影像学表现、痰抗酸染色等均与肺结核非常相似，常常造成临床上的错误诊断及治疗。关于 NTM 的实验室研究成果较少，发病机制尚未完全阐明，尚未建立成熟的快速、敏感和特异的标准化诊断技术，迫切需要进行更加深入的研究。由于 NTM 在自然界中广泛存在，诊断必须收集完整的临床资料，进行多次的细菌学检测并全面分析和动态随访，精确诊断并进行治疗。

（沙 巍　唐神结）

· 参 考 文 献 ·

1. 中华医学会结核病学分会 . 非结核分枝杆菌病诊断与治疗专家共识 . 中华结核和呼吸杂志,2012,35（8）: 572-580.

2. 中华医学会结核病学分会 . 非结核分枝杆菌病实验室诊断专家共识 . 中华结核和呼吸杂志,2016,39（6）: 438-443.

3. Griffith DE,Aksamit T,Brown-Elliott BA,et al.An Official ATS/IDSA Statement:Diagnosis,Treatment,and Prevention of Nontuberculous Mycobacterial Diseases.American Journal of Respiratory&Critical Care Medicine, 2007,175（4）:367-416.

4. Guglielmetti L,Mougari F,Lopes A,et al.Human infections due to nontuberculous mycobacteria:the infectious diseases and clinical microbiology specialists'point of view.Future Microbiol,2015,10（9）:1467-1483.

5. Gupta S,Bandyopadhyay D,Paine SK,et al.Rapid identification of Mycobacterium species with the aid of multiplex polymerase chain reaction(PCR)from clinical isolates.Open Microbiol J,2010,4 :93-97.

6. Ngan GJ,Ng LM,Jureen R,et al.Development of multiplex PCR assays based on the 16S-23S rRNA internal transcribed spacer for the detection of clinically relevant nontuberculous mycobacteria.Lett Appl Microbiol, 2011,52(5):546-554.

7. 万彦彬.用PCR-限制性长度多态性鉴定结核分枝杆菌和非结核分枝杆菌.实用预防医学,2010,17(5): 879-882.

8. Kim BJ,Hong SK,Lee KH,et al.Differential identification of Mycobacterium tuberculosis complex and nontuberculous mycobacteria by duplex PCR assay using the RNA polymerase gene(rpoB).J Clin Microbiol, 2004,42(3):1308-1312.

9. Kim HJ,Mun HS,Kim H,et al.Differentiation of mycobacterial species by hsp65 duplex PCR followed by duplex-PCR-based restriction analysis and direct sequencing.J Clin Microbiol,2006,44(11):3855-3862.

10. 唐神结,沙巍,肖和平,等.非结核分枝杆菌病的研究进展.中华结核和呼吸杂志,2012,35(7):527-531.

第十章

非结核分枝杆菌肺病

非结核分枝杆菌肺病（nontuberculous *Mycobacteria*，NTM）是感染非结核分枝杆菌所致的肺部病变，常见的病原菌包括鸟分枝杆菌复合群（*Mycobacterium avium complex*，MAC）、脓肿分枝杆菌、堪萨斯分枝杆菌和蟾蜍分枝杆菌等。由于非结核分枝杆菌肺病的临床表现、影像特点和病理特点类似肺结核，临床医生经常把 NTM 肺病误诊为结核病，对非结核分枝杆菌的正确诊断和规范治疗，已经成为突出的临床问题。

第一节

非结核分枝杆菌肺病的发生机制和流行病学

一、MAC 肺病的发生机制

（一）非结核分枝杆菌与环境

NTM 广泛存在于土壤、水源中，供水系统经常分离出堪萨斯分枝杆菌、蟾蜍分枝杆菌和猿分枝杆菌，很少从土壤中分离出，而胞内分枝杆菌一般存在于土壤中，却很少从水源中分离出。由于瘰疬分枝杆菌对氯消毒剂敏感，在使用氯消毒剂后供水系统很少分离出瘰疬分枝杆菌。值得注意的是，医院供水系统分离出 NTM 的比例高达 60%~100%，以戈登分枝杆菌最常见，也可分离出脓肿分枝杆菌、偶发分枝杆菌、外来分枝杆菌和非产色分枝杆菌。

NTM 具有较厚的细胞壁，对外界不利的生长环境有较强抵抗力。在供水系统中细菌黏附于管道，分泌多糖基质、纤维蛋白、脂质蛋白等，将其自身包绕其中形成大量细菌聚集膜样物，形成生物被膜（biofilm），能耐受高温、缺乏营养、各种消毒剂等不利的生长环境。由于 NTM 广泛分布于自然界包括医院的供水系统，容易污染临床标本，不严格遵守感染控制规范也可能造成院内暴发流行。

（二）NTM 肺病的发生

NTM 肺病的发生与易感人群、细菌的毒力和环境暴露等相关，多个因素在 NTM 肺病的发生中起到影响作用。

1. 非结核分枝杆菌肺病的易感人群　非结核分枝杆菌肺病的易感人群包括：

（1）合并肺部基础疾病的患者：如支气管扩张、COPD、尘肺病患者，以及既往结核病史、囊性纤维化患者是 NTM 病的高危人群，如严重矽肺发生 NTM 肺病危险度为 5.0。

（2）高龄人群：美国的一项研究显示，60 岁以下的人群，NTM 肺病年患病率为 1.7/10万，60~69 岁的人群、70~79 岁的人群和 80 岁以上人群则分别为 15/10 万、30/10 万和57/10 万。

（3）免疫抑制人群。包括器官移植、使用免疫抑制剂、使用糖皮质激素和 AIDS 患者，其中多达 24% 的 AIDS 患者会发生非结核分枝杆菌病，多以播散性 NTM 病为主。Winthrop KL 等的研究显示，类风湿关节炎患者使用依那西普、英夫利昔单抗和阿达木单抗发生NTM 肺病年发病率分别为 35/10 万，116/10 万人和 122/10 万，而类风湿性关节炎患者和总人口发生 NTM 肺病的年发病率分别为 19.2/10 万和 4.1/10 万。

（4）患者的形体：国外报道显示的女性更容易患 NTM 肺病，NTM 肺病女性患者体质指数为 21.1，而该研究中健康女性体质指数为 28.2。另外，脊柱侧弯、二尖瓣反流、漏斗胸也与 NTM 肺病相关。患者形体的与 NTM 肺病的发生相关提示潜在的、尚未发现的发病机制。

（5）遗传学的易感性：曾有研究者报道包括 NRAMP1 等基因在内的基因多态性与非结核分枝杆菌病易感性相关。近期 Szymanski EP 等则指出：NTM 肺病的易感性可能是多基因而不是某一单基因决定的，而环境暴露增加了疾病的发生风险。

2. NTM 毒力的差别　NTM 的毒力存在较大差异，海分枝杆菌、苏尔加分枝杆菌和堪萨斯分枝杆菌毒力较强，经常导致 NTM 病，而戈登分枝杆菌、土分枝杆菌毒力弱，且广泛存在于水源，分离出上述细菌多意味着标本被污染。MAC 的不同菌种也存在致病力的差别，有报道鸟分枝杆菌（OR 2.14，95% 可信区间 1.33~3.44）和胞内（OR 3.12，95% 可信区间 1.62~5.99）致病可能性高于 *M.chimaera*，后者致病多见于免疫缺陷人群，提示其致病力较弱。

3. NTM 肺病发生的环境因素　在温暖潮湿的地方 NTM 容易产生气溶胶，因此 NTM病好发生在温暖潮湿的环境。在 Adjemian 等的研究中，夏威夷 NTM 病患病率超过 200/10万，显著高于西部地区和东南部地区。但是，不同地区 NTM 病的差异可能与环境、遗传、社会经济影响和地理空间。Adjemian 等的另一项研究发现 NTM 病的高发病率地区包括加利福尼亚、佛罗里达、夏威夷、路易斯安那、纽约、俄克拉荷马、宾夕法尼亚和威斯康星等州，低发病率地区则主要位于美国中西部。高发病率地区平均每日蒸散水平和地表水百分比较高，而且，土壤中铜、钠水平偏高，镁水平偏低。作者认为，环境中土壤和水的某些特点增加了 NTM 肺病的发病风险。平均每天蒸散水平反映了大气通过蒸发和蒸腾把地表水转化为水蒸气的水平，而且地表水是环境 NTM 的主要来源，使用地表水的饮水系统NTM 检出率显著高于使用地下水的饮水系统，因此地表水所占的比例也是影响 NTM 病发生的一个重要环境因素。土壤是另一个主要的分枝杆菌来源，土壤的某些特性可能促进环境中 NTM 的进一步生长和繁殖，富含钠和铜的土壤有利于 NTM 的繁殖，与其他细菌相比形成了优势繁殖。

4. NTM 肺病的发生过程　NTM 对宿主的免疫包括全身免疫和局部免疫两方面。当吸入 NTM 后，机体通过局部清除和全身固有免疫两个途径清除细菌。分枝杆菌被肺泡巨噬细胞吞噬后,后者释放出 IL-12 和 TNF-α 等细胞因子,加强了固有免疫反应。巨噬细胞也通过递呈分枝杆菌抗原,向 T 淋巴细胞释放信号,使其分化成 CD4$^+$ 细胞促进抗原特异性的免疫,进一步加强宿主的免疫防御,同时 IL-8 等细胞因子进一步促进了细胞吞噬。由于多数 NTM 毒力较弱,在免疫功能正常人群,往往当 NTM 穿过呼吸道黏膜后,被黏膜下的巨噬细胞吞噬,不发展为 NTM 病。发展为 NTM 病的患者细菌突破黏膜屏障,单核细胞和上皮样细胞围绕受感染的巨噬细胞,形成了肉芽肿。

在合并肺部基础疾病(如支气管扩张、COPD、尘肺病、既往结核病史、囊性纤维化)、干细胞或器官移植、囊性纤维化跨膜调节器(cystic fibrosis transmembrane regulator, CFTR)基因杂合子患者,免疫系统不足以防御 MAC 的侵袭,属 MAC 肺病的易感因素。而 CD4$^+$ <50/μl、IFN-γ 和 IL-12 通路的遗传缺陷,属播散型 MAC 病的易感因素。

(三)NTM 肺病的传染性

NTM 肺病的传播途径是呼吸道接触细菌导致,免疫严重缺陷的人群可以通过消化道接触细菌引起播散性病变,此外,还可以通过伤口接触引起皮肤、软组织和骨关节 NTM 病。长期认为,NTM 肺病不会发生人与人的直接传播,但近年有研究显示在囊性纤维化的人群,可能存在通过污染物引起脓肿分枝杆菌肺病的间接传播,不除外免疫严重受抑制人群中非结核分枝杆菌患者向人的传播。

二、流行病学

一系列报道显示,近几十年来,NTM 发病率在许多国家逐渐升高。据推算,自 1998—2005 年,美国佛罗里达州男性 NTM 肺病的发病率由 2.1/10 万上升至 2.4/10 万,女性 NTM 肺病的发病率由 1.8/10 万上升至 2.8/10 万。美国另一项研究显示,从 1997—2007 年,NTM 肺病的年患病率从 20/10 万上升到 47/10 万,每年增加高达 8.2%。NTM 肺病的患病率与以下因素相关:①种族:亚太地区岛民患病率最高,其次为白种人和拉丁裔,黑种人患病率最低;②地域:西部州患病率最高,夏威夷州高达 396 例 /10 万,其次为东南部州;③性别:女性患病风险是男性的 1.4 倍。

我国五次结核病流行病调查显示,培养阳性标本中非结核分枝杆菌的比例从 1979 年的 4.3% 升高到 2010 年的 22.9%。我国尚没有非结核分枝杆菌病患病率的数据,对非结核分枝杆菌感染率的调查显示,感染率存在着南方高于北方,沿海地区高于内陆地区等特点。感染率最高的三个省分别是浙江省、海南省和福建省,感染率最低的三个省市自治区分别是北京市、黑龙江省和西藏自治区。

一系列报道均显示近年来 NTM 病发病率上升的趋势,主要包括以下原因:①临床医生对 NTM 病认识水平的提高,及时开展 NTM 相关的实验室检查,使越来越多的患者得到正确的诊断;②实验室方法的改进,自动化液体培养基用于 NTM 病的诊断提高了诊断的敏感性。McCarthy KD 等报道:218 例分离出 NTM 的 HIV 感染者,同时使用液体培养基和固体培养基分离细菌,其中 87% 的患者只有液体培养基发现 NTM,仅 13% 为液体培养基和固体培养基均分离出 NTM;③诊断技术的提高,对于部分结节支气管扩张型的 MAC 肺病,起病初期病变范围小,如支气管镜技术的应用和 HRCT 的应用,发现更多的 NTM 肺病。Tanaka 等指出,对 26 例胸部 CT 表现为胸膜下肺部微结节伴支气管扩张的患者,其中 13 例培养发现 MAC,包括 6 例痰培养发现和 13 例支气管冲洗液培养发现。13 例培养阳性的患者 8 例发现上皮样肉芽肿，而 13 例培养阴性的患者仅 2 例发现上皮样肉芽肿。Tanaka 等指出 CT 能为诊断 NTM 肺病提供有用的线索，而支气管冲洗比咳痰在诊断 NTM 肺病具有更高的敏感性。④高龄、艾滋病和器官移植等易感人群增加，尽管多数 NTM 致病力较弱，但易感人群的增加使 NTM 病发病率也呈升高趋势；⑤人类使用淋浴和热水浴盆等生活方式的改变，增加了接触含 NTM 的气溶胶，以及美容手术的广泛开展，增加了 NTM 病的发生。

第二节
非结核分枝杆菌肺病的临床特点

多数 NTM 肺病患者无特异性症状或体征，常见的主诉包括慢性咳嗽，咳痰，及发热、盗汗、消瘦、乏力。少数患者病情隐匿，在体检时被诊断。以过敏性肺炎为主要表现的患者表现为活动后呼吸困难、咳嗽、乏力等表现。根据其临床特点，可分为以下类型：

一、纤维空洞型 NTM 肺病

纤维空洞型是与最早发现 NTM 肺病的类型，20 世纪 50 年代开始研究者报道了不同于肺结核的患者，尽管常规的抗酸染色和分枝杆菌培养都是阳性，但这些患者分离出的细菌具有不同于结核分枝杆菌的特征，符合 Runyon 分类法对 NTM 的定义，将分离的细菌接种豚鼠后也不会发病，也不会传染他人。分离出 NTM 的患者多为中老年男性，常有肺部基础疾病，影像学表现多为纤维空洞型，分离出光产色分枝杆菌的患者对抗结核疗效尚佳，其余对抗结核治疗的效果欠佳，分离出不产色分枝杆菌和快速生长分枝杆菌的患者则疗效欠佳。以后的报道显示，经常引起现为空洞型 NTM 的病原菌包括 MAC、脓肿分枝杆菌、堪萨斯分枝杆菌和苏尔加分枝杆菌等（图 10-1~ 图 10-5）。

纤维空洞型 NTM 肺病通常表现为：①单发或多发空洞；②合并支气管扩张多数空洞可见引流支气管；③沿细支气管分布的小叶中心结节或细支气管周围的微结节。如不及时治疗，通常在 1~2 年内出现广泛的肺损害和呼吸衰竭。Kim 等认为空洞型的 MAC 肺病先出现支气管管壁增厚，然后出现支气管旁结节。在炎症进一步加重过程中，支气管周围的结节累及周围的肺实质，引流支气管物排出的坏死物，形成空洞并造成病变的播散。

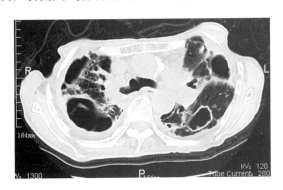

图 10-1　患者，男性，68 岁。胞内分枝杆菌肺病（上叶空洞型），双肺上叶多发空洞，洞壁与胸膜粘连

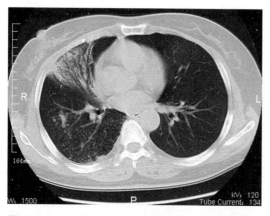

图 10-2　患者，女性，57 岁。胞内分枝杆菌肺病（结节支气管扩张型），右肺中叶广泛支气管扩张，右肺下叶散在微结节、树芽征

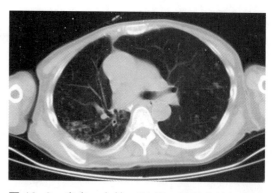

图 10-3　患者，女性，64 岁。脓肿分枝杆菌肺病（结节支气管扩张型），双肺散在微结节、树芽征，并见支气管扩张改变

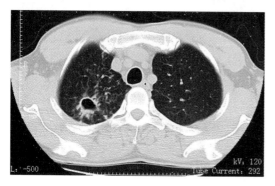

图 10-4　患者，男性，46 岁。堪萨斯分枝杆菌肺病（上叶空洞型），右肺上叶空洞影，空洞周围可见卫星灶

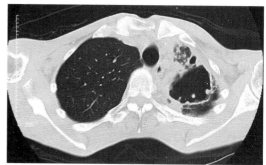

图 10-5　患者，男性，38 岁。苏尔加分枝杆菌肺病（上叶空洞型），左肺上叶巨大空洞，洞壁与胸膜粘连

二、结节支气管扩张型 NTM 肺病

20 世纪 90 年代，Prince DS 等报道了一组没有肺部基础疾病的 MAC 肺病，21 例患者中位年龄 66 岁，没有常见的易感因素，其中女性占 17 例，86% 的患者表现为咳嗽和咳脓痰，在确诊前中位咳嗽持续时间 25 周。以结节支气管扩张为主要的影像学表现，71% 的患者表现为结节状阴影。作者指出：NTM 肺病也可以发生在没有易感因素的患者，尤其是老年女性患者，由于病情相对进展缓慢且病情较轻，经常延误诊断。以后又有研究者称结节支气管扩张型的 MAC 肺病为 Lady Windermere 综合征。除 MAC 外，经常引起结节支气管扩展型的 NTM 肺病还包括脓肿分枝杆菌。

结节支气管扩张型可以是在支气管扩张的基础上发生 NTM 感染，也可以感染后先形成胸膜下微结节，然后出现支气管扩张。以后又有研究者指出 MAC 肺病多以右中叶和左舌段最常受累，但脓肿分枝杆菌肺病没有明显的叶段倾向性，CT 的特征表现为多发的沿支气管血管束分布的周围性微结节伴柱状支气管扩张，右中叶和左舌段最常受累。该型病情进展相对空洞为主型较慢。Koh 等指出在 105 例双侧的支气管扩张和细支气管炎的病例中，36 例（34%）诊断为确诊 NTM 肺病，4 例（4%）诊断为可能 NTM 肺病。在确诊的 NTM 肺病中，最常见的病原菌分别为脓肿分枝杆菌（14 例），鸟分枝杆菌（10 例）和胞内分枝杆菌（8 例）。作者认为超过 5 个肺叶的支气管扩张和细支气管炎、肺叶实变和合并空洞与 NTM 肺病相关。由于多达 1/3 的双侧支气管扩张伴细支气管炎的患者为 NTM 肺病，应对这种影像学表现的患者开始 NTM 肺病的筛查。

三、NTM 相关过敏性肺炎

Embil 等最早报道表现为过敏性肺炎的 MAC 肺病。发现 5 例患者长时间使用热水浴盆数小时后，出现支气管炎、发热和流感样症状，X 线胸片表现为间质浸润影或粟粒结节影，从痰、支气管灌洗液、肺活检标本以及热水浴盆可以分离出 MAC，对部分患者的分子流行病学分析发现，从患者临床标本分离的 MAC 与热水浴盆具有相同的分子流行病特点，病理学检查表现为非干酪坏死的肉芽肿。作者认为 MAC 相关过敏性肺炎是由于吸入热水浴盆（hot tubs）含 MAC 的气溶胶，其表现更近似过敏性肺炎，由于患者有长短不一的热水浴盆使用史，也称为热水浴盆肺（hot tubs lung）。但是，以后又有研究者指出引起 NTM 相关过敏性肺炎除接触热水浴盆外，还可能通过接触含 NTM 气溶胶的淋浴装置和排风系统发生。除 MAC 外，接触含免疫原分枝杆菌（*M.immunogenum*）的金属加工液也可以导致类似过敏性肺炎的表现。

Marras 等进行对 36 例 MAC 相关的过敏性肺炎进行文献综述，发现其临床表现包括气短（97%）、咳嗽（78%）和发热（58%），肺功能检查表现为阻塞（67%）、限制（55%）和弥散减弱（75%），胸部 CT 显示磨玻璃影（95%）和结节（67%）。95% 的患者形成境界清楚的肉芽肿。有时呼气相的空气潴留是 MAC 相关过敏性肺炎唯一的影像异常。因此，对于疑诊为 MAC 相关过敏性肺炎患者，有必要同时进行呼吸相和吸气相 CT 扫描。

四、表现为孤立肺结节的 NTM 肺病

Gribetz 等报道了纽约 Mount Sinai Hospital 自 1969—1979 年因肺部孤立结节手术切除的标本，在 20 例抗酸染色阳性的肺结节，12 例培养发现 MAC，仅 1 例培养发现结核分枝杆菌。Lim 等报道了 11 例表现为孤立肺结节的患者，其中 9 例为胞内分枝杆菌肺病，2 例为鸟分枝杆菌肺病。尽管多数表现为孤立性肺结节的肺结核已通过影像学、细菌学或试验性抗结核治疗免于手术，但该研究提示 MAC 感染已成为肺部孤立性结节一个不容忽视的病因。

第三节

非结核分枝杆菌肺病的诊断

非结核分枝杆菌为条件致病菌，从临床标本中分离出细菌不一定意味着致病。20 世纪 60 年代的一项研究显示：13% 的健康人唾液或痰能分离出 NTM，分离出的细菌包括暗产色分枝杆菌、不产色分枝杆菌和快生长分枝杆菌。机体接触 NTM 后会发生以下结果：① NTM 被清除：临床表现为一过性分离出 NTM；② NTM 感染：侵犯黏膜并引起相应的

免疫反应，但不发病；③ NTM 定植：NTM 在呼吸道内但未侵犯支气管黏膜；④ NTM 病：NTM 引起相应组织、器官的病变。而对于诊断 NTM 肺病，尤其要注意鉴别一过性感染、NTM 呼吸道定植和 NTM 肺病。

一、临床标本的采集

呼吸道标本的采集对于诊断 NTM 肺病至关重要，应注意以下问题：①由于 NTM 广泛存在于饮用水系统，在留取标本的任何环节要避免接触自来水，包括留取痰标本前不要用自来水漱口，留取尿、便标本前要避免用自来水冲洗便盆。②暂停可能抑制 NTM 生长的抗生素。2016 年美国囊性纤维化基金会和欧洲囊性纤维化学会建议在囊性纤维化的人群留取标本进行分枝杆菌培养前要暂停可能抑制 NTM 生长的药物，包括大环内酯类、磺胺类、氨基糖苷类、利奈唑胺、喹诺酮和四环素等。有研究者指出，使用阿奇霉素后需要 2 周或 2 周以上的洗脱期才能完全清除吞噬细胞内蓄积的药物。Peter-Getzlaff 等报道 5 例 PCR 发现 NTM 但分枝杆菌培养阴性的患者，其中 3 例为正接受治疗的堪萨斯分枝杆菌患者，2 例为麻风患者。③如果痰培养阴性，但临床和影像考虑 NTM 肺病可能，应在 HRCT 所提示的病变肺段行支气管灌洗，收集灌洗液行分枝杆菌培养，提高对 NTM 肺病的发现水平。

二、NTM 肺病的诊断标准

2007 年 ATS 和 2012 年中华医学会结核病学分会发布的 NTM 诊断治疗指南指出，患者有呼吸道症状，影像学检查显示结节、空洞或多发支气管扩张伴微结节，并符合下列条件之一者可作出 NTM 肺病诊断：①痰标本至少两次培养出同一种 NTM；②至少一次支气管冲洗或灌洗培养发现 NTM；③肺活检有典型分枝杆菌病理学改变（肉芽肿炎症或抗酸染色阳性）并培养发现 NTM，或活检有典型分枝杆菌病理学改变（肉芽肿炎症或抗酸染色阳性）并至少一次痰或支气管冲洗培养发现 NTM。而 2008 年日本结核病学会发布的 NTM 指南略有不同：①由于诊断技术水平的提高，使 NTM 病早期诊断成为可能，故不强调患者有临床症状；② ATS 指南指出的"多发支气管扩张伴微结节"，其早期表现可以为孤立微结节，故日本结核病学会的指南指出"孤立微结节影"也可以是 NTM 肺病的早期影像学表现。

2007 年 ATS 的 NTM 病诊治指南与 1997 年指南最大不同点在细菌学标准上：①由于液体培养基的广泛使用（不能进行半定量）和标本前处理对培养结果的影响，2007 年指南取消了对培养半定量的限制；② 1997 年指南认为肺活检培养阳性即为具有细菌学依据，而 2007 年指南则要求除培养阳性，还应有肉芽肿炎症或抗酸染色阳性等病理表现，避免标本污染或 NTM 定植引起培养假阳性；③ 1997 年指南要求 3 次痰培养阳性认为有细菌学依据，新指南指出 2 次培养阳性即可。

2007 年 ATS 指南同时指出，该指南仅适用于影像学特点为空洞或多发支气管伴微结节者，因此，并不适用于 MAC 相关过敏性肺炎。MAC 相关过敏性肺炎的诊断应包含流行病学接触史（热水浴盆等）、细菌学检查、影像学表现等，如有可能应有组织病理学检查。如果未能进行病理学检查，应符合以下标准：①有热水浴盆等流行病接触史；②亚急性起病，有呼吸困难、咳嗽和发热等呼吸道症状；③胸部 CT 表现为双肺广泛小叶中心型微结节、磨玻璃影或气体陷闭等典型的影像学表现；④痰、支气管灌洗液、组织和热水浴盆等分离出 MAC。

三、诊断 NTM 肺病应注意的问题

ATS 和中华医学会结核病学分会先后发布了 NTM 肺病的诊断标准，但是，使用该标准诊断 NTM 肺病应注意：

1. 该标准适用范围为鸟分枝杆菌复合群、堪萨斯分枝杆菌和脓肿分枝杆菌等常见 NTM，并不适用于少见 NTM，对于呼吸道标本分离出不常见的 NTM，要谨慎判断其临床意义，避免 NTM 肺病的过度诊断。

2. 细菌学标准强调两次培养发现相同的 NTM，而不是两次发现 NTM，意味着 NTM 病的诊断必须建立在菌种鉴定基础上，把 NTM 鉴定到种水平是进行 NTM 病诊断的第一步。

3. 把支气管灌洗液发现 NTM 作为诊断的细菌学标准时应慎重。目前使用的诊断标准把 1 次支气管冲洗或灌洗培养出 NTM 作为诊断的细菌学标准，但是支气管镜孔道多而不易彻底消毒，而 NTM 能耐受消毒剂，消毒不彻底容易由于医源性因素使患者支气管冲洗液或灌洗液分离出 NTM，目前已有多个支气管镜相关 NTM 肺病院内假暴发的报道。

4. 痰标本分离出 NTM 有以下可能：①确诊 NTM 肺病：符合 NTM 肺病的症状、影像标准和细菌学标准，且分离出的细菌为鸟分枝杆菌复合群、脓肿分枝杆菌或堪萨斯分枝杆菌；②可能 NTM 肺病：符合确定诊断的症状和影像标准，但不符合细菌学诊断标准（如一次痰培养发现经常致病的 NTM）；③不符合 NTM 肺病：分离出 NTM，但不符合确诊标准和可能诊断的标准；或分离出细菌为戈登分枝杆菌、土分枝杆菌等很少致病细菌。

四、呼吸道标本非结核分枝杆菌与疾病的相关性

非结核分枝杆菌为条件致病菌，而且，广泛存在于自然界和水源，容易污染临床标本。20 世纪 50 年代在刚刚有非结核分枝杆菌肺病报道后，就有研究者指出 13% 的健康人唾液或痰液能分离出 NTM，说明了诊断 NTM 病的难度。评估分离出 NTM 与疾病的相关性既是诊断 NTM 病的重点，也是难点。

（一）分离出 NTM 但不符合 NTM 病的原因

分离出 NTM 但判断为不符合 NTM 病的患者，可能是由于标本采集过程中受自来水污染，或高龄、合并肺部基础疾病的患者 NTM 在呼吸道定植导致，有时也可能由于 NTM 一过性感染后被机体清除。

1. 标本采集过程中接触自来水　医院和透析中心的饮用水系统分离出 NTM 的比例高达 60%~100%，有报道戈登分枝杆菌是供水系统中最常分离出的非结核分枝杆菌，比例高达 28.8%。我国居民饮用水卫生标准是依据 GB 5749—2006，水质常规微生物指标共 4 项，即检测总大肠菌群、耐热大肠菌群（粪大肠菌群）、大肠埃希和菌落总数（细菌总数），并没有涉及 NTM 的检测内容和标准。国外研究者报道痰、小便和大便标本最容易受戈登分枝杆菌污染，分析原因为便盆经常用自来水冲洗，而是小便标本和大便标本污染戈登分枝杆菌，痰标本污染 NTM 最可能的原因是留痰检查之前用自来水漱口而污染痰标本。此外，也有报道由于使用自来水冲洗支气管镜而使支气管灌洗液被 NTM 污染而引起的院内假暴发。因此，在留取标本的任何环节都要避免标本接触自来水，以免标本被污染。

2. NTM 呼吸道定植　美国第一次非结核分枝杆菌流行病调查显示：超过 60 岁的患者

分离出 NTM 与疾病的相关性下降，考虑患者可能由于 NTM 呼吸道定植。此外，合并慢性支气管炎分离出 NTM 与不合并慢性支气管炎患者的比值比 6.6（95% 可信区间 1.5~28.6，$P=0.02$）。因此，高龄和呼吸道基础疾病是 NTM 定植的危险因素。

3. NTM 的一过性感染　由于 NTM 毒力相对较弱，因此，侵犯机体后可能被机体的免疫系统清除，表现为一过性的分离出 NTM。美国有报道 22 例胸腔积液发现 NTM 的患者仅 3 例 NTM 与疾病相关，6 例骨髓培养发现 MAC 的患者，均排除 MAC 病。因此，即便是无菌部位分离出 NTM 不一定诊断 NTM 病。

（二）判断非结核分枝杆菌与疾病相关性应注意的问题

由于 NTM 为条件致病菌，且采样不当时标本容易被 NTM 污染，因而诊断 NTM 病的难度更大。判断标本分离出 NTM 与疾病的相关性，应分析细菌类型、分离出细菌的部位、影像特点以及地域等综合判断。

1. 细菌类型　美国第一次非结核分枝杆菌流行病调查报告指出，分离出海分枝杆菌和堪萨斯分枝杆菌的患者诊断为 NTM 病的比例最高，其次为苏尔加分枝杆菌、鸟分枝杆菌复合群和龟 - 脓肿分枝杆菌，而戈登分枝杆菌和土分枝杆菌则不致病。国外随后的报道也进一步显示临床标本分离出戈登分枝杆菌和土分枝杆菌多由于标本被 NTM 污染。因此，把 NTM 鉴定到种水平是判断其与疾病相关性的第一步，也是最关键的一步。

2. 分离出细菌的部位　从无菌部位分离出的 NTM 往往意味着致病，但从非无菌部位如痰和支气管灌洗液分离的 NTM 要排除标本污染或呼吸道定植可能。以偶发分枝杆菌为例，如果血培养发现偶发分枝杆菌往往诊断为播散性偶发分枝杆菌病，但痰标本分离出偶发分枝杆菌多为呼吸道定植或标本污染。由于绝大多数 NTM 为痰标本分离获得，因此，要重视分析痰标本 NTM 的临床意义。

3. 患者的影像特点　多数 NTM 肺病患者具有典型的纤维空洞或结节支气管扩张等影像特点。如果患者为非典型的影像特点，呼吸道标本分离出 NTM 应考虑 NTM 呼吸道定植的可能性。

4. NTM 与疾病的相关性与地域相关　在欧洲和加拿大，蟾蜍分枝杆菌经常致病，但在美国，蟾蜍分枝杆菌很少致病。在荷兰，胞内分枝杆菌很少致病但鸟分枝杆菌经常致病，但在美国得克萨斯州，胞内分枝杆菌经常致病但鸟分枝杆菌很少致病。因此，有必要研究各个地区 NTM 与疾病的相关性，为 NTM 病的诊断提供参考。

五、分枝杆菌自动化液体培养技术的局限性

自动化液体培养基通过机器自动化检测培养基的变化，间接判断细菌生长，包括 BBL MGIT（Becton, Dickinson 公司）、BacT/Alert MB（bioMérieux 公司）、VersaTREK Myco（Trek Diagnostic Systems 公司）等产品。以 BBL MGIT 为例，是一有荧光淬灭氧传感器的液体培养基，在紫外线照射下，管底培养基出现亮橙色荧光为有细菌生长，机器自动识别信号并判读结果。但是，有时机器并不能识别培养基的分枝杆菌生长。Peña 等报道在分枝杆菌培养阳性的标本中，有 10% 是自动化液体培养基机器判读为阴性但进一步的检查发现有分枝杆菌生长。Piersimoni 等报道了 369 例 MGIT 培养有分枝杆菌生长的标本，其中 337 例为机器自动识别发现，而在 44 例培养出蟾蜍分枝杆菌的标本，只有 13 例机器判读为有分枝杆菌生长。他们认为，有蟾蜍分枝杆菌生长的培养管有相对特征型的生长方

式，表现为少量的圆形、黄色色素颗粒），而不是分枝杆菌常见的细小、平均分布的块状菌落。建议在判读培养结果前，应该观察每一个培养管，避免机器未能发现的分枝杆菌菌落而误判为假阴性。

六、分子生物学技术用于临床标本检测的评价

目前非结核分枝杆菌菌种鉴定的金标准是在培养阳性的菌株使用分子生物学的方法进行菌种鉴定，曾长期使用的生化法由于步骤繁琐且分辨力有限，现已很少使用。有研究者报道对呼吸道标本直接进行 NTM 的菌种鉴定，使用的方法包括线性探针杂交和基因芯片等，显示具有一定应用价值。但是，还缺乏多中心的临床研究评估其可靠性，对涂片阴性的 NTM 病敏感性仅 47.9%，远远不能满足临床需求。而且以 16S rRNA 基因为靶基因的方法可能非特异性地扩增棒状杆菌、红球菌和奴卡菌，产生假阳性，因此不推荐常规使用分子生物学方法直接对临床标本进行分枝杆菌的菌种鉴定。

但是，分子生物学方法用于临床标本的检测对石蜡切块等类型的标本具有一定应用价值。部分患者用分子生物学方法直接检测临床标本发现 NTM，但分枝杆菌培养阴性，可能原因包括：①某些 NTM 需要更苛刻的分枝杆菌培养条件或现有的方法不能培养，如麻风分枝杆菌等不能培养，溃疡分枝杆菌培养基需要添加蛋黄，鸟分枝杆菌旁结核分枝杆菌亚种和日内瓦分枝杆菌培养基需要添加分枝杆菌生长素，嗜血分枝杆菌则需要含铁的培养基；②某些需要更长的培养时间或特殊的培养温度，如溃疡分枝杆菌和日内瓦分枝杆菌需要培养 8~12 周，快生长分枝杆菌和海分枝杆菌除常规 37℃ 条件下培养，还需要同时在 28~30℃ 培养；③使用抗生素治疗后细菌生长受到抑制，出现分子生物学检查发现NTM，但分枝杆菌培养细菌不能生长的情况。如 Peter-Getzlaff 等报道 5 例 PCR 阳性但分枝杆菌培养阴性的患者，其中 3 例为正接受抗结核治疗的堪萨斯分枝杆菌患者，2 例为麻风患者。

七、非结核分枝杆菌肺病的假暴发（pseudo-outbreaks，pseudo-epidemics）

院内假暴发与院内暴发（nosocomial outbreaks）相对而言，指在短期出现多例类似于院内感染的病例。但是这种病例并没有真正被感染，没有疾病的临床表现。由于假暴发的病例也经常被给予不必要的抗感染治疗，因而，及时发现假暴发有助于减少不必要的治疗。即便是规范使用消毒液，消毒液不易彻底消灭 NTM 和结核分枝杆菌，消毒的难度仅次于枯草芽胞杆菌和艰难梭状芽胞杆菌。加上 NTM 广泛存在于医院的供水系统，经常引起院内暴发和假暴发。非结核分枝杆菌肺病假暴发的原因包括：

1. 内镜或内镜消毒机污染　支气管镜的横断面有很多孔道，客观上容易造成消毒不完全。支气管镜洗消机被 NTM 污染、用自来水冲洗支气管镜、支气管镜吸引孔道破裂和支气管镜吸引阀消毒不彻底都可以引起支气管灌洗液发现 NTM。

2. 实验室污染　Lai 等报道美国某医院发现脓肿分枝杆菌的假暴发，进一步研究发现实验室使用的蒸馏水也分离出脓肿分枝杆菌，分子流行病学分析发现从患者临床标本分离的菌株与蒸馏水分离出的脓肿分枝杆菌具有相同的分子流行病学特征，判断为实验室蒸馏

水受污染。此外，也有戈登分枝杆菌，鸟分枝杆菌和快生长分枝杆菌污染引起实验室污染造成 NTM 假暴发的病例。

3. 采集时标本污染 NTM 由于 NTM 广泛存在于自来水包括医院的供水系统，因此在标本采集的任何过程要避免接触自来水，已有报道自来水可以分离出蟾蜍分枝杆菌、戈登分枝杆菌、鸟分枝杆菌、瘰疬分枝杆菌和土分枝杆菌等细菌，采集样本不当可能造成 NTM 的院内暴发。

第四节

非结核分枝杆菌肺病的治疗

免疫正常的人群 NTM 病进展相对缓慢，是否接受治疗要综合考虑治疗的利弊，考虑患者免疫状态和病变类型，对评估为病变进展可能较快的人群积极治疗。NTM 病治疗的原则包括：

1. 评估诊断标准，严格评估非结核分枝杆菌肺病诊断是否成立，以避免过度诊断。

2. 由于 NTM 病治愈率相对较低，而不良反应发生率相对较高，要评估治疗的获益和药物不良反应的风险。

3. 在菌种鉴定的基础上选择合理的治疗方案，不同 NTM 病给予不同治疗。

4. 正确理解药敏试验的含义，药敏试验的"敏感"或"耐药"均限定了特定培养基、特定培养方法和特定的耐药临界点，改了罗氏培养基报告的敏感不代表使用药物后治疗有效。

目前建议非结核分枝杆菌肺病治疗终点为痰菌阴转后 12 个月。堪萨斯分枝杆菌肺病推荐 HRE 方案，治愈率相当于敏感肺结核的治愈率；MAC 肺病推荐大环内酯类为核心的方案，治愈率 50%~83%；脓肿分枝杆菌肺病尚无指南推荐的方案，广谱抗生素联合方案治愈率 30%~50%（图 10-6~ 图 10-9）。

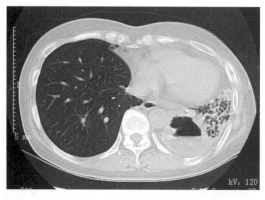

图 10-6 患者，女性，55 岁。胞内分枝杆菌肺病，就诊时左肺下叶实变、广泛支气管扩张

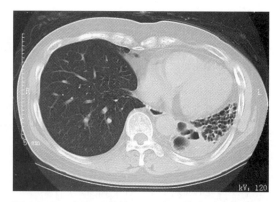

图 10-7 患者，女性，55 岁。胞内分枝杆菌肺病，左肺下叶实变、广泛支气管扩张。抗 MAC 治疗 6 个月后肺部阴影较前吸收

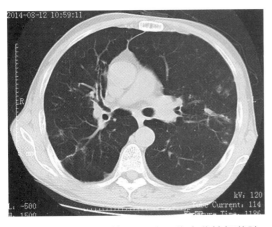

图 10-8 患者，男性，52 岁。胞内分枝杆菌肺病，双肺散在斑片、微结节和树芽征

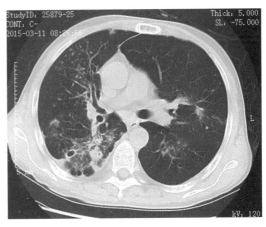

图 10-9 患者，男性，52 岁。胞内分枝杆菌肺病，双肺散在斑片、微结节和树芽征，抗 MAC 治疗 6 个月后肺部阴影较前增多，空洞形成

一、MAC 肺病的治疗

包括异烟肼和吡嗪酰胺在内的多数一线抗结核药物对 MAC 天然耐药，对 MAC 的体外活性比对结核分枝杆菌的体外活性低 10~100 倍。而对利福平，MAC 分离株以不敏感株居多。大环内酯类药物（克拉霉素和阿奇霉素）是 MAC 治疗中具有无可替代地位的药物，通过与 MAC 的核糖体 50S 亚基结合而抑制肽链延伸起作用，细菌对药物的敏感性与疗效正相关。大环内酯类药物克拉霉素最低杀菌浓度（minimal bactericidal concentration，MBC）超过血清峰值（maximum concentration，C_{max}），且 MBC/MIC 比值为 8~64，提示克拉霉素通过抑菌而非杀菌起作用。Griffith DE 等指出大环内酯单药治疗后耐药率 12/59（20.3%），非单药治疗组耐药率 12/303（4.0%），指出大环内酯类是 MAC 肺病治疗的核心药物，尽管没有确切证据表明乙胺丁醇、利福霉素、氨基糖苷类等药物对 MAC 病有效，但联合用药可以减少大环内酯类耐药的出现。

MAC 肺病的治疗有间歇服药和每日服药两种方式，间歇服药具有不良反应少、患者依从性和耐受性好，以及费用低等优势。Jeong 等比较结节支气管扩张型 MAC 肺病每日治疗和每周 3 次间歇服药的效果，对 217 例患者进行回顾性分析，其中 99 例每日服药，118 例患者每周 3 次间歇服药，发现两组患者间症状改善率、影像改善率和痰培养细菌阴转率没有显著差异。但每日治疗组和间歇服药组调整起始治疗方案的比例分别为 46% 和 21%，特别是每日治疗组高达 24% 的患者停用乙胺丁醇，而间歇治疗组仅 1% 的患者停用。需要注意的是，间歇治疗仅适用于病情较轻的结节支气管扩张型 MAC 肺病，Jeong 等的研究排除了合并肺部空洞、既往有超过 1 个月大环内酯类用药史、既往曾接受过抗 NTM 治疗和克拉霉素药敏试验提示为中介或耐药的患者。也有专家建议痰菌持续阳性的患者，应将间歇治疗调整为每日治疗。

（一）MAC 肺病的治疗方案

2007 年 ATS 和 2012 年中华医学会结核病学会 NTM 病诊治指南都指出：MAC 肺病的治疗方案以大环内酯类药物（克拉霉素和阿奇霉素）为核心，联合乙胺丁醇、利福霉素，根据病情严重程度酌情使用氨基糖苷类（表10-1）。

表 10-1　MAC 肺病的治疗方案

	MAC 肺病		
	结节支气管扩张型	空洞型	复治或病灶广泛
大环内酯类	克拉霉素 1000mg 每周 3 次或阿奇霉素 500~600mg 每周 3 次	克拉霉素 500~1000mg/d 或阿奇霉素 250~300mg/d	克拉霉素 500~1000mg/d 或阿奇霉素 250~300mg/d
乙胺丁醇	25mg/kg　每周 3 次	15mg/（kg·d）	15mg/（kg·d）
利福霉素	利福平 600mg 每周 3 次	利福平 450~600mg/d	利福布汀 150~300mg/d 或利福平 450~600mg/d
链霉素 / 阿米卡星	不使用	8~10mg/kg，每周 3 次，使用 2~3 个月	8~10mg/kg，每周 3 次，使用 2~3 个月

（二）MAC 肺病的治疗药物

1. 大环内酯类　大环内酯类药物（克拉霉素和阿奇霉素）是 MAC 肺病治疗的核心药物。在 20 世纪 90 年代对艾滋病合并播散性 MAC 病的随机对照临床研究发现，把 229 例患者随机分为两组，试验组使用克拉霉素、利福布汀和乙胺丁醇的联合方案，对照组为利福平、乙胺丁醇、氯法齐明和环丙沙星的联合方案，以血分枝杆菌培养和生存率为研究终点。在治疗第 2 周，含克拉霉素的治疗组血分枝杆菌培养阴性率 36%，而四药联合组培养阴性率 3%，在治疗第 12 周，含克拉霉素治疗组培养阴性率 69%，而四药联合组培养阴性率 29%。在第 16、32、48 和 64 周，3 药组的生存率高于 4 药组的生存率，两组间生存率有显著差别。由此确立了大环内酯类药物、利福霉素和乙胺丁醇作为 MAC 疾病治疗的核心药物。

与含克拉霉素的方案相比，含阿奇霉素的方案在有效率、痰菌阴转率以及发生大环内酯耐药的比例没有显著差别。但是，2016 年美国囊性纤维化基金会和欧洲囊性纤维化学会建议优先选择阿奇霉素，主要是考虑到除抗分枝杆菌活性外，阿奇霉素的药物浓度受利福霉素的影响不大，而且阿奇霉素具有抗炎和免疫调节作用。

2. 利福霉素类　利福布汀对鸟分枝杆菌具有抑制作用，临床研究发现 AIDS 患者每日服用 300mg 利福布汀能有效降低发生播散性鸟分枝杆菌病的风险。利福平是比利福布汀更强的细胞色素 P450 同工酶诱导剂，可以加速伏立康唑、华法林、糖皮质激素、氨茶碱、环孢素、维拉帕米、普罗帕酮和洋地黄苷等药物的代谢，使上述药物的药效减弱。此外，同时使用克拉霉素和利福布汀应注意药物的相互作用，利福布汀是细胞色素 P450 同工酶的诱导剂，可降低血清克拉霉素浓度，克拉霉素则抑制细胞色素 P450 同工酶的活性，升高血清利福布汀的浓度，引起关节痛、眼葡萄膜炎、中性粒细胞减少症和肝功能异常。Hafner 等的一项报道显示，克拉霉素联合利福布汀使用，克拉霉素的血浆药物曲线下面积下降 44%，而利福布汀的血浆药物曲线下面积增加 99%。Benson 等报道，每日服用 450mg 利福布汀，葡萄膜炎发生率为 1.8%（7/391），而每日同时服用 1000mg 克拉霉素的患者，葡萄膜炎发生率为 8.5%（33/389）。

3. 乙胺丁醇　尽管乙胺丁醇对 MAC 不具有直接的抑制作用，但 Hayashi M 等报道在 HIV 抗体阴性的 MAC 肺病，使用乙胺丁醇 5 个月以上的患者痰培养阴转率增加 1.5 倍，提示乙胺丁醇可能对 MAC 肺病的治疗具有协同作用。

4. 氨基糖苷类　在临床试验中发现，146 例 HIV 阴性的 MAC 肺病患者在克拉霉素、利福平和乙胺丁醇治疗的基础上，随机分为接受链霉素（15mg/kg，每周 3 次）和安慰剂组，注射剂疗程 3 个月。发现在治疗 2 年后链霉素组痰培养阴转率显著高于安慰剂组（71%vs 51%，$P<0.05$），但两组患者各有 1/3 的患者复发，且两组症状和影像改善没有显著差异。在另一个非随机对照的临床研究发现，含卡那霉素组与不含卡那霉素组痰培养阴转率没有显著差别（78%vs 58%）。但是，考虑到 MAC 疾病缺乏有效的治疗药物，2007 年 ATS 的 NTM 病诊治指南和 2012 年中华医学会结核病学分会的 NTM 病诊治指南都建议在空洞性、病变严重的结节支气管扩张型、复治或病灶广泛的 MAC 肺病应使用氨基糖苷类 2~3 个月。2016 年美国囊性纤维化基金会和欧洲囊性纤维化学会建议：出现以下情况之一者应使用氨基糖苷类药物：①呼吸道标本涂片抗酸染色阳性；②出现肺部空洞或严重感染；③出现严重的全身症状。

（三）MAC 肺病治疗后的复发

MAC 肺病在治愈后可出现复发（microbiologic recurrence），原因包括内源性复燃（true relapse）和外源性再感染（reinfection）。Wallace 等报道了含大环内酯类药物方案治疗 MAC 肺病的复发率，以至少连续 3 个月分枝杆菌培养阴性定义为痰菌阴转，发现 180 例 MAC 肺病患者治疗过程痰菌阴转后，25 例 2 次或 2 次以上再次分离出 MAC，21 例进行基因分型的患者，其中 16 例经分子流行病学研究判断为外源性再感染，5 例判断为内源性复发。155 例治愈的病例，74 例在治愈后 2 次或两次以上分离出 MAC，53 例进行基因分型的患者其中 40 例为外源性再感染，13 例为内源性复发。在完成治疗后，内源性复发发生的时间显著早于外源性再感染［（6.2±12.5）个月和（17.5±21.0）个月］（95%CI 4.1~18.4，$P=0.003$）。发生外源性再感染是复发的主要因素，说明了患者在治疗过程中和治疗后应脱离淋浴喷头等可能的感染途径的重要性。

（四）MAC 肺病治疗过程中分离出其他 NTM 的临床意义

有报道在治疗分枝杆菌病的时候会分离出其他非结核分枝杆菌，但其临床意义上不明确。Griffith 等报道 53 例 MAC 肺病的患者在治疗期间又分离出脓肿分枝杆菌脓肿亚种，其中 21 例与脓肿分枝杆菌肺病相关。21 例判断为与脓肿分枝杆菌肺病相关的病例，表现为多次分离出脓肿分枝杆菌脓肿亚种，以及在抗 MAC 治疗改善后出现了临床症状和影像的恶化。作者指出与表现为疾病相关的脓肿分枝杆菌感染往往多次分离出细菌，而且经常影像学表现恶化，如出现新的空洞或原来的空洞增大，而分离出脓肿分枝杆菌与疾病不相关的患者，往往只有一次分离出脓肿分枝杆菌。

（五）MAC 相关过敏性肺炎的治疗

MAC 相关过敏性肺炎没有统一的治疗方案，最重要的是立即脱离可能的致敏原（如热水浴盆）。文献报道的治疗方法包括激素、抗分枝杆菌治疗和激素合并抗分枝杆菌治疗。抗分枝杆菌治疗过程中有时患者短暂症状恶化，可能与细菌被破坏释放出抗原导致过敏反应加重有关。但是，即便不采用抗分枝杆菌治疗，患者也多预后良好。

二、脓肿分枝杆菌肺病的治疗

脓肿分枝杆菌曾被归入龟分枝杆菌。1992 年开始作为独立的菌种，目前的脓肿分枝杆菌包括脓肿分枝杆菌亚种（1992 年发现）、马赛分枝杆菌亚种（2004 年发现）和 *M.bolletti* 亚种（2006 年发现）三种细菌。脓肿分枝杆菌存在着自然耐药机制和获得性耐药机制。自然耐药机制包括降解抗生素、修饰抗生素、修饰靶点和外排泵，获得性耐药机制包括与氨基糖苷类耐药相关的 16S RNA 基因突变，大环内酯类耐药相关的 23S RNA 基因突变，喹诺酮耐药 gyrA 基因突变。近年又发现了脓肿分枝杆菌脓肿亚种存在可诱导的克拉霉素耐药机制。

在 20 世纪 90 年代的报道中，120 例脓肿分枝杆菌肺病中，虽然患者使用抗生素联合治疗和手术治疗后，但仅 10 例患者（8%）治愈（症状缓解且至少痰培养阴转一年以上），其中 7 例接受阿米卡星 + 头孢西丁 / 亚胺培南治疗后手术，仅 3 例仅接受抗生素治疗；18 例（15%）患者死亡。脓肿分枝杆菌治疗的曾被研究者称为"抗生素治疗的噩梦"。

近年的报道显示脓肿分枝杆菌肺病的治愈率有所提高。2009 年韩国研究者报道 65 例脓肿分枝杆菌肺病患者接受了抗脓肿分枝杆菌，治疗方案为头孢西丁［200mg/（kg·d）］联合阿米卡星［15mg/（kg·d）］静脉注射 4 周，克拉霉素（1000mg/d）、环丙沙星（1000mg/d）和多西环素（200mg/d）全疗程口服 24 个月，同时有 22% 的患者手术治疗，发现 58% 的患者痰培养阴转且维持 12 个月以上。

目前认为脓肿分枝杆菌肺病的预后与以下因素相关：

1. 感染脓肿分枝杆菌的亚种　Koh 等研究 24 例为脓肿分枝杆菌脓肿亚种肺病，33 例脓肿分枝杆菌马赛亚种肺病，脓肿分枝杆菌脓肿亚种和马赛亚种症状改善率（75%vs 97%，$P<0.05$）、影像改善率（42%vs 82%，$P<0.05$）、痰菌阴转率（25%vs 88%，$P<0.05$）有显著差异。

2. 患者是否接受了手术治疗　2010 年美国的研究者报道，107 例脓肿分枝杆菌肺病患者，24 例患者接受了抗生素联合手术治疗。49 例患者痰菌阴转，其中 16 例痰菌阴转后复发。手术治疗组细菌改善（痰菌阴转且持续一年以上）高于抗生素治疗组（57% vs 28%；$P=0.022$）。

脓肿分枝杆菌病目前缺乏有效的治疗方案，合理的治疗方案和疗程还有待研究。值得注意的是，尽管喹诺酮类经常被用于脓肿分枝杆菌病的治疗，但 Lee 等指出脓肿分枝杆菌对环丙沙星和莫西沙星耐药率分别为 82.6% 和 74.1%，对克拉霉素、头孢西丁和阿米卡星则有良好敏感性，耐药率分别为 13.9%、15.1% 和 7.7% 和 55.6%。由于体外实验显示替加环素对脓肿分枝杆菌的 MIC 较低，已有用于治疗失败脓肿分枝杆菌病的报道。美国囊性纤维化基金会和欧洲囊性纤维化学会建议脓肿分枝杆菌肺病的治疗应该由起始期（initiation phase）和巩固期（continuation phase）组成。起始期的目的是快速减少细菌负荷，通常至少联合两种静脉注射的抗生素，包括头孢西丁、亚胺培南、阿米卡星、替加环素等，疗程为数周至数月。巩固期除大环内酯外，联合两种或两种以上的口服药物，包括氯法齐明、利奈唑胺和喹诺酮类，也可以同时吸入阿米卡星。

三、堪萨斯分枝杆菌肺病的治疗

堪萨斯分枝杆菌病的治疗方案为异烟肼、利福平和乙胺丁醇的联合方案，研究发现在

180 例患者 4 个月的痰菌阴转率高达 100%，只有两例患者由于利福平耐药的发生在痰菌阴转后又出现了治疗失败，对 134 例患者随访发现，只有一例患者随访期间发生了复发。部分堪萨斯分枝杆菌的临床分离株对异烟肼或链霉素耐药，但在含利福平的治疗方案种这种耐药并不与疗效相关。近年又有研究发现，在 15 例接受每周 3 次间歇疗法的堪萨斯分枝杆菌肺病患者，使用利福平（600mg）、乙胺丁醇（25mg/kg）和克拉霉素（500~1000mg）后，在 12 个月后均出现痰培养阴转，随访 46 个月后无患者复发。

四、蟾蜍分枝杆菌肺病的治疗

ATS 建议合理的蟾蜍分枝杆菌肺病的治疗方案是克拉霉素 500mg，每日 2 次（或阿奇霉素 250~500mg，每日 1 次）、异烟肼 300~600mg，每日 1 次、利福平 600mg，每日 1 次（或利福布汀 150~300mg，每日 1 次）、乙胺丁醇 15mg/kg，每日 1 次。根据病情严重程度酌情加用链霉素或阿米卡星，也可以使用莫西沙星替代其中的一个药物。

五、苏尔加分枝杆菌肺病的治疗

由于苏尔加分枝杆菌自然界较少见，只能从热带鱼和蜗牛中能分离出，因此，关于苏尔加分枝杆菌肺病的临床研究报道不多。治疗可使用利福平 600mg，每日 1 次（或利福布汀 150~300mg，每日 1 次）、乙胺丁醇 15mg/kg，每日 1 次、克拉霉素 500mg，每日 2 次（或阿奇霉素 250~500mg，每日 1 次或莫西沙星 400mg，每日 1 次）。

六、其他 NTM 肺病的治疗

除此之外的 NTM 肺病的治疗方案，绝大多数建立在病例报道基础上，临床上需要在充分讨论的基础上评估和选择合理的治疗方案。但均建议疗程为痰菌阴转后再治疗 12 个月（表 10-2）。

表 10-2 少见 NTM 肺病的疗程和治疗方案

病原菌	推荐方案
玛尔摩分枝杆菌	利福平 600mg 每日 1 次、乙胺丁醇 15mg/kg 每日 1 次、异烟肼 300mg 每日 1 次、克拉霉素 500mg 每日 2 次（或阿奇霉素 250~500mg 每日 1 次或莫西沙星 400mg 每日 1 次）
猿分枝杆菌	两倍常规剂量的磺胺类药物、阿米卡星 5~15mg/kg 每周 3 次、克拉霉素 500mg 每日 2 次（或阿奇霉素 250~500mg 每日 1 次或莫西沙星 400mg 每日 1 次）

七、一线方案治疗失败 NTM 肺病的治疗

（一）一线方案治疗失败 NTM 肺病的化学治疗

一线方案治疗失败的 MAC 肺病多由于合并空洞、痰涂片抗酸染色阳性、原发或继发的克拉霉素耐药等。目前建议治疗 MAC 肺病克拉霉素的剂量应为 1000mg/d，不恰当的方案和低克拉霉素药物剂量可能导致耐药。ATS 指出：患者使用含大环内酯类方案，一般 3~6 个月内临床症状改善，12 个月内痰菌转阴。如疗效欠佳，可能由于依从性差、大环内

酯耐药或解剖学上的因素影响疗效（如局部存在囊性或空洞性病变）。对含大环内酯类方案疗效差或病情迅速进展、有明显症状的患者，可选择替代的治疗方案或手术治疗。

ATS 指出对 MAC 分离株，克拉霉素是唯一应进行药敏试验的药物。使用 BACTEC 460 TB 系统，12B 液体培养基 pH 在 7.3~7.4 条件下，克拉霉素的 MIC ≥ 32μg/ml 定义为克拉霉素耐药。克拉霉素的单药治疗或事实上的单药治疗是耐药的主要原因。绝大多数克拉霉素高度耐药株都存在 23S rRNA 基因 2058 或 2059 位由 A 替换为 G，C 或 T，而降低了药物与核糖体大亚基结合力导致耐药。Griffith DE 等推荐大环内酯耐药 MAC 肺病的治疗原则应包括：①停止使用大环内酯类药物；②乙胺丁醇［25mg/（kg·d）］联合利福布汀（300~450mg/d）和氨基糖苷类［链霉素 5~10mg/（kg·d）或阿米卡星 5~7mg/（kg·d）］；③ 60 岁以下且血清肌酐、尿素氮正常，前 3 个月每周使用 5 次氨基糖苷类药物，然后降至每周 3 次，至少再使用 3 个月；④治疗至培养转阴 12 月后停药；⑤如具备手术指征则手术治疗。他们随访发现，14 例耐大环内酯 MAC 肺病患者，通过手术结合超过 6 个月的氨基糖苷类治疗，11 例（79%）痰菌转阴，2 例因手术合并症死亡，1 例失访，对照组 37 例（仅手术者 2 例，仅接受氨基糖苷类治疗 8 例，两种治疗均未接受 27 例）2 例痰菌转阴。而从确诊为大环内酯耐药开始，痰菌未能转阴的患者一年死亡率 34%（13/38），2 年死亡率 45%（17/38）。

Philley 等最近报道了贝达喹啉用于 NTM 病治疗的研究，尽管早在贝达喹啉问世时就发现了它对 NTM 也具有抑制作用，但用于 NTM 患者的治疗尚属首次报道。该研究包括 6 例治疗失败的鸟分枝杆菌复合群肺病和 4 例治疗失败的脓肿分枝杆菌肺病，这些患者在接受贝达喹啉治疗前接受了 1~8 年的抗 NTM 治疗，8 例为克拉霉素耐药。患者被予以贝达喹啉联合其他合并药物（平均 5 种药物）。经过 6 个月治疗后，5 例患者出现一次或一次以上痰培养阴转，常见的药物不良反应包括恶心（6 例），关节痛（4 例），食欲减退和烦热（3 例）。尽管贝达喹啉对结核分枝杆菌具有杀菌活性，但对于 NTM 仅具有抑菌活性，该研究表明贝达喹啉对治疗失败的 MAC 肺病和脓肿分枝杆菌肺病具有一定作用，但还需要更大的样本和对患者更长时间的随访评价其作用。对于一线方案治疗失败的 MAC 肺病，还可以考虑由间歇服药调整为每日服药、利福平调整为利福布汀、应用阿米卡星静脉注射和 / 或雾化吸入，此外，还有报道莫西沙星、氯法齐明、利奈唑胺和替加环素对一线方案治疗失败的 NTM 病可能具有效果。

（二）治疗失败 NTM 肺病的手术治疗

由于 NTM 肺病化学治疗治愈率较低，手术治疗经常成为治愈患者最后的手段。日本从 2008—2012 年，非结核分枝杆菌肺病手术例数增加 76%，而同期肺结核手术病例则保持稳定。Mitchell 指出 NTM 肺病手术适应证包括：①化学治疗失败；②有频繁或严重的咯血等症状；③为延缓疾病进展而进行的病变消减手术。韩国研究者报道 70 例 NTM 肺病手术的疗效，患者中位年龄 50 岁，24 例为胞内分枝杆菌肺病，21 例鸟分枝杆菌肺病，15 例脓肿分枝杆菌脓肿亚种肺病，8 例脓肿分枝杆菌马赛亚种肺病。38 例表现为结节支气管扩张型，28 例表现为纤维空洞型。手术指征包括：内科治疗失败（52 例），残留空洞和严重支气管扩张（14 例），咯血（4 例）。术前痰菌涂片抗酸染色阳性 44 例，痰培养阳性 54 例。术式包括肺叶切除和肺叶加肺段切除（50 例），肺段切除（11 例），全肺切除或余肺切除（8 例），双肺叶切除或双肺叶加肺段切除（4 例），以及楔形切除（1 例）。15 例患者发生术后并发症，包括 1 例术后死亡，5 例纤维空洞型的患者术后出现支气管胸膜瘘，57 例患者术后痰培养阴性。作者认为：尽管手术治疗具有一定的手术并发症，但使内科治疗失败的患者有机会被治愈。

在临床工作中，临床医生常常将"发现抗酸杆菌"、"分枝杆菌培养阳性"和"发现干酪坏死性肉芽肿"作为确诊结核病的依据，实际上是长期临床实践中的经验式假想，在 NTM 病发病率不断上升的今天，已越来越凸现其局限性。对 NTM 肺病相关知识的全面掌握，才能规范地诊断和治疗 NTM 肺病，避免不恰当的抗结核治疗。

（初乃惠　段鸿飞）

参 考 文 献

1. Le Dantec C, Duguet JP, Montiel A, et al.Occurrence of Mycobacteria in Water Treatment Lines and in Water Distribution Systems.Appl Environ Microbiol, 2002, 68 (11): 5318-5325.

2. Corbett EL, Blumberg L, Churchyard GJ, et al.Nontuberculous Mycobacteria Defining Disease in a Prospective Cohort of South African Miners.Am J Respir Crit Care Med, 1999, 160 (1): 15-21.

3. Prevots DR, Shaw PA, Strickland D, et al.Nontuberculous mycobacterial lung disease prevalence at four integrated health care delivery systems.Am J Respir Crit Care Med, 2010, 182 (7): 970-976.

4. Henkle E, Winthrop KL.Nontuberculous mycobacteria infections in immunosuppressed hosts.Clin Chest Med, 2015, 36 (1): 91-99.

5. Kim RD, Greenberg DE, Ehrmantraut ME, et al.Pulmonary nontuberculous mycobacterial disease: prospective study of a distinct preexisting syndrome.Am J Respir Crit Care Med, 2008, 178 (10): 1066-1074.

6. Sexton P, Harrison AC.Susceptibility to nontuberculous mycobacterial lung disease.Eur Respir J, 2008, 31 (6): 1322-1333.

7. Szymanski EP, Leung JM, Fowler CJ, et al.Pulmonary Nontuberculous Mycobacterial Infection.A Multisystem, Multigenic Disease.Am J Respir Crit Care Med, 2015, 192 (5): 618-628.

8. O'Brien RJ, Geiter LJ, Snider DE Jr.The epidemiology of nontuberculous mycobacterial diseases in the United States.Results from a national survey.Am Rev Respir Dis, 1987, 135 (5): 1007-1014.

9. Boyle DP, Zembower TR, Reddy S, et al.Comparison of Clinical Features, Virulence, and Relapse among Mycobacterium avium Complex Species.Am J Respir Crit Care Med, 2015, 191 (11): 1310-1317.

10. Adjemian J, Olivier KN, Seitz AE, et al.Prevalence of nontuberculous mycobacterial lung disease in U.S.Medicare benficiaries.Am J Respir Crit Care Med, 2012, 185 (8): 881-886.

11. Adjemian J, Olivier KN, Seitz AE, et al.Spatial clusters of nontuberculous mycobacterial lung disease in the United States.Am J Respir Crit Care Med, 2012, 186 (6): 553-558.

12. Bryant JM, Grogono DM, Greaves D, et al.Whole-genome sequencing to identify transmission of Mycobacterium abscessus between patients with cystic fibrosis: a retrospective cohort study.Lancet, 2013, 381 (9877): 1551-1560.

13. 全国第五次结核病流行病学抽样调查技术指导组, 全国第五次结核病流行病学抽样调查办公室, 中国疾病预防控制中心结核病预防控制中心 .2010 年全国第五次结核病流行病学抽样调查报告 . 中国防痨杂志,2012,34(8):485-508.

14. McCarthy KD,Cain KP,Winthrop KL,et al.Nontuberculous Mycobacterial Disease in Patients with HIV in Southeast Asia.Am J Respir Crit Care Med,2012,185(9):981-988.

15. Tanaka E,Amitani R,Niimi A,et al.Yield of computed tomography and bronchoscopy for the diagnosis of Mycobacterium avium complex pulmonary disease.Am J Respir Crit Care Med,1997,155(6):2041-2046.

16. Lewis AG Jr,Lasche EM,Armstrong AL,et al.A clinical study of the chronic lung disease due to nonphotochromogenic acid-fast bacilli.Ann Intern Med,1960,53 :273-285.

17. Beck F.Pulmonary disease due to atypical tubercle bacilli.Am Rev Respir Dis,1959,80 :738-743.

18. Kim TS,Koh WJ,Han J,et al.Hypothesis on the evolution of cavitary lesions in nontuberculous mycobacterial pulmonary infection:thin-section CT and histopathologic correlation.Am J Roentgenol,2005,184(4):1247-1252.

19. Prince DS,Peterson DD,Steiner RM,et al.Infection with Mycobacterium avium complex in patients without predisposing conditions.N Engl J Med,1989,321(13):863-868.

20. 段鸿飞,王敬,初乃惠,等 . 鸟 - 胞内分枝杆菌复合菌组肺病与脓肿分枝杆菌肺病临床表现的对比观察 . 中华结核和呼吸杂志,2012,35(8):588-591.

21. Embil J,Warren P,Yakrus M,et al.Pulmonary illness associated with exposure to Mycobacterium-avium complex in hot tub water.Hypersensitivity pneumonitis or infection？ .Chest,1997,111(3):813-816.

22. Gribetz AR,Damsker B,Bottone EJ,et al.Solitary pulmonary nodules due to nontuberculous mycobacterial infection.Am J Med,1981,70(1):39-43.

23. Edwards LB,Palmer CE.Isolation of "atypical" mycobacteria from healthy persons.Am Rev Respir Dis,1959(80):747-749.

24. Floto RA,Olivier KN,Saiman L,et al.US Cystic Fibrosis Foundation and European Cystic Fibrosis Society consensus recommendations for the management of non-tuberculous mycobacteria in individuals with cystic fibrosis.Thorax,2016,71(Suppl 1):i1-22.

25. Peter-Getzlaff S,Lüthy J,Böddinghaus B,et al.Development and evaluation of a molecular assay for detection of nontuberculous mycobacteria by use of the cobas amplicor platform.J Clin Microbiol,2008,46(12):4023-4028.

26. Griffith DE,Aksamit T,Brown-Elliott BA,et al.An official ATS/IDSA statement:diagnosis,treatment,and prevention of nontuberculous mycobacterial diseases.Am J Respir Crit Care Med,2007,175(4):367-416.

27. 中华医学会结核病学分会 . 非结核分枝杆菌病诊断与治疗专家共识 . 中华结核和呼吸杂志,2012,35(8):572-580

28. 日本結核病学会非结核性抗酸菌症对策委员会·日本呼吸器学会感染症·结核学术部会:肺非结核性抗酸菌症诊断に关する指針 -2008 年 . 结核,2008,83 :525-526.

29. Wallace RJ Jr,Cook JL,Glassroth J,et al.American Thoracic Society statement:diagnosis and treatment of disease caused by nontuberculous mycobacteria.Am J Respir Crit Care Med,1997,156(2 Pt 2):S1-25.

30. 段鸿飞,王庆枫,王敬,等.呼吸道快速生长分枝杆菌的检出率与肺部疾病的相关性.中华结核和呼吸杂志,2016,39(2):113-116.

31. Bennett SN,Peterson DE,Johnson DR,et al.Bronchoscopy-associated Mycobacterium xenopi pseudoinfections. Am J Respir Crit Care Med,1994,150(1):245-250.

32. Kozinn WP,Damsker B,Bottone EJ.Mycobacterium avium complex:significance of isolation from bone marrow culture.J Clin Microbiol,1980,11(3):245-248.

33. Lockwood WW,Friedman C,Bus N,et al.An outbreak of Mycobacterium terrae in clinical specimens associated with a hospital potable water supply.Am Rev Respir Dis,1989,140(6):1614-1617.

34. Cullen AR,Cannon CL,Mark EJ,et al.Mycobacterium abscessus infection in cystic fibrosis.Colonization or infection？ Am J Respir Crit Care Med,2000,161(2 Pt 1):641-645.

35. Donnabella V,Salazar-Schicchi J,Bonk S,et al.Increasing incidence of Mycobacterium xenopi at Bellevue hospital： An emerging pathogen or a product of improved laboratory methods？ .Chest,2000,118(5):1365-1370.

36. van Ingen J,Bendien SA,de Lange WC,et al.Clinical relevance of non-tuberculous mycobacteria isolated in the Nijmegen-Arnhem region,The Netherlands.Thorax,2009,64(6):502-506.

37. Han XY,Tarrand JJ,Infante R,et al.Clinical significance and epidemiologic analyses of Mycobacterium avium and Mycobacterium intracellulare among patients without AIDS.J Clin Microbiol,2005,43(9):4407-4412.

38. Piersimoni C,Nista D,Bornigia S,et al.Unreliable detection of Mycobacterium xenopi by the nonradiometric Bactec MGIT 960 culture system.J Clin Microbiol,2009,47(3):804-806.

39. Pappas SA,Schaff DM,Dicostango MB,et al.Contamination of flexible fiberoptic bronchoscopes.Am Rev Respir Dis,1983,127(3):381-392.

40. Griffith DE,Brown-Elliott BA,Langsjoen B,et al.Clinical and molecular analysis of macrolide resistance in Mycobacterium avium complex lung disease.Am J Respir Crit Care Med,2006,174(8):928-934.

41. Jeong BH,Jeon K,Park HY,et al.Intermittent antibiotic therapy for nodular bronchiectatic Mycobacterium avium complex lung disease.Am J Respir Crit Care Med,2015,191(1):96-103.

42. Shafron SD,Singer J,Zarowny DP,et al.A comparison of two regimens for the treatment *of Mycobacterium avium* complex bacteremia in AIDS:rifabutin,ethambutol,and clarithromycin versus rifampin,ethambutol, clofazimine,and ciprofloxacin.N Engl J Med,1996,335(6):377-383.

43. Hayashi M,Takayanagi N,Kanauchi T,et al.Prognostic factors of 634 HIV-negative patients with *Mycobacterium avium* complex lung disease.Am J Respir Crit Care Med,2012,185(5):575-583.

44. Tanaka E,Kimoto T,Tsuyuguchi K,et al.Effect of clarithromycin regimen for Mycobacterium avium complex pulmonary disease.Am J Respir Crit Care Med,1999,160(3):866-872.

45. Wallace RJ Jr,Brown-Elliott BA,McNulty S,et al.Macrolide/azalide therapy for nodular/bronchiectatic *Mycobacterium avium* complex lung disease.Chest,2014,146(2):276-282.

46. Griffith DE,Philley JV,Brown-Elliott BA,et al.The significance of *Mycobacterium abscessus* subspecies *abscessus* isolation during *Mycobacterium avium* complex lung disease therapy.Chest,2015,147(5):1369-

1375.

47. Griffith DE, Girard WM, Wallace RJ Jr.Clinical features of pulmonary disease caused by rapidly growing mycobacteria: an analysis of 154 patients.Am Rev Respir Dis, 1993, 147 (5): 1271-1278.

48. Jeon K, Kwon OJ, Lee NY, et al.Antibiotic treatment of Mycobacterium abscessus lung disease: a retrospective analysis of 65 patients.Am J Respir Crit Care Med, 2009, 180 (9): 896-902.

49. Koh WJ, Jeon K, Lee NY, et al.Clinical significance of differentiation of Mycobacterium massiliense from Mycobacterium abscessus.Am J Respir Crit Care Med, 2011, 183 (3): 405-410.

50. Mitchell JD.Surgical approach to pulmonary nontuberculous mycobacterial infections.Clin Chest Med, 2015, 36 (1): 117-122.

第十一章

非结核分枝杆菌的皮肤软组织病变

非结核分枝杆菌（non-tuberculous *Mycobacteria*，NTM）引起的皮肤及皮下软组织病变最易侵犯真皮和皮下脂肪组织，其次为深层肌肉组织，局部引流区域淋巴结也可受累。

一、概况与流行现状

非结核分枝杆菌（non-tuberculous *Mycobacteria*，NTM）是分枝杆菌属内除结核分枝杆菌（MTB）复合群和麻风分枝杆菌以外的其他分枝杆菌。是环境病原菌，广泛存在于自然环境中，水、土壤、尘埃、草木、沼泽、牛奶、鱼类、人体、人畜粪便等均可检出。日本一项调查表明，其分离率土壤中为 76%，室内尘土为 7%，井水为 43%，污泥中为 67%。在同一标本中可分离出一种以上的非结核分枝杆菌。由于非结核分枝杆菌生物膜疏水性特征，以及对金属（如锌）的需求和代谢有着密切关系，宜居于供水系统的镀锌管，可以长期生存于饮水系统中及供热、供水管道中。也有研究表明，商售蒸馏水中偶发分枝杆菌和龟分枝杆菌可以繁殖，存活时间可长达 1 年。加之非结核分枝杆菌对一些消毒剂的耐受，使其有了广泛的感染和传播机会。现在普遍认为，人可从环境中感染非结核分枝杆菌而致病，水和土壤是重要的传播途径。在医院，手术置入物品、手术器械或水源被污染、消毒灭菌不彻底、手术等创口污染均可导致暴发流行。中国五次全国结核病流行病学抽样调查显示，分枝杆菌中非结核分枝杆菌的检出率分别为 1979 年的 4.3%、1984—1985 年的 4.2%、1990 年的 4.9%、2000 年的 11.1% 和 2010 年的 22.9%，近年呈快速增长趋势。随着 AIDS 导致的免疫抑制人群增多、人口老龄化引起的免疫衰老、各种免疫抑制剂的使用、美容手术、针灸等理疗致医源性感染机会增多、环境污染等原因，非结核分枝杆菌肺病及肺外非结核分枝杆菌病发生的概率增大，非结核分枝杆菌皮肤软组织病变发生率同样在增高，而随着临床对非结核分枝杆菌病认识的提高与重视、细菌学诊断的进步和分子生物学鉴定、鉴别技术的提高，对非结核分枝杆菌病的诊断和报道也逐渐增多。早在 1938 年，有人就记述了偶发分枝杆菌皮肤脓肿的特点。1839 年，瑞典 Hellerstrom 报道了游泳者集体发生皮肤肉芽肿的感染，之后北美、加拿大、英国等也报道了海分枝杆菌的感染病例。1948 年，澳大利亚学者报道了溃疡分枝杆菌的皮肤感染，称为 Bairnsdale 病。1961 年，乌干达的 Buruli 报道了溃疡分枝杆菌引起的皮肤溃疡，称 Buruli 溃疡。继之，墨西哥、刚果、新几内亚、马来西亚、印度尼西亚也相继发生。1982 年，日本的光户等报道了偶发分枝杆菌皮肤脓肿 3 例。1986 年，日本的中岛报道了非结核分枝杆菌皮肤感染 92 例。中国的相关报道也逐渐增多。1996 年，湖南省常德市某医院发生非结核分枝杆菌医院感染 46 例。1998 年，深圳市某医院发生 168 例患者的手术切口龟分枝杆菌亚种感染。

非结核分枝杆菌可以侵犯人体肺脏、淋巴结、骨骼、关节、皮肤和软组织等组织器官，并可引起全身播散性疾病。发生于肺部以外组织器官的非结核分枝杆菌病统称为肺外非结核分枝杆菌病。近年来，随着非结核分枝杆菌病呈快速增多趋势，肺外非结核分枝杆菌病的报道日益增多，非结核分枝杆菌皮肤软组织病变也常见报道，尤其是群体性医源性非结核分枝杆菌皮肤软组织病变也反复发生，应引起高度重视并加以防范。

二、非结核分枝杆菌皮肤软组织病变的临床特点

病变早期为急性炎症反应和渗出，随后可见硬结、脓肿和窦道形成。引起非结核分枝杆菌皮肤软组织病变的主要菌种有偶发分枝杆菌、脓肿分枝杆菌、龟分枝杆菌、海分枝杆菌和溃疡分枝杆菌，次要菌种有嗜血分枝杆菌、堪萨斯分枝杆菌、MAC、土地分枝杆菌和耻垢分枝杆菌等。局部脓肿多发生在针刺伤口、开放性伤口或骨折等外伤处，往往迁延不愈，多由偶发分枝杆菌、脓肿分枝杆菌和龟分枝杆菌引起。医院内发生的皮肤软组织非结核分枝杆菌病也常由这 3 种快速生长分枝杆菌引起。而渔业养殖或捕捞、海虾螃蟹所致损伤者多由海分枝杆菌、溃疡分枝杆菌引起。2003 年张志谦等曾报道河北辛集 34 例肌内注射造成的龟分枝杆菌臀部感染，传染源未明确。2004 年福建南平曾报道 59 例肌内注射后偶发分枝杆菌暴发感染，事后调查证实为该诊所清洗注射器的水污染造成。2006 年韩国首次报道应用东方针刺治疗引起 40 例脓肿分枝杆菌感染。其他分枝杆菌引起的皮肤软组织非结核分枝杆菌病也时有报道。渔业人员、热带观赏鱼养殖者、海虾螃蟹所致损伤后海分枝杆菌感染病例常有报道。魏宏莲等报道一例耻垢分枝杆菌引起的臀部肌内注射部位脓肿形成。也有溃疡分枝杆菌引起皮肤感染（Buruli 溃疡），堪萨斯分枝杆菌、苏加分枝杆菌和嗜血分枝杆菌可引起皮肤播散性和多中心结节病灶的报道。在国内外的美容整形外科领域，在假体隆乳术、乳房缩小术、乳房提升术、脂肪抽吸术、面部提升术、重睑成形术、药物注射等手术后均有非结核分枝杆菌感染的病例报道。

非结核分枝杆菌皮肤软组织病变的治疗需要在有效多药联合抗分枝杆菌治疗基础上，联合局部脓肿切开清创引流，有时需要多次，多者甚至达十几次的清创。

三、非结核分枝杆菌皮肤软组织病的诊断

由于肺外非结核分枝杆菌病相对少见，大多发病隐匿、慢性进展，患者常根据疾病侵犯部位和临床表现分别到相应临床科室就诊，极少首诊即往结核病防治机构就诊，而因为非结核病防治机构医务人员对此类疾病认识有限、有时病变部位难以取到病理标本、缺乏非结核分枝杆菌相关病原学等实验室相关诊断设备和技术等原因，往往延误非结核分枝杆菌病的诊断，有时甚至长期误诊为结核病等，延误治疗，值得大家重视。

非结核分枝杆菌皮肤软组织病的诊断应通过临床表现、影像学表现、病理检查结果、尤其是病原学进行综合判断。参考国内外以往的非结核分枝杆菌病诊断与治疗指南，非结核分枝杆菌皮肤软组织病的诊断方法推荐以下。

（一）临床表现

非结核分枝杆菌皮肤软组织病可以是独立发生的疾病，也可以是全身播散性疾病的一部分。临床表现具有局部皮肤软组织和／或全身性症状。非结核分枝杆菌皮肤软组织病变大多见于有外伤或美容、针灸等皮肤破损后，少部分患者无可考察的皮损史。皮肤破损可以暂时愈合，经一段时日后逐渐出现皮肤破损部位或周边软组织炎症反应和渗出，随后可见硬结、脓肿和窦道形成。局部引流区域淋巴结也可受累肿大。滑膜、滑囊、腱鞘、手深部、关节、骨和骨髓等其他部位的非结核分枝杆菌病，可出现于外伤或无明显外伤史后，表现为局部组织急性或慢性炎症反应、渗出、坏死、脓肿形成或流脓、窦道形成等。非结核分枝杆菌淋巴结病多见于儿童，累及部位淋巴结逐渐肿大，可粘连成串、质韧，可形成纤维化、钙化，也可迅速干酪样坏死及软化、破溃形成慢性窦道。大多数患者无全身症状和体征。播散性非结核分枝杆菌病主要见于 HIV 感染者、器官移植、长期应用皮质类固醇和白血病等免疫功能受损患者，可侵犯淋巴结、皮肤软组织、骨骼、肝脏、胃肠道、心内膜、心包和脑膜脑实质等几乎全身所有脏器。侵犯部位出现相应组织病变和症状体征，可以慢性或亚急性进展，迁延不愈、此起彼消，也可能突然快速发展，伴全身症状，持续性或间歇性发热，低热为主，进行性的体重减轻、夜间盗汗等。

（二）影像学检查

非结核分枝杆菌皮肤软组织病：主要通过体格检查发现和观察病情，同时可以应用彩色多谱勒超声、增强 CT、磁共振（MIR，增强）等检查，进行深部及临近和相关组织器官的受累范围和程度判断，进行全面精确诊断和病程疗效观察，指导局部穿刺或切开引流的操作。

非结核分枝杆菌淋巴结病：可以应用彩色多谱勒超声、增强 CT、磁共振（MIR，增强）等检查方法进行初步诊断和病程疗效观察。彩色多谱勒超声显示局部多发淋巴结肿大，单侧多见，成串排列，部分可粘连成团，淋巴结内可见坏死性低密度区，窦道形成时可见管道状低回声区。颈部增强 CT 和 MIR 显示，非对称性肿大的淋巴结，中央密度减低，边缘强化，其周围组织炎症反应较轻。操作过程中采用延迟显像技术有利于典型组织环形强化影像的显示。

非结核分枝杆菌骨关节病：X 线影像、CT、磁共振（MIR）为常用检查方法。主要表现为骨质破坏、关节间隙狭窄、周围软组织肿胀、坏死、脓肿形成，有时有窦道形成。

相应脏器的非结核分枝杆菌病也可用彩色多谱勒超声、增强 CT、MIR 等检查方法进行初步诊断和病程疗效观察。

（三）病理检查

所有病变均应尽量取组织做病理检查，肺外非结核分枝杆菌病的病理改变主要表现为：

非结核分枝杆菌皮肤软组织病：主要病理表现为肉芽肿性病变和非特异性慢性化脓性炎症病理改变，淋巴细胞、类上皮细胞、朗格汉斯细胞为主的肉芽肿，伴干酪样坏死，包括渗出、增生和坏死性病变，新旧病灶常在同一病例交替存在。

非结核分枝杆菌淋巴结病：早期形成以淋巴细胞、类上皮细胞、朗格汉斯细胞为主的肉芽肿，伴干酪样坏死，可形成纤维化、钙化，可形成软化、脓肿、破溃，形成慢性窦道。

播散性非结核分枝杆菌病：可侵犯全身许多脏器，最常受累的器官是肝脏、淋巴结和胃肠道，肺脏、骨髓、心脏和肾脏也可累及。肉眼可见肝脏、脾脏和淋巴结肿大，其上可有柠檬色肉芽肿，小肠、心脏和肾脏均有灶性肉芽肿。镜下可见受累器官弥漫性肉芽肿，肉芽肿边缘模糊，由具有特征性纹状组织细胞所组成，仅少数患者表现为由纤维化、坏死及类上皮细胞组成的典型肉芽肿结节。

由于非结核分枝杆菌（非结核分枝杆菌）与结核分枝杆菌复合群（MTB）的菌体成分和抗原有共同性，但非结核分枝杆菌的毒力较 MTB 弱，非结核分枝杆菌病的病理所见与结核病很难鉴别，区别在于非结核分枝杆菌病的干酪样坏死较少，机体组织反应较弱，所以仅凭病理检查难以鉴别，也不能作为鉴别诊断的依据，确诊还是需要依靠菌种鉴定。

（四）病原学检查

1. 涂片染色镜检　常用方法是齐-内（Ziehl-Neelsen）抗酸染色法，方法设备简便，不需要昂贵的设备，容易操作，但通常要含菌量在 5000~10 000/ml 才可检出阳性，故灵敏度不高。LED 荧光显微镜技术可以提高检出率。而且抗酸染色无法鉴别非结核分枝杆菌和 MTB，需进一步作菌种鉴定。

检测标本：任何病变部位的组织、坏死物、分泌物均应尽量获取作细菌学检查，置于无菌痰瓶或试管，尽快送检，最好在 4℃保存下送实验室。增加样本数量可提高阳性检出率，有报告指出多份样本阳性检出率可达 60%~70%，而单份样本阳性率只有 30%~40%。所以在条件允许的情况下，应尽量多地获取样本送检。

2. 分离培养和菌种鉴定　是非结核分枝杆菌诊断的金标准，也是必不可少的确诊依据。方法包括：

（1）传统方法：包括液体培养基、固体培养基和固液双向培养基培养。

目前最常用的液体培养技术为 Bactec 960 方法，分枝杆菌能比较快速生长，目前应用最广泛。但此培养技术仅能鉴别结核分枝杆菌（MTB）和非结核分枝杆菌（非结核分枝杆菌），不能做进一步菌种鉴定。

固体培养基有罗氏（Lownstein-Jenson，L-J）培养基、小川辰次（Tatsujiongawa）鸡蛋培养基和 Middle brook 7H10、7H11 等琼脂培养基，这些培养方法耗时较长。如培养出分枝杆菌菌株后，在进行抗结核药物的药敏试验时，将菌种接种于对硝基苯甲酸钠培养基和噻吩-2-羧酸酰肼鉴别培养基上，并辅以硝酸还原试验、烟酸试验和耐 68℃热触酶试验，初步鉴定为 MTB、牛分枝杆菌或非结核分枝杆菌。然后，再观察细菌的最适宜温度、生长速度和光反应等，通过观察一系列生化反应来进行菌种鉴定。

固液双向培养基培养有 Septi-Check AFB 双向培养基，以液相培养基作基础有利于分枝杆菌较快生长，提高检出效率，固相培养基有利于观察和获取菌落，可用于菌种鉴定。

（2）高效液相色谱法（HPLC）：HPLC 是鉴别缓慢生长非结核分枝杆菌的快速、实用和可靠的方法，可用于直接鉴定 Bactec 7H12B 分枝杆菌菌种及抗酸染色阳性标本中的 MAC，其缺点是不能鉴别新的非结核分枝杆菌菌种。

（3）分子生物学方法

1）PCR 或多重 PCR 法：用各种分枝杆菌特异性引物对标本 DNA 进行一系列 PCR 扩增或多重 PCR 扩增，根据扩增产物产生的特异性片段进行鉴定；或先用分枝杆菌属特异的外部引物扩增，然后再用菌种特异的内部引物进行巢氏扩增鉴定。该方法具有灵敏度高和快速等优点，但目前仅能鉴定 MAC、副结核分枝杆菌、MTB 和麻风分枝杆菌等 27 种分枝杆菌。

2）DNA 探针测定法：以菌种特异度探针与分枝杆菌的 16S rRNA 进行杂交，在培养阳性的标本中 2 小时即可获得结果。目前商业化探针仅用于少数非结核分枝杆菌菌种的鉴定。

3）PCR- 限制性片段长度多态性分析法（PCR-RFLP）：该方法又称为 PCR- 限制性核酸内切酶分析，通过 PCR 扩增编码相对分子质量为 65 000 的热休克蛋白 65 基因 441 bp 碱基序列 DNA 片段，再经酶切消化后形成非结核分枝杆菌种特异性的酶切小片段，通过放射自显影或染色技术可鉴定出不同的非结核分枝杆菌菌种。在 PCR-RFLP 基础上研制的线性探针反向杂交法（INNO-LiPA）分枝杆菌菌种鉴定试剂盒可鉴定出堪萨斯分枝杆菌、脓肿分枝杆菌和龟分枝杆菌等 16 种分枝杆菌。

4）DNA 测序技术：是对编码 16S 核糖体 DNA 的 16S rRNA 碱基序列进行测定的技术。由于非结核分枝杆菌相近菌种间存在十分相似的 16S rRNA 碱基序列，因此结果有时可能会存在误判。DNA 焦磷酸测序技术是对临床分离分枝杆菌菌株 16S rRNA 核苷酸序列的超可变区 A 进行分析，与其他菌种鉴定方法的符合率达 90% 以上，且 5 小时内可出结果，费用较为低廉。由于目前临床应用的 DNA 测序试剂盒提供的核苷酸序列数据库不能涵盖所有非结核分枝杆菌菌种的信息，尤其是未知的非结核分枝杆菌菌种，所以还无法鉴定所有非结核分枝杆菌菌种。

5）反向杂交 DNA 扩增技术：是一种以 23S rRNA 基因序列为靶点的反向杂交 DNA 扩增技术，目前的分枝杆菌检测试剂盒诊断准确率达到 90.8%，且简便易行，无须昂贵的设备，但对脓肿分枝杆菌等菌种的鉴定尚有一定不确定性，需要通过其他方法加以明确。

3. 抗微生物药物敏感性试验　由于非结核分枝杆菌对常见的抗结核药物大多耐药，一旦确定为非结核分枝杆菌病，并鉴定出菌种，则不一定需要进行常规的抗结核药物敏感性试验，但药敏试验对非结核分枝杆菌病治疗方案的制定、减少不必要的过度或无效治疗，还是有积极的意义，应尽量争取药敏试验。对于快速生长分枝杆菌（偶发分枝杆菌、脓肿分枝杆菌和龟分枝杆菌）常规药敏试验应包括阿米卡星、亚胺培南（仅限于偶发分枝杆菌）、多西环素、氟喹诺酮类药物、磺胺类药物或复方磺胺甲噁唑、头孢西丁、克拉霉素、利奈唑胺和妥布霉素（仅限于龟分枝杆菌）。对于缓慢生长分枝杆菌，药敏试验需要包括克拉霉素、阿奇霉素、利福平、利福布汀、乙胺丁醇、异烟肼、喹诺酮类、阿米卡星、链霉素、磺胺类药物等。尽量寻找敏感药物，组成有效治疗方案。

总之，皮肤软组织非结核分枝杆菌病的诊断需要具有局部和 / 或全身性症状，经相关检查发现有皮肤软组织病变，已排除其他疾病，有相应的病理学表现，在确保标本无外源性污染的前提下，病变部位组织中非结核分枝杆菌培养阳性，即可做出皮肤软组织非结核分枝杆菌病的诊断。由于检测技术的发展与进步，有临床表现、病理改变、分子生物学诊断依据，排除其他疾病，也可以做出肺外非结核分枝杆菌病的诊断。无论非结核分枝杆菌肺病还是肺外非结核分枝杆菌病，或是播散性非结核分枝杆菌病，均需进行非结核分枝杆菌菌种鉴定。

四、非结核分枝杆菌皮肤软组织病的治疗

（一）治疗原则

1. 有效、规范的全身药物治疗是非结核分枝杆菌病治疗的关键和基础，有效药物局部换药和外敷有利于非结核分枝杆菌的杀灭和病灶清除。

2. 由于非结核分枝杆菌的耐药模式可因菌种不同而有所差异，所以治疗前的菌型鉴定和药物敏感试验仍是十分重要的。

3. 不同的非结核分枝杆菌病，用药的种类和疗程可有所不同。药敏试验结果与临床效果相关性目前尚难以确定，但制订非结核分枝杆菌病化疗方案时仍应尽可能根据药敏试验结果和用药史，选择 5~6 种药物联合治疗，强化期共 6~12 个月，巩固期 12~18 个月，在培养阴转后继续治疗至少 12 个月。

4. 非结核分枝杆菌皮肤软组织病的治疗需要与外科手术清创治疗密切结合，充分引流局部脓液、清除坏死组织，有利于病情控制和病灶愈合。

（二）药物治疗

1. 新型大环内酯类药物　克拉霉素、阿奇霉素是近 20 年来治疗非结核分枝杆菌病最为重要的新药，对非结核分枝杆菌尤其是鸟 - 胞内分枝杆菌（MAC）、偶发分枝杆菌、龟分枝杆菌、脓肿分枝杆菌等均具有较强的抗菌作用，也是非结核分枝杆菌化疗方案最重要的组成部分之一。成人剂量每日 1.0g。

2. 乙胺丁醇　是治疗非结核分枝杆菌病的一种最常用且基本的药物。可抑制分枝杆菌 RNA 的合成，破坏分枝杆菌的细胞壁，对结核分枝杆菌和部分非结核分枝杆菌如鸟 - 胞内分枝杆菌（MAC）、堪萨斯分枝杆菌、瘰病分枝杆菌、海分枝杆菌等均有一定的抗菌活性，同时与链霉素、RFP、氟喹诺酮类药物等合用时具有协同作用。乙胺丁醇与其他抗分枝杆菌药物之间无交叉耐药性。

3. 利福霉素类药物　利福布汀（rifabutin，RBU）最具代表性，对非结核分枝杆菌中的 MAC、堪萨斯分枝杆菌、偶发分枝杆菌、龟分枝杆菌、脓肿分枝杆菌等均具有一定的抗菌作用。利福喷丁、利福平也是治疗非结核分枝杆菌病常用的药物，且有一定的疗效。当 HIV 合并非结核分枝杆菌病同时需要抗逆转录病毒治疗时，由于 RFB 对肝脏细胞色素 P450-3A（CYP3A）系统的诱导作用较弱，不易造成抗逆转录病毒血药浓度的降低，使用 RFB 较 RFP 具有很大的优越性。

4. 氨基糖苷类药物　阿米卡星对 MAC 具有较强的抗菌活性，是治疗非结核分枝杆菌病较为常用且有效的药物。妥布霉素对非结核分枝杆菌中的龟分枝杆菌抗菌活性强于阿米卡星。链霉素对非结核分枝杆菌具有一定的抗菌活性，有时也用于非结核分枝杆菌病的治疗。

5. 氟喹诺酮类药物　新型氟喹诺酮类药物中氧氟沙星、环丙沙星、左氧氟沙星、加替沙星和莫西沙星等对非结核分枝杆菌均有一定的抗菌作用，其中以莫西沙星和加替沙星抗菌活性最强，莫西沙星和加替沙星对 MAC、偶发分枝杆菌作用最为明显。

6. 头孢西丁　对偶发分枝杆菌、脓肿分枝杆菌等快生长分枝杆菌具有较强的抗菌作用。

7. 其他药物　四环素类的多西环素和米诺环素等对偶发分枝杆菌、龟分枝杆菌、脓肿分枝杆菌、海分枝杆菌有一定的抗菌活性。磺胺类中的磺胺甲噁唑和复方磺胺甲噁唑对偶发分枝杆菌、龟分枝杆菌、脓肿分枝杆菌、海分枝杆菌有一定的抑菌作用。碳青霉烯类中的亚胺培南/西司他丁对偶发分枝杆菌、龟分枝杆菌、脓肿分枝杆菌等快生长分枝杆菌具有较强的抗菌作用。替加环素和利奈唑胺对脓肿分枝杆菌等具有较强的抗菌作用。

（三）常见非结核分枝杆菌皮肤软组织病的化疗方案

引起非结核分枝杆菌皮肤软组织病变的主要菌种有偶发分枝杆菌、脓肿分枝杆菌、龟分枝杆菌、海分枝杆菌和溃疡分枝杆菌，次要菌种有嗜血分枝杆菌、堪萨斯分枝杆菌、MAC、土地分枝杆菌和耻垢分枝杆菌等，针对主要的分枝杆菌皮肤软组织病，常用化疗方案推荐为：

1. 偶发分枝杆菌（*M.fortuitum*）皮肤软组织病　偶发分枝杆菌是快速生长分枝杆菌中对抗结核药物最为敏感者，大多对大环内酯类、喹诺酮类、利福平或利福布汀、磺胺类、米诺环素、多西环素、头孢西丁、亚胺培南和阿米卡星等均敏感。偶发分枝杆菌皮肤软组织病变推荐治疗方案为：根据体外药敏试验结果，至少包括2种体外药敏试验敏感的药物，如喹诺酮类药物、利福平或利福布汀、克拉霉素或阿米卡星，疗程至少4个月。但不同菌株的药敏情况并不一定相同，1998年11月，福建南平某诊所因肌内注射发生59例偶发分枝杆菌暴发感染病例，分离株对抗生素表现出普遍的耐药性。在试验的50种药物中只有丁胺卡那、新霉素、四环素、环丙沙星、庆大霉素、氧氟沙星、诺氟沙星、培氟沙星、多黏菌素B、克拉霉素、阿奇霉素、亚胺培南/西司他丁等12种抗生素敏感，其他38种均耐药。患者集中长期住院治疗，选用3~4种敏感抗生素进行化学治疗，辅以免疫增强剂，视病灶情况，化疗2个月后行外科处理，完成规定疗程，创口愈合，治愈。

2. 脓肿分枝杆菌（*M.abscessus*）皮肤软组织病　脓肿分枝杆菌对标准抗结核药物均耐药。体外药敏试验结果显示，脓肿分枝杆菌对克拉霉素、阿米卡星和头孢西丁敏感，对利奈唑胺、替加环素、亚胺培南、氯法齐明等中度敏感。对于脓肿分枝杆菌皮肤软组织病，推荐治疗方案为：克拉霉素或阿奇霉素、阿米卡星、头孢西丁或亚胺培南/西司他丁，重症病例疗程最低4个月。笔者诊治的一例男性、46岁脓肿分枝杆菌病患者，药敏试验显示对异烟肼、利福平、利福布汀、利福喷丁、乙胺丁醇、对氨基水杨酸钠、丙硫异烟胺、对氨基水杨酸异烟肼、链霉素、阿米卡星、卡那霉素、妥布霉素、卷曲霉素、氧氟沙星、左氧氟沙星、环丙沙星、莫西沙星、司帕沙星、加替沙星、克拉霉素、阿奇霉素、罗红霉素、红霉素、四环素、米诺环素、多西环素、复方磺胺甲噁唑、磺胺嘧啶、甲氧苄啶、氨硫脲、头孢西丁、头孢哌酮、头孢美唑、头孢吡肟、环丝氨酸、氯法齐明、美罗培南、利奈唑胺、替加环素等药物均耐药，虽然前后应用所有可能的抗分枝杆菌药物，还是无法控制病情，病变由会阴部皮肤软组织病变开始，逐渐进展为四肢和尾骶部皮肤软组织、双膝关节、左踝关节、双肺、颅内病变（图11-1），最后不治身亡。所以，有敏感的抗分枝杆菌药物可以组成有效的化疗方案，是非结核分枝杆菌病能治愈的前提与基础。

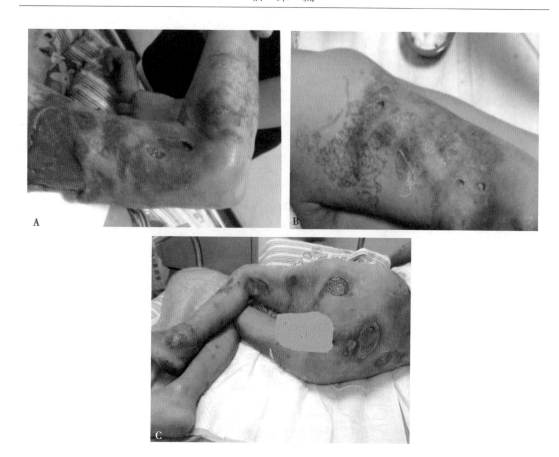

图 11-1　患者，男性，46 岁。脓肿分枝杆菌皮肤软组织感染，病变累及四肢和腰臀部
A. 右上肢皮肤软组织破溃；B. 左上肢皮肤软组织破溃；C. 腰臀部及双下肢皮肤破溃

　　3. 龟分枝杆菌（*M.chelonae*）皮肤软组织病　　在免疫受损患者中可引起播散性感染。龟分枝杆菌分离株通常对妥布霉素、克拉霉素、利奈唑胺和伊米配能敏感，对阿米卡星、氯法齐明、多西环素和喹诺酮类药物中敏，对头孢西丁耐药。推荐治疗方案：应根据体外药敏试验结果，并至少包括 2 种体外药敏试验敏感的药物，如妥布霉素、克拉霉素和喹诺酮类药物，疗程至少 4 个月。

　　4. 海分枝杆菌（*M.marinum*）皮肤软组织病　　海分枝杆菌是引起非结核分枝杆菌皮肤软组织病的主要菌种，是"游泳池肉芽肿"或"鱼缸肉芽肿"的重要原因。体外药敏试验结果显示，海分枝杆菌对利福平、利福布汀以及乙胺丁醇敏感，对克拉霉素、磺胺类药物也较敏感，对链霉素、多西环素和米诺环素中度敏感，对异烟肼和吡嗪酰胺耐药。推荐治疗方案：利福平或利福布汀、乙胺丁醇及克拉霉素，疗程 4~6 个月。

　　5. 溃疡分枝杆菌（*M.ulcerans*）皮肤软组织病　　溃疡分枝杆菌可引起皮肤软组织以及骨坏死性病变，组织学上称为 Buruli 溃疡。溃疡分枝杆菌病临床疗效较为满意，预后良好。推荐治疗方案：克拉霉素和利福平治疗 8 周。

　　6. 嗜血分枝杆菌（*M.haemophilum*）皮肤软组织病　　阿米卡星、克拉霉素、环丙沙星、利福平和利福布汀体外对嗜血分枝杆菌具有一定的抗菌作用，多西环素和磺胺类药物体外结果不一，乙胺丁醇耐药。推荐治疗方案：克拉霉素、利福平或利福布汀、环丙沙星。

7. 堪萨斯分枝杆菌（*M.kansasii*）皮肤软组织病　体外试验结果表明，堪萨斯分枝杆菌绝大多数对 RFP 敏感，对 INH、EMB、SM 中度敏感。大环内酯类药物和莫西沙星等对其具有良好的抗菌活性。推荐治疗方案：利福平、异烟肼、乙胺丁醇，疗程用至皮肤软组织病变好转 12 个月。对于利福平耐药的堪萨斯分枝杆菌病患者，推荐以体外药敏为基础的由包括克拉霉素或阿奇霉素、莫西沙星、乙胺丁醇、磺胺甲噁唑或链霉素等 3~4 种药物组成治疗方案。堪萨斯分枝杆菌病的临床近远期疗效均较好。

8. 鸟分枝杆菌复合群（*M.avium* complex，MAC）皮肤软组织病　大环内酯类药物是治疗 MAC 病疗效确切的唯一抗菌药物，MAC 病基础药物必须包括克拉霉素或阿奇霉素。推荐治疗方案：克拉霉素或阿奇霉素、利福布汀、乙胺丁醇。大环内酯类耐药者，推荐方案为：阿米卡星或链霉素、异烟肼、利福布汀或利福平、乙胺丁醇。

（四）外科治疗

非结核分枝杆菌皮肤软组织病的治疗需要在全身化疗的基础上积极应用外科清创治疗，尤其是病灶广泛、脓肿形成以及药物治疗效果不佳者，可采用外科清创术或异物清除处理。脓肿形成者应尽早穿刺抽脓或切开引流，以减轻脓液和细菌负荷，避免细菌随脓液向组织器官内部蔓延和播散；切开引流者应每 1~2 天换药一次，每次换药要尽量用剪刀清除坏死组织，用刮匙或纱布尽量清除脓液，直到创面组织新鲜为止，用小纱条填塞皮下部位，充分引流，保持创面干燥，也可用有效的抗菌药物局部敷撒或附着于填塞的纱条，保持局部高浓度，有利于分枝杆菌杀灭和创面愈合。

五、非结核分枝杆菌皮肤软组织病的预防

非结核分枝杆菌是环境病原菌，广泛存在于水、土壤和灰尘等自然环境中，可以生存于饮水系统中及供热、供水管道中，人可从环境中感染非结核分枝杆菌而致病，水和土壤是重要的传播途径。

对于 HIV 感染者、因自身免疫性疾病或器官移植等原因需要长期使用各种免疫抑制剂的患者、支气管扩张、肺囊性纤维化、尘肺病、慢性阻塞性肺疾病、老年人等易感人群，需要注意提高自身抵抗力，尤其是细胞免疫功能，尽量避免污染水源、土壤及灰尘的接触和摄入，按期体检，尤其是有病变时及时作相关检查，以早期发现、诊断和治疗非结核分枝杆菌病。对于 HIV/AIDS 患者，可以考虑预防性使用抗生素，以减少发生播散性 MAC 病的概率。所有 $CD4^+T$ 细胞 <50 个 /μl 的患者均需进行预防性治疗，尤其是有机会感染病史的患者，推荐预防方案为：阿奇霉素 1200mg，1 次 / 周，次选药物为克拉霉素（1000mg/d），若患者不能耐受大环内酯类药物时可选用利福布汀（300mg/d）。

对于海产品养殖、运输、销售、游泳池卫生维护等人员，应注意避免皮肤损伤，如果已经损伤并出现局部脓肿、尤其是反复发作不易愈合的慢性脓肿，应及时作非结核分枝杆菌相关检查。

在医院，应高度重视和认真防范手术置入物品、手术器械或水源被污染、消毒灭菌不彻底、手术等创口污染导致的皮肤软组织非结核分枝杆菌病甚至暴发流行。预防非结核分枝杆菌引发的院内感染关键要抓好医院用水和医疗器械的消毒工作。不用自来水冲洗或污

染开放伤口；局部注射避免用氯化苯甲烷铵（例如烷基二甲基苄基氯化铵）作为皮肤消毒剂，因为脓肿分枝杆菌等非结核分枝杆菌可继续生长；整形外科手术，必须仔细遵守推荐的无菌指南；医疗器械消毒后最好采用灭菌水冲洗，以防止二次污染；留置中心导管的患者，特别是骨髓移植接受者，应避免让自来水接触或污染他们的导管；自动内镜冲洗仪器以及人工清洗应避免使用自来水，器械清洗最后应用酒精冲洗。手术室不使用自来水或自来水来源的冰块，特别是心脏外科或扩大的乳房成形术期间；消毒液的配制必须严格按要求进行，规范操作。

（陈晓红）

• 参 考 文 献 •

1. 中华医学会结核病学分会，《中华结核和呼吸杂志》编辑委员会.非结核分枝杆菌病诊断与治疗专家共识.中华结核和呼吸杂志，2012，35（8）：572-580.

2. 唐神结，高文.临床结核病学.北京：人民卫生出版社，2011：700-709.

3. 中华医学会结核病学分会.非结核分枝杆菌病诊断与处理指南.中华结核和呼吸杂志，2000，23（11）：650-653.

4. Griffith DE，Aksamit T，Brown-Elliott BA，et al.An official ATS/IDSA statement：diagnosis，treatment，and prevention of nontuberculous mycobacterial diseases.Am J Respir Crit Care Med，2007，175：367-416.

5. 全国第五次结核病流行病学抽样调查技术指导组，全国第五次结核病流行病学抽样调查办公室.2010年全国第五次结核病流行病学抽样调查报告.中国防痨杂志，2012，32（8）：485-508.

6. 刘坦业，王琳.非结核分枝杆菌皮肤软组织感染.海峡预防医学杂志，2001，7（1）：25-29.

7. 殷大奎，王克安.中国不明原因突发性公共卫生事件追述.北京：中国医药科技出版社，2000：336-338.

8. 占城，夏玉坤，吕雪莲，等.游泳池肉芽肿三例.中华皮肤科杂志，2012，45（10）：739-741.

9. 张贺秋，赵雁林.现代结核病诊断技术.北京：人民卫生出版社，2013：47-55.

10. 魏宏莲，杨靖，温海楠，等.耻垢分枝杆菌引起的臀部肌肉感染1例并文献复习.中华检验医学杂志，2013，36（8）：752-754.

第十二章
非结核分枝杆菌淋巴结炎的诊断和治疗

非结核分枝杆菌（nontuberculous *Mycobacteria*，NTM）是除结核分枝杆菌复合群、麻风分肢杆菌及缓慢生长分肢杆菌之外的分枝杆菌，菌群种类繁多，至今已知的菌种已近 130 种。NTM 疾病的 90% 为肺病，另有 10% 包括了淋巴结炎、皮肤和非组织感染、骨感染、角膜炎、中耳炎甚至中枢神经系统疾病，统称为肺外 NTM 病。其中，NTM 淋巴结病多见于儿童中，且儿童耐药性和手术耐受性较差，因此治疗较难，医学界对于 NTM 淋巴结病的关注也在逐渐增加。本文对非结构分枝杆菌淋巴结炎的诊断与治疗综述如下。

一、NTM 淋巴结炎的病理变化与临床表现

NTM 淋巴结炎多累及上颈部与下颌下的淋巴结，也可能会累及耳部、腹股沟和腋窝的淋巴结，多见于单侧，少见于双侧淋巴结，1~5 岁儿童是多发人群，少见于 10 岁以上儿童，男女比例在 1∶1.3~1∶2.0 之间。NTM 淋巴结炎主要菌种是鸟 – 胞内分枝杆菌复合菌种（MAC）和嗜血分枝杆菌，另有瘰疬分枝杆菌、猿猴分枝杆菌、龟分枝杆菌、戈尔登分枝杆菌、偶发分枝杆菌、堪萨斯分枝杆菌以及玛尔摩分枝杆菌。

二、NTM 淋巴结炎的诊断

（一）临床表现

患者大多数情况下都不会出现全身症状与临床体征，仅会累及局部淋巴结。早期主要表现为因淋巴细胞、朗汉斯巨细胞、类上皮细胞为主的肉芽肿，之后累及淋巴结，并使淋巴结出现粘连成串、肿大、质韧的现象，从而造成纤维化与钙化，也可能会迅速导致干酪样坏死、软化和破溃，最终造成慢性窦道。

（二）影像学检查

可采取彩色多普勒超声检查、增强 CT 检查以及（增强）MRI 检查的方法作出初步诊断，并观察病程进展与临床疗效。彩色多普勒超声检查结果显示为局部多发性淋巴结的肿大，多见于单侧，淋巴结粘连成串，部分几可成团，组织内部有可见性坏死性低密度区，当出现破坏性窦道时，会出现管道状低回声区。据颈部增强 CT 影像学检查显示为非对称性肿大的淋巴结，且中央密度低而边缘强化，周围组织的炎症反应则较轻。检查时，可通

过延迟显像技术强化显示典型组织的环形影像。

（三）微生物学检查

1. 初步鉴定

（1）涂片检查法：齐-内抗酸染色法是最常用的检查方法，这种方法操作简便、设备要求低，但灵敏度较差，且无法鉴别 NTM 与 MTB（结核分枝杆菌），还需要进一步鉴定菌种。具体检查步骤为：①制作检测标本：尽量获取所有病变部位组织、坏死物和分泌物以培养标本，取得标本后，放入无菌试管中，4℃环境下保存，并尽快送检。尽量提高样本数量，以提高阳性检出率。②菌种培养：目前常用的是液体培养基法，菌种生长速度较快，但只能将 NTM 与 MTB 两大菌系鉴别出来。固体培养基法则耗时较长，菌株培养完成后，在硝基苯甲酸钠等鉴别培养基中，进行硝酸还原试验等，以对 MTB、NTM 和牛分枝杆菌进行初步鉴定，之后，再根据细菌的相关生物学特征与生化反应做出菌种鉴定。固液双向培养基主要是 Septi-Check AFB 法，结合了液相培养基的快速与固相培养基的观察与菌落获取有利性，更有利于鉴定菌种。

（2）MPT64 抗原检测技术：这种方法用于区别 NTM 与 MTB，因 MTC 在液体培养基中进行培养时，主要的蛋白分泌物就是 MPT64，而 NTM 培养基中则基本不会分泌这种蛋白，因此能够用于初步鉴定。该技术能达到 97% 的敏感度与 97% 以上的特异度。

（3）PCR 技术：当前市场上的 PCR 试剂盒多为 MTC 菌群的特异性 DNA 序列，因此将该技术与涂片检查和菌种培养法相结合，能够初步检查 NTM。PCR 扩增显示为阳性时，则表明涂片、培养后的标本样品中有 MTC 菌种，反之，则可能为 NTM 菌种。

2. 鉴定菌种

（1）分子诊断：与同源基因或序列进行直接比较，即分析同源 DNA 序列组成，鉴定细菌差异，以确定至菌种水平，这是当前菌种鉴定的"金标准"。目前使用较广泛的同源序列包括 16SRNA 编码基因、16S-23S rRNA 基因间区、RNA 聚合酶 β 亚基及热休克蛋白 65 编码基因，热休克蛋白 65 鉴别能力最高。

（2）细菌结构差异鉴定：通过高效液相色谱技术能够对细菌细胞壁分枝菌酸碳链结构进行分析，通过飞行质谱则能够对菌体中多种蛋白成分的比例进行分析。细菌脂质与蛋白质组成的种属特异性强，根据这两种方法的鉴定结果，与菌种图谱库结果进行比对，就能够获取很高的鉴别成功率。但这两种方法不利于临床应用。在完成 NTM 阳性检查后，根据影像学结果显示的淋巴结病变，就能够获得准确的诊断结果。

三、NTM 淋巴结炎的治疗

（一）NTM 的药敏试验

NTM 病对于常用的大多数抗结核药物均有耐药性，因此在确诊后，可考虑做药敏试验，以确保治疗方案更为有效、准确、积极。偶发分枝杆菌、龟分肢杆菌和脓肿分肢杆菌等快速生长性分枝杆菌的药敏试验主要为阿米卡星、多西环素、磺胺类药物、复方磺胺甲噁唑、氟喹诺酮类药物、头孢西丁、利奈唑胺、克拉霉素以及仅用于偶发分枝杆菌的伊米西能和仅用于龟分枝杆菌的妥布霉素。对于生长缓慢的分枝杆菌的药敏试验则包括阿奇霉素、利福平、克拉霉素、乙胺丁醇、喹诺酮类、利福布汀、异烟肼、阿米卡星、磺胺类药物以及链霉素等。

（二）治疗原则

NTM 病需要临床医师对病原体进行正确的评价，确定为标本污染或者病原菌，NTM 种属不同，用药各类与疗程也会有所不同，一般需要结合患者药敏试验与用药史，联合使用 5~6 种药物治疗，强化治疗 6~12 个月，并巩固 12~18 个月，当抗酸杆菌转为阴性后，仍然需要继续治疗 12 个月。在参考药敏试验结果时，需要考虑其局限性。

（三）手术切除法

手术切除法是早期治疗 NTM 淋巴结炎常用的方法，研究摘录了一例国外 NTM 淋巴结炎患儿行部分切除手术与药物联合治疗的病例，患儿 2 岁，就医后经气管镜检查、病理检查、抗酸染色、培养基鉴定、PCR 检查证实为分枝杆菌复合菌群，经中央胸骨切开后，部分切除淋巴肿块，之后给予异烟肼、利福平、克拉霉素治疗 9 个月，前 4 个月同时给予乙胺丁醇与吡嗪酰胺，9 个月后症状完全消失，表明儿童 NTM 淋巴结炎可以采取完全淋巴结切除术，而部分切除术或者针吸则为不恰当的治疗方法，完全切除后，不必再行全身治疗即可痊愈。研究指出：在窦道形成或者表现皮肤出现褪色和萎缩后，要一并切除淋巴结周围小的炎症病变组织，术中要注意不可损伤面神经下颌支，当病变累及腮腺时，则要切除浅层或者全部腮腺，并保留面神经。在病变累及重要组织结构时，可行刮除术，但需要较长时间的愈合过程，且会留下明显的瘢痕。当无法完全切除病灶组织时，就需要结合药敏试验结果实施全身抗生素治疗。

（四）抗生素治疗

抗生素的使用需要根据患者的菌种鉴定结果、药敏试验结果和用药史选择，临床上使用的 NTM 淋巴结炎抗生素主要为克拉霉素、阿奇霉素，主要用于治疗 MAC 病；利福平、利福布汀，主要用于治疗 MAC 病、堪萨斯分枝杆菌、脓肿分枝杆菌、偶发分枝杆菌和龟分枝杆菌；乙胺丁醇，主要与链霉素、氟喹诺酮类药物和利福平联合应用，能够发挥良好的协同作用，从而抑制分枝杆菌 RNA 合成，并破坏其细胞壁，增加抗菌活性；氟喹诺酮类药物，包括氧氟沙星、左氧氟沙星、莫西沙星、环丙沙星和加替沙星等，主要对 MAC 病和偶发分枝杆菌病有显著的疗效；头孢西丁，主要发挥抗偶发分枝杆菌和脓肿分枝杆菌等快速生长性分枝杆菌的疗效，对快速生长型 NTM 病有良好的疗效。在多种抗生素类药物，克拉霉素、阿奇霉素等大环内酯类药物对 MAC 病有确切的疗效，因此，是临床治疗 MAC 病的重要基础药物。

非结核分枝杆菌传播与水源有很大关系，所引发的淋巴结炎则以儿童为主要发病人群，在发病后，可通过临床表现、病理判断、影像学检查和微生物学检查进行诊断，在遵循治疗原则的基础上，结合药敏试验结果、用药史、菌种鉴定结果，联合用药，或视情况采取手术切除术进行治疗，并注意巩固疗效，才能收到良好的治疗结果。

（韩　毅）

--------● 参 考 文 献 ●--------

1. 唐神结.非结核分枝杆菌病诊断与治疗专家共识解读.中国医刊,2016,51（3）:21-24.

2. 中华医学会结核病学分会.非结核分枝杆菌病诊断与治疗专家共识.中华结核和呼吸杂志,2012,35（8）:

572–580.

3. 陈晓红,吴迪.肺外非结核分枝杆菌病的临床特点和诊断.中国医刊,2016,51(3):6-9.

4. 中华医学会结核病学分会.非结核分枝杆菌病实验室诊断专家共识.中华结核和呼吸杂志,2016,39(6):438-443.

第十三章

非结核分枝杆菌与大环内酯类药物耐药

非结核分枝杆菌（nontuberculousis *Mycobacteria*，NTM）是指除结核分枝杆菌复合群及麻风分枝杆菌以外的分枝杆菌。NTM 在自然界中广泛存在，如空气、土壤、动物体表及体液等。NTM 大部分为非致病性的腐生菌，仅部分可引起人类疾病。根据 NTM 次代生长的速度分为缓慢生长群（在固体培养基上出现菌落的时间 >7 天）和快速生长群（在固体培养基上出现菌落的时间 <5 天）。依据细菌菌落形态、颜色、光照对其的影响，以及培养温度及生长速度又将 NTM 分为四群：Ⅰ群属于光产色性缓慢生长群，可引起肺部病变；Ⅱ群属于缓慢生长群，可引起肺部疾病；Ⅲ群属于不产色性缓慢生长群，包括胞内分枝杆菌（*M.intracellulare*）、鸟分枝杆菌（*M.avium*）等。鸟 - 胞内型复合群（*M.avium* complex，MAC）是 NTM 性肺病最常见的致病菌，尤其常见于免疫功能低下者；Ⅳ群属于快速生长群，一般在次代转种后 7 天内可长出菌落，主要有偶发分枝杆菌（*M.fortuitum*）、龟分枝杆菌（*M.chelonae*）、脓肿分枝杆菌（*M.abscessus*）、耻垢分枝杆菌（*M.smegmatis*），主要侵犯皮肤、软组织，偶可致肺部病变。临床上通常根据 NTM 在生长的速度分为缓慢生长群和快速生长群进行分类。

NTM 病可分为原发性和继发性两类。原发性 NTM 病，如老年或免疫力低下 NTM 病患者。继发性 NTM 病，多继发于原有肺部疾病或全身情况较差的基础之上，如慢性呼吸道疾患（慢性阻塞性肺疾病、矽肺、肺结核残余空洞、肺囊性纤维化、支气管扩张症等）、肿瘤、糖尿病、移植术后、贫血、糖皮质激素或免疫抑制剂治疗后等，特别是 AIDS 患者，HIV 阳性人群是感染 NTM 病的高危人群。由于其感染与发病临床上较难区分，特别是 NTM 肺病，因而，没有一个很好流行病学数据。我国 NTM 的实验室分离率近年来也有上升趋势。据童莉等报道，在广州市某区结核病防治所门诊就诊痰抗酸杆菌涂片阳性及培养阳性疑似肺结核患者中，经细菌学菌种鉴定，约 20% 患者为非结核分枝杆菌菌株。有报道，在 2 个月末痰菌未阴转肺结核患者中，62% 是非结核分枝杆菌肺病。

一、非结核分枝杆菌药物敏感试验

大多数 NTM 对一线抗结核药物呈现原始耐受性（即原发耐药），导致患者病程迁延多年，成为慢性排菌者或难治性患者。因此，开展 NTM 对抗结核药物和相关抗生素的敏感性测定，对治疗 NTM 病十分重要。它不仅在临床上可获得较满意治疗效果，而且减少了耐药菌株出现。吴龙章等对 2009—2011 年广州市胸科医院实验室从痰液、支气管冲洗液、胸腹腔积液、尿液及咽拭子等样品中培养出无混合感染的 1819 株分枝杆菌，进行临床上常用的第一、二线 13 种抗结核药物进行药物敏感性试验（简称"药敏试验"）。这些药物包括异烟肼（INH）、利福平（RFP）、链霉素（SM）、乙胺丁醇（EMB）、克拉霉素（CLR）、左氧氟沙星（LVFX）、莫西沙星（MOFX）、环丙沙星（CIP）、帕司烟肼（INH + 对氨基水杨酸钠合剂，PA）、利福布汀（RFB）、丙硫异烟胺（TH1321）和卷曲霉素（CM）。结果显示，NTM 对 INH 和 PA 耐药率达 96.15% 和 95.41%，显示 NTM 对 INH 和 PA 呈现高度的原始耐受性；SM、TH1321、LVFX、RFP、EMB 耐药率高于 70%；MOFX、CIP、RFB 和 CM 耐药率高于 50%；而 CLR 和丁胺卡那（AM）对 NTM 的敏感度为 88.17% 和 67.73%。Ⅱ群 NTM 对抗生素的敏感度较高，而Ⅳ群快速生长型 NTM 则对大多数抗结核药物具有高度的原始耐受性，而对大环内酯类的 CLR 和氨基糖苷类的 AM 则具有敏感性。为了提高 NTM 病治疗效果，2013 年美国感染病学会（Infectious Diseases Society of America，IDSA）和美国胸科学会（American Thoracic Society，ATS）针对 NTM 肺病药物敏感试验检测方面制定了相关指南。在开展最低抑菌浓度（MIC）法对 8 种常用药物包括丁胺卡那、头孢西汀、克拉霉素、环丙沙星、多西环素、利奈唑胺、磺胺甲噁唑 – 甲氧苄啶和妥布霉素等进行药敏试验，为临床制定 NTM 治疗方案提供支持。

（一）缓慢生长分枝杆菌的抗菌活性

缓慢生长分枝杆菌在 NTM 病中不仅疾病类型较多，而且病程长、治疗不当以常常复发；同时，缓慢生长分枝杆菌对抗菌药物的敏感性，可因菌种不同而异。陈华等研究显示，住院及门诊患者标本中共分离鉴定出分枝杆菌属 1492 株，其中 MTB 1291 株、NTM189 株，缓慢生长分枝杆菌群对 CLR、利福喷丁（RFT）、AM 的敏感度分别为 92.31%、72.31%、63.08%。胞内分枝杆菌病是缓慢生长分枝杆菌病中常见病，段鸿飞等对 76 株胞内分枝杆菌药敏试验结果提示：克拉霉素对胞内分枝杆菌的 MIC，敏感、中介和耐药的比例分别为 93.4%（71/76）、0.0%（0/76）和 6.6%（5/76）；阿奇霉素对胞内分枝杆菌的 MIC，敏感、中介和耐药的比例分别为 94.7%（72/76）、0.0%（0/76）和 5.3%（4/76）；而利奈唑胺对胞内分枝杆菌的 MIC，敏感、中介和耐药的比例分别为 32.9%（25/76）、22.4%（17/76）和 44.7%（34/76）。因此，在缓慢生长分枝杆菌病治疗中首选为大环内酯类药物。

（二）快速生长分枝杆菌的抗菌活性

快速生长分枝杆菌与一般细菌相似，只是生长速度比普通细菌略慢（3~7 天）；但它对营养要求不高，在常用培养基均可生长。尽管快速生长分枝杆菌种类较多，但主要引起人类感染主要的是脓肿分枝杆菌、龟分枝杆菌及偶发分枝杆菌。据广州市胸科医院陈华对 180 株枝杆菌药物敏感性分析，克拉霉素耐药率 13.9%、丁胺卡那耐药率 34.2%。

二、大环内酯类药物特点及对分枝杆菌作用

大环内酯类抗生素是一类具有 12~16 碳内酯环共同化学结构的抗感染药物，因有大环内酯的基本结构而命名。它有以下特点：①快效抑菌剂：该类药物的作用机制是作用于细菌等病原体的 70S 系统中的核蛋白体 50S 亚单位，阻碍蛋白质的合成而起作用；②抗菌谱较窄：主要为需氧革兰阳性菌，对革兰阴性菌的作用较差，容易形成耐药性。新型大环

内酯类抗生素的抗菌谱略广,对呼吸道常见致病菌抗菌作用比红霉素强,血药浓度高(表13-1),如果以红霉素的血药浓度为 1mg/L,克拉霉素血药浓度则为 10~20mg/L,罗红霉素为 2~5mg/L,阿奇霉素为 4mg/L。③碱性环境中抗菌活性增强。有研究表明,随着 pH 的增加,大环内酯类抗菌药物对金黄色葡萄球菌和化脓性链球菌的 MIC 值均有不同程度的降低,并呈一定的依赖效应,其中罗红霉素和阿奇霉素的抑菌活性强于红霉素。④克拉霉素和阿奇霉素尚可作用于分枝杆菌属。

表 13-1 第二代大环内酯类药物和红霉素的药动学参数比较

药物名称	剂量(mg)	生物利用度(%)	$T_{1/2}$(小时)	T_{max}(小时)	C_{max}(mg/L)	血浆蛋白结合率(%)	排泄途径
红霉素	500	25	2	3~4	1.5	18~44	胆汁
克拉霉素	250	55	3.5~4.9	4	0.67~2.4	65~70	尿、粪
罗红霉素	150~300	50	8.4~15.5	2	95	95	尿、粪
阿奇霉素	500	37	70	2.5	0.4~0.45	7~50	尿、粪

近年来,多项研究发现大环内酯类药物除对分枝杆菌有杀菌作用外,它高度聚集于吞噬细胞内,改变宿主免疫反应细胞的功能。从而为其用于 NTM 病的治疗提供了理论基础。

分枝杆菌属于条件致病菌,而有效的抗分枝杆菌反应主要包括:巨噬细胞对分枝杆菌吞噬,抗原提呈细胞(包括巨噬细胞及树突状细胞)提呈抗原,T 淋巴细胞特异性结合抗原,进而增殖、分化,释放细胞因子,激活吞噬细胞等。细胞免疫(CMI)是对分枝杆菌最主要的免疫应答,迟发性变态反应(DTH)虽然也参与抗 NTM 免疫作用,但其免疫损伤作用远远超过免疫保护作用。因此,CMI 与 DTH 是构成对分枝杆菌病发生演变具有决定性意义的两大因素。

(一)影响与炎症反应有关的细胞内转录和代谢途径

14 元环衍生物(罗红霉素、克拉霉素)对单核及巨噬细胞的干细胞有刺激增殖的作用,对成熟细胞则促进细胞因子(白细胞介素、肿瘤坏死因子)分泌。罗红霉素可抑制 IL-6 和 IL-8 的分泌、还可抑制细胞间黏附分子的表达并活化中性粒细胞、巨噬细胞、浆细胞,对于 CD4$^+$ T 淋巴细胞向呼吸道黏膜的趋化及移行起到决定性作用;在偏碱性环境,罗红霉素可活化呼吸道内 T、B 淋巴细胞及免疫球蛋白 IgA、IgG 和 IgE,调节整个呼吸系统的细胞免疫和体液免疫。

(二)影响多种炎症细胞的代谢和炎性介质的产生

大环内酯类药物可抑制中性粒细胞(PMN)对趋化因子的反应作用于细胞内信号传导系统,减少 PMN 在肺泡上皮细胞的黏附、聚集和反应性自由基释放,促进急性肺损伤组织 PMN 凋亡,减轻肺损伤发生而呈现良好的抗炎作用;同时直接抑制外周血 PMN 所释放的活性氧自由基。

大环内酯类药物可抑制炎症介质释放,发挥类激素样抗炎作用,并能通过改变其代谢而减少类固醇用量。抑制 NF-κB 活性,减少 IL-1β、IL-6、IL-8 和 TNF-α 释放,并进一步阻断 NF-κB 与 TNF-α、TGF-β 之间形成的恶性循环。

三、大环内酯类药物耐药机制

以克拉霉素和阿奇霉素为代表的大环内酯类抗生素是非结核分枝杆菌感染所致疾病治疗的基石。克拉霉素在所有的大环内酯类抗生素中抗分枝杆菌的活力最强。NTM 对克拉霉素的耐药机制成为了近年来人们关注的焦点。

克拉霉素作用靶位为 NTM 细菌核糖体 50S 大亚基中 23S rRNA 结构域Ⅴ区，该区具有肽酰转移酶活性，克拉霉素与其结合后阻碍肽链延伸，阻止蛋白的翻译合成。NTM 对克拉霉素的耐药机制主要有两种情况：一种是获得性耐药，为编码 23s rRNA 的 rrl 基因 2058或者 2059 位点 A 碱基突变，它是由于长期的克拉霉素治疗而引起，细菌在抗生素的选择压力下发生的自发点突变。有报道，在 74 株对克拉霉素耐药 NTM 菌株中全部存在基因突变，而 69 株对克拉霉素敏感 NTM 菌株中全部没有基因突变。在基因突变菌株中，61% 为多碱基突变，而 95% 发生在 2058 位点上腺嘌呤突变。rrl 突变率近年来有增高趋势，韩国报道突变率在 7%~23%。

NTM 对克拉霉素的另外一种耐药机制为诱导耐药。NTM 的诱导耐药为近年来研究的热点。最早于 1992 年由 Brown 等观察到，在 NTM 的体外药敏试验中，随着培养时间的延长，最低抑菌浓度（minimum inhibitory concentration，MIC）有逐渐增高的现象，这种情况一时找不到合理的解释。后来，人们在结核分枝杆菌、耻垢分枝杆菌、偶发分枝杆菌中相继发现红霉素核糖体甲基化酶（erythromycin ribosome methytransference，erm）基因，分别命名为 erm（37）、erm（38）、erm（39），这种基因编码的 erm 能使克拉霉素的作用位点2058 或 2059 位点腺嘌呤甲基化，导致克拉霉素失去作用靶位而失活。2009 年，Nash 等从上述分枝杆菌中存在 erm 基因得到启示，通过基因重组及转化，最终证实 erm 基因在脓肿分枝杆菌中的存在，将其命名为 erm（41）。

erm（41）可被克拉霉素诱导表达，有活性的 erm（41）能催化 23S rRNA2058 或 2059位腺嘌呤甲基化，导致常规培养 3 天药敏试验结果为敏感的脓肿分枝杆菌，在延长培养至14 天后，对克拉霉素表现出耐药。但不是所有脓肿分枝杆菌都会产生诱导耐药。不少文献详细研究并总结了 erm（41）基因在脓肿分枝杆菌、马赛分枝杆菌及 *M.bolletii* 之间的结构差异和它们相应的在诱导耐药方面的特点。研究显示，结构上，脓肿分枝杆菌和 *M.bolletii*均携带完整的 erm（41）基因，而马赛分枝杆菌 erm（41）基因有 2 个片段缺失，分别为276bp 长片段和 2bp 短片段缺失。另外，基因序列第 28 位碱基存在多态性，脓肿分枝杆菌有 T28 序列型或 C28 序列型，马赛分枝杆菌和 *M.bolletii* 只有 T28 序列型。诱导耐药表型上，只有 T28 序列型的脓肿分枝杆菌和 *M.bolletii* 可表现为诱导耐药。C28 序列型的脓肿分枝杆菌和马赛分枝杆菌没有诱导耐药。因此，很多学者把能否诱导耐药产生作为脓肿分枝杆菌亚型分型。

综上所述，克拉霉素是治疗 NTM 的首选药物，作用靶位为 NTM 细菌核糖体 50S 大亚基中 23S rRNA 结构域Ⅴ区，阻止蛋白的翻译合成。NTM 对克拉霉素的耐药机制主要是获得性耐药及诱导耐药。因此在临床治疗效果较差患者，应注意非结核分枝杆菌对克拉霉素的诱导耐药机制。

（谭守勇）

• 参 考 文 献 •

1. Tanaka E,Kimoto T,Tsuyuguchi K,et al.Effect of clarithromycin regimen for Mycobacterium avium complex pulmonary disease.Am J Respir Crit Care Med,1999,160(3):866-872.

2. Wallace RJ Jr,Brown-Elliott BA,McNulty S,et al.Macrolide/azalide therapy for nodular/bronchiectatic Mycobacterium avium complex lung disease.Chest,2014,146(2):276-282.

3. Jeon K,Kwon OJ,Lee NY,et al.Antibiotic treatment of Mycobacterium abscessus lung disease:a retrospective analysis of 65 patients.Am J Respir Crit Care Med,2009,180(9):896-902.

4. Koh WJ,Jeon K,Lee NY,et al.Clinical significance of differentiation of Mycobacterium massiliense from Mycobacterium abscessus.Am J Respir Crit Care Med,2011,183(3):405-410.

5. Jarand J,Levin A,Zhang L,et al.Clinical and Microbiologic Outcomes in Patients Receiving Treatment for Mycobacterium abscessus Pulmonary Disease.Clin Infect Dis,2011,52(5):565-571.

6. Lee MR,Sheng WH,Hung CC,et al.Mycobacterium abscessus Complex Infections in Humans.Emerg Infect Dis,2015,21(9):1638-1646.

第十四章

免疫抑制人群的非结核分枝杆菌病

非结核分枝杆菌（non-tuberculous *Mycobacteria*，NTM）是指结核分枝杆菌复合群（包括结核分枝杆菌、牛分枝杆菌、非洲分枝杆菌、田鼠分枝杆菌）和麻风分枝杆菌以外的其他分枝杆菌，其广泛存在于土壤、水及人造环境中。全球 NTM 感染有逐渐增多的趋势，而且在发达国家较结核分枝杆菌（*Mycobacterium* tuberculosis，MTB）感染更多。

NTM 病定义为感染了 NTM，并引起相关组织、脏器的病变。通常认为 NTM 病多继发于慢性肺病如慢性阻塞性肺病、支气管扩张、肺尘埃沉着病和肺结核等，除肺病病变外，还可有 NTM 淋巴结炎、皮肤软组织感染和播散性感染，多见于人类免疫缺陷病毒（human immunodeficiency virus，HIV）感染或获得性免疫缺陷综合征（acquired immunodeficiency syndrome，AIDS）的人群中。除 AIDS 患者外，近年有越来越多的关于其他免疫抑制人群 NTM 病报道，如血液系统肿瘤，克罗恩病接受抗肿瘤坏死因子（TNF-α）单抗，及其他接受免疫抑制剂治疗的患者。此外也有关于消毒不严格引发院内感染的报道。

伯杰系统细菌学手册根据 NTM 的生长速度将其分为快速生长型和缓慢生长型。Runyon 分类法根据该类菌群在试管内的生长温度、生长速度、菌落形态及色素产生与光反应的关系等，将其分为 4 组。Ⅰ组：为光产色菌，在固体培养基上菌落不见光时为淡黄色，光照后变为黄色或橙色。以堪萨斯分枝杆菌（*Mycobacterium kansasii*）、海分枝杆菌（*Mycobacterium marinum*）、猿分枝杆菌（*Mycobacterium simiae*）为主。Ⅱ组：为暗产色菌，在无光时菌落为黄色或红色。以瘰疬分枝杆菌（*Mycobacterium scrofulaceum*）、戈登分枝杆菌（*Mycobacterium gordonae*）和苏尔加分枝杆菌（*Mycobacterium szulgai*）为主。Ⅲ组：为不产色菌，无论光照与否，菌落均不产生色素，也可呈灰白色或淡黄色。有鸟－胞内分枝杆菌复合菌组（*Mycobacterium avium-intracellulare* complex，MAC）、嗜血分枝杆菌（*Mycobacterium haemophilum*）、溃疡分枝杆菌（*Mycobacterium ulcerans*）、蟾蜍分枝杆菌（*Mycobacterium xenopi*）、玛尔摩分枝杆菌（*Mycobacterium malmoense*）、土分枝杆菌（*Mycobacterium terra*）和胃分枝杆菌（*Mycobacterium gastri*）等。Ⅳ组：为快速生长分枝杆菌，3~5 天内由肉眼可见的菌落，多数在 1 周内即生长旺盛。主要有偶发分枝杆菌（*Mycobacterium fortuitum*）、脓肿分枝杆菌（*Mycobacterium abscessus*）、龟分枝杆菌（*Mycobacterium chelonae*）、耻垢分枝杆菌（*Mycobacterium smegmatis*）和母牛分枝杆菌（*Mycobacterium vaccae*）等。

人体对分枝杆菌的天然免疫力基于白细胞介素 -12- 干扰素 γ（IL–12–IFNγ）途径，该途径连接了髓系细胞（单核细胞、巨噬细胞和树突状细胞）和淋巴系细胞（T 细胞和自然杀伤细胞 NK）。有研究报道了体细胞基因突变（IL12B，IL12B，IL12RB1，ISG15，IFNGR1，IFNGR2，STAT1 和 IRF8）和 X- 链锁基因突变（IKBKG 和 CYBB）可能与播散性 NTM 病易感有关。

NTM 感染的危险因素有：① HIV 感染；②有以下合并症：囊性纤维化；特发性肺纤维化；矿工肺炎；类风湿关节炎；既往肺结核感染；③先天性疾病包括特异性缺陷或遗传突变：INF-γ 受体 1 和 2 缺陷；IL-12 缺陷；转录因子 1 的信号传导和激活缺陷；干扰素调节因子 8 缺陷；GATA-2 缺陷；NF-κB 调节因子缺陷；④高龄；⑤男性；⑥温暖气候；⑦实体及血液系统恶性肿瘤；⑧为控制恶性肿瘤进行细胞毒性药物化疗或放疗；⑨免疫抑制治疗如阿仑单抗、利妥昔单抗和英利昔单抗；⑩实体器官和造血干细胞移植；⑪静脉导管置入，尤其在免疫抑制患者中；⑫中性粒细胞减少。

由此可见，免疫抑制人群为 NTM 感染高危因素，近年来随着免疫抑制患者的增多，该类人群中的 NTM 感染值得重视。

第一节

流行病学

一、流行环节

NTM 广泛存在于水、土壤、灰尘等自然环境中，还包括淋浴头、食物和家养或野生动物。某些 NTM 如鸟分枝杆菌复合群（*M.avium* complex，MAC）、蟾蜍分枝杆菌、偶发分枝杆菌和龟分枝杆菌对消毒剂及重金属的耐受性使其生存于饮水系统中，其中大部分是腐物寄生菌。NTM 致病力较 MTB 弱，在免疫抑制人群中为机会致病菌。NTM 肺病可由气溶胶传播，医院内供水系统的污染和医疗设备如支气管镜、内镜或透析设备的污染可引起院内暴发感染，免疫抑制人群中环境暴露是 NTM 主要的传播环节。NTM 病以潮热地带为多见，人和某些动物均可感染。目前还未发现动物传染给人以及人与人之间传播的证据，现在普遍接受的观点是，人可从环境中感染 NTM 而患病，水和土壤是重要的传播途径。

NTM 肺病，以中老年人为多见，往往多数发生于既往有慢性疾病，如慢性阻塞性肺病、支气管哮喘、支气管扩张、肺尘埃沉着病、肺结核、胸外科手术后、机体抵抗力下降、或长期应用激素、HIV 感染或 AIDS 等机体免疫力低下者。有学者认为本病是一条件致病菌。

二、流行概况

NTM 病的流行病学研究较为困难，某个国家或地区的确切资料和数据难以掌握，因为在大多数国家 NTM 病的报告不是强制的，而鉴别 NTM 感染和 NTM 病也很困难，不同研究中 NTM 感染发生率和患病率有着显著的不同。然而，现有资料显示，NTM 病的发病率和患病率在一些国家和地区呈增加趋势，甚至可能超过了结核病的发病率和患病率。我国尚未有大样本NTM病的流行病学调查资料，但从我国历次的结核病流行病学调查资料显示，NTM分离率由1979年的4.3%上升至2000年的11.1%，到2010年的21%，基本反映了我国的NTM病呈明显上升的态势。

（一）世界NTM病流行情况

世界各地NTM病的发生率差异很大，NTM在世界的分布情况，I组：以堪萨斯分枝杆菌为主，多数分布于北美、西北欧，以美国、英国（南部、中部、西部）、荷兰、英格兰、威尔士等地多见，少数分布在世界各地。II组：以瘰疬分枝杆菌为主，在日本、美国及罗马尼亚等国发病较多。III组：以鸟-胞内分枝杆菌为主，在太平洋沿岸地区为多，日本、西澳大利亚、美国东南部、挪威、以色列、中国等发病较多，美洲及其他地区也有发生。IV组：以偶发、龟分枝杆菌为主，世界各地均有发生。

近年来，全球肺NTM病发病率也显著增多，在北美，肺NTM病发病率为1/10万~15/10万，欧洲的发病率与此相似。在美国、瑞士和韩国的三个主要研究显示，临床标本获得的NTM仅6%~25%是致病的。Shimoide等报告，日本1971—1979年NTM病发病率为0.9/10万~1.9/10万，每年新感染人数约2000人。有资料表明：日本20世纪80年代和90年代NTM病发病占分枝杆菌感染的12%，比70年代5%~6%有所上升。日本NTM病的患病率由1971年的0.82/10万上升到1997年的3.52/10万，是25年前的3.8倍。俄罗斯在1986—1995年10年间NTM的分离率与新患者数都持续上升。德国和匈牙利在1982—1986年间结核病在减少，NTM病在增加。德国和匈牙利由NTM引起的肺部疾病分别占4.1%和2.2%。荷兰1991—1993年一个矿区在43例非结核患者分离出12株堪萨斯分枝杆菌，较10年的总和还多。

世界不同国家从结核机构内，痰分枝杆菌培养阳性患者中NTM的检出率：加拿大为4.4%；美国为0.34%~2.2%；墨西哥为4.8%；芬兰为0.1%；瑞典为1.0%；罗马尼亚为0.82%~3.9%；英国为0.46%；法国为0.02%；意大利为0.5%；西班牙为2.6%；日本为0.59%~1.8%；中国部分地区为3.0%~4.4%。

在AIDS流行区，NTM病的发病率有快速增长趋势。美国的研究表明HIV阳性者是感染NTM病的高危人群，尤以MAC为甚，其感染所占比例可高达95%以上。据欧洲报道：25%~50%的AIDS患者患NTM病，大大超过在艾滋病流行前的发病率。

（二）我国NTM病流行情况

我国NTM研究工作起步较晚。1959年郑翼宗首次在地下污水中分离出17株NTM。之后上海、北京、天津地区从626株耐药菌株中分离出NTM32株，分离率为5.1%。1979年第一次全国结核病流行病学抽样调查发现，山东、山西、江苏、吉林、陕西、湖南、上海、北京6省2市的682株抗酸杆菌中NTM检出率为4.3%。其中有堪萨斯分枝杆菌2株、瘰疬分枝杆菌4株、戈登分枝杆菌2株、胞内分枝杆菌3株、偶发分枝杆菌3株、草分枝杆菌6株、转黄分枝杆菌3株、未分类者6株。1990年对27个省、市、自治区进行第3次全国结核病流行病学抽样调查的结果表明，NTM总感染率为15.4%。

（三）我国NTM病的发病情况

自1981年天津报道1例堪萨斯分枝杆菌肺病以来，陆续有报道。我国已报告的NTM病以肺病为多，尤其是MAC肺病，快速生长的偶发分枝杆菌和龟分枝杆菌肺病也不少见，全身播散性 NTM 病也有存在。

非结核分枝杆菌病在 HIV 感染或 AIDS 患者中报道较多,其他免疫抑制人群如血液及实体恶性肿瘤、风湿免疫病、炎症性肠病、器官移植者中大规模报道较少。

在西班牙的一项研究中,纳入了 1795 例 HIV 阴性的 NTM 病患者及 1934 例 HIV 阳性的 NTM 病患者。HIV 阴性组 NTM 年发病率由 1997—1999 年的 2.91/100 万上升到 2004—2010 年的 3.97/100 万($P<0.001$),而 HIV 阳性组 NTM 发病率由 1997—1999 年的 2.29/100 万下降至 2004—2010 年的 0.71/100 万($P<0.001$)。

土耳其的一项研究中,对 5 年时间 364 株分枝杆菌的分析显示,63 株(17.3%)为 NTM。其中 7 例(11.1%)患者被临床认为患 NTM 病。39 例(61.9%)患者有慢性阻塞性肺疾病和其他之前存在的肺部疾病,11 例(17.5%)患者有慢性肾衰竭,4 例(6.3%)为 AIDS 患者,9 例(14.3%)为肿瘤患者。

1. 恶性肿瘤患者 得克萨斯州 M.D.Anderson 肿瘤中心的研究显示,在肿瘤并发分枝杆菌患者中,结核性分析杆菌和非结核性分枝杆菌各占半数,虽然淋巴瘤和白血病也必将容易并发结核性和非结核性分枝氨基感染,但最常见的是头颈部肿瘤和肺癌,放疗和化疗的影响在非结核分枝杆菌感染远远超过结核分枝杆菌。

肿瘤患者中 NTM 感染的危险因素包括:①原发病;②细胞毒性药物化疗;③单克隆抗体治疗及其他靶向治疗;④移植。

2. 风湿免疫病患者 中国香港的一项对于 725 例系统性红斑狼疮(systemic lupus erythematosus,SLE)患者的研究,随访时间(10.0±6.8)年,14 例患者 NTM 培养阳性,3 例被认为是定植菌(患者无症状,重复培养阴性),11 例(1.5%)被认为 NTM 病。

3. 造血干细胞移植患者 NTM 病在造血干细胞移植(hematopoietic stem cell transplantation,HSCT)患者中逐渐被认识,发生率在 0.4%~10% 之间,NTM 感染在 HSCT 开始至移植后 31~1055 天,HSCT 人群中较普通人群高 50~600 倍。NTM 感染在成人异基因 HSCT 患者中发生率约为 9.7%。在儿童接受 HSCT 患者中 NTM 感染发生率较成人低,约为 3.8%,在接受异基因 HSCT 者中约为 6.4%。近期儿童异基因 HSCT 者中 NTM 病发生率增加,可能与使用抗 T 细胞抗体如抗胸腺细胞球蛋白(ATG)和阿仑单抗增加有关。接受 HSCT 者发生 NTM 感染的中位时间为移植后 115~1055 天,但是,也有在移植后 7 天和移植前发生感染的报道。在不同移植中心,NTM 感染的发生率不同。宿主、环境、医院、既往因素可能均与接受 HSCT 者的 NTM 感染发生有关。

接受 HSCT 患者发生 NTM 感染的危险因素:

(1)HSCT 的类型:异体移植较自体移植更易发生;不相合或无关供者较兄弟姐妹供者更易发生。

(2)移植前的处理:清髓的较非清髓的异体移植更易发生。

(3)异体移植时 T 细胞清除。

(4)移植前处理应用阿仑单抗或抗胸腺细胞免疫球蛋白(anti-thymocyte globulin,ATG)。

(5)急性或慢性移植物抗宿主病(graft versus host disease,GVHD)。

(6)使用激素治疗 GVHD。

（7）闭塞性细支气管炎和 / 或机化性肺炎。

（8）HSCT 前原血液系统疾病或恶性肿瘤复发。

（9）HSCT 前细胞毒性药物化疗和放疗。

（10）其他相关的危险因素：中心静脉导管（CVC）；中性粒细胞减少。

（11）有其他合并症。

在接受 HSCT 者中，引起 NTM 感染的菌种有：快生长分枝杆菌包括偶发分枝杆菌、脓肿分枝杆菌、龟分枝杆菌、免疫原分枝杆菌，慢生长分枝杆菌包括尿分枝杆菌、胞内分枝杆菌、堪萨斯分枝杆菌、海分枝杆菌、戈登分枝杆菌、嗜血分枝杆菌和瘰疬分枝杆菌。然而接受 HSCT 者中 NTM 感染最常见的是鸟分枝杆菌复合体。NTM 可与其他引起感染的微生物共存，如烟曲霉菌、白色念珠菌、巨细胞病毒、人类呼吸道合胞病毒、铜绿假单胞菌和葡萄球菌。

第二节

发病机制

NTM 通过呼吸道、胃肠道、皮肤等途径侵入人体后，其致病过程与结核病相仿。开始，中性粒细胞捕获并杀灭大部分 NTM。剩下的 NTM 为巨噬细胞所吞噬并在巨噬细胞内生长繁殖，在溶酶体酶的作用下部分 NTM 被溶解，其抗原产物及其菌体成分被运送至局部的淋巴结，在此通过一系列途径激活多种效应细胞释放多种细胞因子（cytokines，CKs），从而产生了 CD4$^+$T 淋巴细胞等介导的免疫反应（cell-mediated immunity，CMI）和迟发型变态（delayed-type hypersensitivity，DTH）反应。CD4$^+$T 细胞（CD4$^+$T-lymphocytes）根据其分泌细胞因子的不同可分为两种功能不同的亚群，即 Th1 和 Th2 细胞。Th1 细胞分别白细胞介素 2（interleukin，IL-2）、γ- 干扰素（interferon-γ，IFN-γ）、IL-12、肿瘤坏死因子 β（tumor necrosis factor-β，TNF-β）等，促进细胞免疫。Th2 细胞分泌 IL-4、IL-5、IL-9、IL-10 和 IL-13，促进肥大细胞和嗜酸性粒细胞的活化与增殖，主要参与体液免疫反应。某些 CD8$^+$T 细胞（CD8$^+$T lymphocytes）可分泌 Th1 型 CK，另一些 CD8$^+$T 细胞 Th2 型 CK，这两类 CD8$^+$T 细胞分别被 Mosmann 称为 Tc1 和 Tc2 细胞。此外，γ/δT 细胞（γ/δT-lymphocytes）和一些非免疫细胞（如自然杀伤细胞、肥大细胞、B 细胞、巨噬细胞等）也可产生 Th1 型和 Th2 型 CK。Th1 型 CK 和 Th2 型 CK 动态平衡在调节机体免疫应答中起重要作用。研究显示，NTM 感染前幼稚 CD4$^+$T 细胞可产生 IFN-γ、IL-12 等 Th1 型 CK；NTM 感染后产生 Th1 型 CK 的活化和记忆 CD4$^+$T 细胞增多，产生 Th1/Th2 型 CK 的 CD4$^+$T 细胞相等，当 Th1 型 CK 反应超过 Th2 型 CK 反应 20 倍时便建立了潜伏期感染，表明 Th1 型 CK 反应在抑制 NTM 生长繁殖中起重要作用。CD8$^+$T 细胞和 CD4$^+$T 细胞一样参与结核病免疫记忆反应，在 NTM 感染的同时，肺局部可迅速产生 T 淋巴细胞反应。Th1 型 CK 主要激活单核巨噬细胞，增强其杀灭 NTM 的活力，从而在 NTM 感染中起着保护性免疫应答作用。Th2 型 CK 抑制 Th1 型 CK 如 IFN-γ 的产生，降低巨噬细胞杀灭 NTM 的能力，从而削弱机体的免疫应答。Th1/Th2 型 CK 的动态平衡是机体有效控制 NTM 感染的根本保证，当这种平衡一旦被打破，将导致 NTM 病的发生与发展。不少前炎症 CK 参与 NTM 感染的免疫发病过程，NTM 感染炎症反应程度与这些 CK 有关，其中包括 IL-6、IL-8、IL-1β、TNF-β 等。IL-6 既往被认为是一种 Th2 型 CK。目前认为，IL-6 是一种对多种靶细胞产生多种影响的多效性 CK。IL-6 可促进 T 细胞和 B 细胞的分化与增殖，参与早期炎症反应。IL-8 是一种强有力的中性粒细胞趋化因子，NTM 及其细胞成分刺激巨噬细胞，上调 IL-8 基因表达，促进蛋白质分泌；而 IL-4、IL-10 等可使单核细胞分泌 IL-8 减少。TNF-α 可激活其他 CK 如 IL-8、IL-1β，从而吸引炎症细胞聚集病变局部。TNF-α 可上调黏附分子（如 ICAM-I）表达，增加同型和异型细胞间黏附作用；促进巨噬细胞活化、增强其吞噬作用；参与肉芽肿形成，从而在 NTM 感染中起保护作用。然而，TNF-α 也可导致组织坏死、空洞形成。IL-1β 是由单核-巨噬细胞产生的一种前炎症 CK，可导致全身症状如发热等，促进空洞形成；同时亦有增强巨噬细胞的杀菌作用。sTNF-R 是自分泌和旁分泌调节系统的一种成分，可减轻循环中 TNF-α 的副作用。sTNF-R 以及 IL-1RA 的产生不足或消除增多是导致这种失衡的主要因素。此外，粒细胞巨噬细胞集落刺激因子（granulocyte-macrophage colony stimulating factor，GM-CSF）、β-转化生长因子（transforming growth factor-β，TGF-β）等在 NTM 感染免疫发病中也起着重要作用。GM-CSF 可促进各种造血细胞系增殖和成熟，并且可增强单核-巨噬细胞的功能，从而提高其杀灭 NTM 的作用。TGF-β 是在炎症过程中起免疫抑制作用的 CK。TGF-β 主要由单核细胞产生，与 IFN-γ 作用相反，TGF-β 可促进 NTM 在细胞内生长与繁殖。TGF-β 过度表达与 NTM 引起的组织损伤和纤维化有关。

第三节

临床表现

NTM 感染可表现为：①淋巴结病变；②皮肤软组织感染；③肺部病变（尤其有肺部基础疾病的患者）；④播散性感染（通常见于严重免疫缺陷患者）。临床表现根据不同菌种及受累器官不同而表现不同，如不能解释的发热、体重下降、腹痛、腹泻、呼吸困难、咳痰、胸痛、淋巴结炎、肝脾大，以及中心静脉导管感染、皮肤软组织感染、生殖道感染、中枢神经系统感染的相关临床表现。而有时候，NTM 感染无症状。

在免疫抑制人群中，较易发生播散性感染，鸟分枝杆菌复合群（*Mycobacterium avium* complex，MAC）是最常见的发生播散性感染的 NTM 菌种。播散性 NTM 感染包括骨髓、淋巴视网膜系统、胃肠道、肺和皮肤。播散性 NTM 感染的临床表现包括发热、体重下降、盗汗、腹泻、淋巴结炎、播散性皮肤病变、弥漫性腹肌紧张和肝脾大。

一、HIV 感染者

西班牙的一项研究显示，在 1934 例 HIV 阳性的 NTM 病患者中，694 例（35.9%）患者出现肺 NTM 病，24 例（1.2%）出现皮肤 NTM 病，475 例（24.6%）出现播散性 NTM 病。而在 1795 例 HIV 阴性的 NTM 病患者中，分别有 976 例患者（54.4%）、126 例患者（7%）、72 例患者（4%）出现肺 NTM 病、皮肤 NTM 病和播散性 NTM 病，两组有统计学差异（*P*<0.001）。由此可见，HIV 阴性者更多见单个脏器 NTM 病，如肺、皮肤等，而 HIV 感染者更易出现 NTM 播散病变。

二、接受 HSCT 患者

HSCT 发生 NTM 感染的风险因素可能与原发病及治疗、移植后治疗、移植过程和移植并发症有关。

接受 HSCT 者的 NTM 肺病通常由慢生长分枝杆菌引起，MAC 最常见。NTM 肺部感染占所有 NTM 感染的 30%。可表现为肺部结节或坏死性肺炎，影像学表现多种多样，包括实变、斑片渗出，可有多个肺结节、肺空洞、支气管扩张，胸腔积液。

接受 HSCT 者的 NTM 皮肤感染若无恰当的治疗，局部的感染可播散，甚至引起淋巴结病变。而且由于 HSCT 者免疫抑制较重，即使给予抗菌药物治疗，皮肤感染也可能播散。

在接受 HSCT 者中，导管相关感染是继肺部感染和皮肤感染之后的最常见感染。CVC 相关感染在接受 HSCT 者中占所有 NTM 感染的 36%，通常由快生长分枝杆菌引起，慢生长分枝杆菌如戈登分枝杆菌在接受 HSCT 者中的感染较罕见。

接受 HSCT 者诊断 CVC 相关感染的中位时间为移植后 61 天，已报道引起 CVC 相关感染的 NTM 有：偶发分枝杆菌、脓肿分枝杆菌、龟分枝杆菌，黏液分枝杆菌和 *M.neoaurum*。

导管相关感染的临床表现和并发症包括存在部位的感染、隧道感染、NTM 菌血症、血流感染和播散性 NTM 病。

Baird 等和 Livni 等曾报道院内血液 – 肿瘤病房有静脉置管的患者由于水源污染导致 NTM 血流感染的病例，该 10 例患者基础病均为血液系统或实体恶性肿瘤。

三、风湿免疫病患者

在一项系统性红斑狼疮（systemic lupus erythematosus，SLE）患者 NTM 病的研究中，患者发生 NTM 感染时 SLE 轻到中度活动，SLE 疾病活动度评分（SLE disease activity index，SLEDAI）为（5.6±2.8）分。自出现症状至诊断 NTM 病的时间为 1 天至 24 个月。皮肤软组织感染最常见（8 例，73%），可表现为皮下结节或脓肿（4 例）、皮肤溃疡（2 例）和急性滑膜炎（2 例）。分离的菌种有龟分枝杆菌（3 例）、鸟 – 胞内分枝杆菌复合物（MAC）（1 例）、偶发分枝杆菌（1 例）和嗜血分枝杆菌（1 例）。2 例患者（18%）发生 MAC 肺炎，该 2 例患者既往均有支气管扩张，有咳血，胸部 X 线新发阴影，NTM 从支气管肺泡灌洗液获得。1 例患者（9%）为播散性堪萨斯分枝杆菌病，导致肺炎、颈部淋巴结炎和骨髓炎。

NTM 感染患者与同队列中 MTB 感染患者比较，肺外受累在 NTM（83.3%）感染较 MTB 感染（33.3%）更常见（*P* = 0.006）。NTM 皮肤软组织感染（72.7%）较 MTB（30.8%）更常见。播散性病变发生率两种间无统计学差异（9.1%vs 2.6%，*P* = 0.4）。MTB 感染 [（3.7±4.0）年] 较 NTM 感染 [（9.3±5.8）年] 在 SLE 病程中更早出现。两组复发率无差异（NTM 16.7%，MTB 12.2%，*P* = 0.65）。

第四节

诊断

确定的 NTM 病的诊断需要从血、骨髓、淋巴结、肝、肺及其他组织或体液如胸腔积液中发现 NTM，且需要与 MTB 鉴别，确定标本中的 NTM 菌种为致病菌，并且做药敏试验。

中心静脉导管（centre venous catheter，CVC）相关 NTM 感染的诊断方法包括：血培养，CVC 存在部位的拭子培养，感染隧道的拭子培养，以及拔除静脉导管后的导管尖培养。

皮肤、胸膜、肺部病变的活检组织应送组织病理检测、特殊染色和病原学培养。美国胸科协会（ATS）和美国感染病协会（IDSA）对于 NTM 肺部的诊断标准包括：

（1）临床表现：肺部受累的临床表现，有基础病如肿瘤或结核，除外其他疾病。

（2）影像学：胸部 X 线片或高分辨 CT 显示肺渗出、肺结节、空洞形成或局部支气管扩张。

（3）病原学：痰培养 ≥ 2 次阳性或支气管肺泡灌洗液（BAL），支气管灌洗液培养 ≥ 1 次阳性或经支气管或开窗肺活检病理提示肉芽肿性炎症或抗酸染色和 NTM 培养阳性，或活检提示分枝杆菌组织病学特征表现且痰或支气管灌洗培养 ≥ 1 次阳性。而且以下检查也是必需的：①其他细菌，结核分枝杆菌，真菌和奴卡菌培养，因为这些病原在免疫抑制患者中也可引起相似的感染；②分离菌种的药敏检测，以便后续选择更佳的治疗方案。

16S rRNA 测序的方法被用于鉴定分枝杆菌菌种，包括 NTM。该方法大大缩短了检测时间。

多次血培养是必需的，因为 NTM 菌血症可能为间歇性、菌量低。此外，分枝杆菌血培养通常用含特殊培养基的培养瓶采集，培养基与标准细菌血培养不同，必须是特殊处理的。但是，即使在播散性 NTM 感染中，血培养仍可能是阴性。

如果血培养阴性，组织活检对于诊断就非常必要。通常可取骨髓、肝、皮肤、肺、淋巴结活检，做组织病理检查、抗酸染色和培养。不同形式的 NTM 病的组织病理学改变见表 14-1。

表 14-1　不同形式的 NTM 病的组织病理学改变

NTM 皮肤病变	NTM 淋巴结病变	NTM 肺部病变
中性粒细胞浸润	微小脓肿	三种不同的形式
间质肉芽肿	非干酪性肉芽肿	（1）肉芽肿，伴不同程度的坏死
小血管增生	极少巨细胞	（2）非干酪样上皮细胞肉芽肿
抗酸杆菌阳性		（3）间质纤维化和机化性肺炎

在血培养阴性的情况下，如果组织活检显示抗酸染色阳性或肉芽肿形成，强烈支持播散性 NTM 感染。在免疫抑制患者播散性 NTM 感染者中，50% 的患者组织活检有分枝杆菌肉芽肿表现，20% 抗酸染色阳性。

近年来随着 NTM 的增多，已不仅仅是需要提高培养技术，需要更准确的方法鉴别不同菌种。分子生物学技术的发展大大提高了菌种鉴定，即检测 16S rRNA 基因的不同，16S rRNA 基因在种属间高度保守，不同种属间仅极小的不同，从而鉴别出不同的菌种。更快的 NTM 诊断和更快地与 MTB 鉴别归功于 BACTEC 液体培养法和核酸扩增检测（NAAT）的发展，以及 DNA 探针技术。此外，新的 NTM 菌种鉴定还可通过高效液相色谱法，聚合酶链式反应（PCR）和限制性片段多样性分析来实现。

第五节

治疗

快生长分枝杆菌，包括偶发分枝杆菌、龟分枝杆菌、脓肿分枝杆菌、*M.neoaurum*、*M.flavescens*、*M.mucogenicum*，通常对以下抗菌药物敏感：①大环内酯类如阿奇霉素、克拉霉素；②氨基糖苷类如阿米卡星和妥布霉素；③四环素类如多西环素和米诺环素；④氟喹诺酮类如环丙沙星和左氧氟沙星；⑤利奈唑胺；⑥替加环素；⑦亚胺培南；⑧头孢西丁；⑨复方磺胺甲噁唑（TMP–SMZ）。

慢生长分枝杆菌，包括鸟分枝杆菌复合群（*Mycobacterium avium* complex，MAC）、堪萨斯分枝杆菌、海洋分枝杆菌、溃疡分枝杆菌、*M.xenopi*、*M.simiae*、瘰疬分枝杆菌、*M.genavense*、戈登分枝杆菌、嗜血分枝杆菌、海鱼分枝杆菌等。慢生长分枝杆菌通常对下列抗菌药物敏感：异烟肼（INH），利福平和利福喷丁，乙胺丁醇，氨基糖苷类如阿米卡星、链霉素，大环内酯类如环丙沙星和左氧氟沙星，喹诺酮和磺胺甲噁唑。

新的包含新型大环内酯类药物的方案较老的方案更有效，但治疗失败率仍较高，在最初治疗成功后仍有可能复发。治疗 NTM 药物的耐药仍是一个担忧的问题，因为耐药会增加治疗失败的风险。

播散性 NTM 感染通常需要咨询感染病专家。如果 NTM 菌血症与中心静脉导管有关，移除导管是强烈推荐的。免疫系统恢复提高播散性 NTM 病患者的生存率。播散性 NTM 感染的药物治疗包括起始和维持治疗。在起始阶段，抗菌药物通常使用 1~2 个月，或直到临床或影像学改善。要使用对分离的 NTM 菌种敏感的至少三种药物。经典的药物包括：①大环内酯类如克拉霉素或阿奇霉素；②乙胺丁醇；③利福平或利福喷丁。在 HIV 患者 MAC 感染的随机观察性研究显示，包括大环内酯类的多种药物有助于临床和病原学的改善。多种药物联合处方中增加利福平有助于缩短菌血症的时间，降低大环内酯类的耐药。患者获得临床改善后即开始维持阶段，抗菌药物通常由两种药物组成，播散性 NTM 感染或 NTM 菌血症治疗的总疗程通常为 6~12 个月。免疫抑制人群中预防性抗菌治疗可能会防止 NTM 播散，但是即使抗菌治疗，播散性 NTM 仍有较高的病死率。

在肿瘤患者中，抗菌药物治疗可与肿瘤治疗同时使用，如果有肺 NTM 病有空洞，可行手术切除病变肺段，如果有中心静脉导管隧道感染或较深的软组织感染，可考虑行清创术。

一、接受 HSCT 患者

接受 HSCT 者肺 NTM 病的治疗：阿奇霉素、克拉霉素、环丙沙星和阿米卡星。此外，一线抗结核药物如异烟肼（INH）、乙胺丁醇（EMB）、利福平（RFP）和吡嗪酰胺（PZA）也可使用。治疗疗程如下：①单药 9 个月；②两种药物联合 4~6 个月；③对于复杂 NTM 感染，尤其在免疫缺陷患者中，抗菌治疗可持续 12~18 个月。

在接受移植者中的非复杂的 CVC 相关 NTM 感染的治疗包括：拔除 CVC，抗菌治疗，CVC 隧道周围的软组织外科清创。下列药物可选择：环丙沙星、克拉霉素、多西环素、阿米卡星、美罗培南和利奈唑胺。抗菌治疗应该由药敏试验指导，通常需要两种到三种药物联合应用。存在部位的感染治疗 3 周，而隧道感染和 NTM 血流感染需要抗菌治疗 6 周。

复杂的 CVC 相关 NTM 感染表现为播散性疾病或血流感染的治疗包括：①基于鉴定的 NTM 菌种的药敏试验的抗菌药物联合治疗；②在病情严重和免疫缺陷患者中起始采用广谱、经验性抗菌治疗，直到获得菌种鉴定和药敏试验结果，再针对性地选择抗菌药物；③接受 HSCT 者通常需要延长治疗时间，即自体移植 6 个月，异体移植 9 个月。

在接受异基因 HSCT 者，尤其是有 GVHD 者中，停止或减少免疫抑制治疗可能有助于 NTM 感染的治疗，但是也有可能无效。该类患者中 NTM 的治疗较复杂，因为抗 NTM 药物与免疫抑制药物可能相互作用，如果减少免疫抑制药物，可能发生移植物排异及 GVHD 的加重。免疫抑制剂如环孢素和他克莫司与抗 NTM 药物的相互作用是需要考虑的问题，因为他们对控制感染过程及 HSCT 的结局均有重要影响。

环孢素是广泛用于异基因 HSCT 者中的防止 GVHD 的一种免疫抑制剂，通过肝脏系统的细胞色素 P450 3A4（CYP 3A4）代谢。与环孢素同时服用的诱导或抑制 CYP 酶的抗菌药物可能影响环孢素的血药浓度。这样，增加环孢素血药浓度的抗菌药物可能增加其副作用，尤其是肾毒性，而降低环孢素血药浓度的抗菌药物可能导致移植物排异。影响环孢素血药浓度的抗菌药物包括：①大环内酯类如克拉霉素和阿奇霉素；②头孢菌素类如头孢吡肟；③唑类如氟康唑；④ TMP-SMZ。

他克莫司在实体器官移植（solid organ transplantation，SOT）和 HSCT 中应用逐渐增多。他克莫司也是经 CYP 3A4 系统代谢，因此，诱导或抑制该酶的抗菌药物也可改变其血药浓度。增加他克莫司血药浓度的抗菌药物会加重其肾毒性和神经毒性，降低其血药浓度的抗菌药物可能增加移植物排异的风险。

已报道的与他克莫司相互作用的抗 NTM 药物如下：①大环内酯类：如克拉霉素和阿奇霉素；②氨基糖苷类：如妥布霉素、阿米卡星、链霉素；③喹诺酮类：如氧氟沙星、环丙沙星；④抗分枝杆菌药物：如利福平、利福喷丁、乙胺丁醇和吡嗪酰胺；⑤其他抗菌药物：如美罗培南、氨曲南、磺胺和四环素。因此，需要调整抗菌药物和免疫抑制剂的剂量，不仅仅要密切监测其副作用，还应密切监测 HSCT 接受者体内的药物浓度。

在接受 HSCT 前 NTM 感染不影响 HSCT 成功率，有既往接受抗 NTM 治疗 HSCT 成功的报道，但是这些患者需要接受经验性抗 NTM 预防性治疗至移植后 100 天。

二、风湿免疫病患者

来自中国香港的经验显示，多数 SLE 合并 NTM 感染患者对抗 NTM 治疗反应好，治疗药物包括阿米卡星、克拉霉素和亚胺培南。根据感染部位不同治疗时间在 10 周至 3.5 年不等。

有报道对于复发和播散性慢生长分枝杆菌和快生长分枝杆菌感染，应用 INF-γ、INF-α2b 治疗可能有效。

第六节

预后

美国 1999—2010 年进行的一项比较性研究显示，年龄≥ 55 岁，女性，白人种族，以及在某些地区如路易斯安那州和夏威夷居住的人 NTM 病的死亡风险增加。死亡的危险因素包括慢性阻塞性肺疾病（COPD）、支气管扩张、间质性肺病、HIV 感染和吸烟。NTM 局部感染通常预后较好，而播散性感染预后较差。清除 NTM 较困难，NTM 新菌株的感染甚至原菌株的复发感染不少见。

在西班牙的一项研究中，纳入了 1795 例 HIV 阴性的 NTM 病患者及 1934 例 HIV 阳性的 NTM 病患者。HIV 阳性组患者的年病死率 1997—1999 年为 4.28/100 万，2004—2010 年为 1.39/100 万（$P<0.001$）。

在接受 HSCT 者中，如果导管及时拔除，及时给予恰当的治疗，CVC 相关 NTM 感染预后较好。然而，在严重免疫抑制的宿主，即使给予抗菌药物治疗，CVC 相关感染仍可能发展为播散性疾病导致病情复杂。

HSCT 接受者中的 NTM 感染病程可能很长，持续迁延，而且可能复发和恶化。如果患者有其他合并症则死亡率增加。好的结局与恰当的抗菌治疗、CVC 相关感染、局部感染有关，而预后差与不恰当的抗菌治疗、起始治疗延迟、播散、血流感染和宿主严重免疫抑制有关。

（刘晓清）

• 参 考 文 献 •

1. 马玙,朱莉贞,潘毓萱.结核病.北京:人民卫生出版社,2006:314-339.

2. Wu UI,Holland SM.Host susceptibility to non-tuberculous mycobacterial infections.Lancet Infect Dis,2015,15(8):968-980.

3. Ergin A,Hascelik G.Non tuberculous mycobacteria(NTM)in patients with underlying diseases:results obtained by using polymerase chain reaction-restriction enzyme analysis between 1997-2002.New Microbiol,2004,27(1):49-53.

4. Al-Anazi KA,Al-Jasser AM,Al-Anazi WK.Infections caused by non-tuberculous mycobacteria in recipients of

hematopoietic stem cell transplantation.Front Oncol，　2014,4：311.

5. Baird SF,Taori SK,Dave J,et al.Cluster of non-tuberculous mycobacteraemia associated with water supply in a haemato-oncology unit.J Hosp Infect,2011,79(4):339-343.

6. Livni G,Yaniv I,Samra Z,et al.Outbreak of Mycobacterium mucogenicum bacteraemia due to contaminated water supply in a paediatric haematology-oncology department.Journal of Hospital Infection,2008,70(3):253-258.

7. Kendall BA,Winthrop KL.Update on the epidemiology of nontuberculous mycobacterial infections.Semin Respir Crit Care Med,2013,34(1):87-94.

8. KohW-J,Kwon OJ,Jeon K,et al.Clinical significance of nontuberculous mycobacteria isolated from respiratory specimens in Korea.Chest,2006,129(2):341-348.

9. Bodle EE,Cunningham JA,Della-Latta P,et al.Epidemiology of nontuberculous mycobacteria in patients without HIV infection,New York City.Emerg Infect Dis,2008,14(3):390-396.

10. Mok MY,Wong SS,Chan TM,et al.Non-tuberculous mycobacterial infection in patients with systemic lupus erythematosus.Rheumatology(Oxford),2007,46(2):280-284.

11. 唐神结.非结核分枝杆菌病诊断与治疗专家共识解读.中国医刊,2016,51(3):21-24.

12. Álvaro-Meca A,Rodríguez-Gijón L,Díaz A,et al.Trends in nontuberculous mycobacterial disease in hospitalized subjects in Spain(1997-2010)according to HIV infection.HIV Med,2015,16(8):485-493.

13. Graham JC,Tweddle DA,Jenkins DR,et al.Non-tuberculous mycobacterial infection in children with cancer. Eur J Clin Microbiol Infect Dis,1998,17(6):394-397.

第十五章

非结核分枝杆菌病与艾滋病

第一节

概述

目前已经发现 188 种及 13 个亚种的非结核分枝杆菌（NTM），广泛分布在周围环境中，且 NTM 种类的分布与地域密切相关。NTM 被认为是条件性致病菌，在艾滋病患者中较为常见。NTM 与结核分枝杆菌（MTB）不同，主要通过环境接触获得而非人际间传播，且不需强制上报，因此 NTM 病的流行病学数据不易获得。NTM 肺病的文献报道逐年增多，播散型分枝杆菌病通常发生在重度免疫抑制的患者中，如 HIV 感染的人群。淋巴结、皮肤软组织及骨关节也是分枝杆菌感染的常见部位。NTM 菌种的分离及快速鉴定对疾病的诊断非常重要。NTM/HIV 双重感染患者的治疗上，临床医师不仅需要熟练掌握抗分枝杆菌和抗 HIV 病毒的治疗方案，还需在选择治疗方案时兼顾大量药物服用的依从性、对药物不良反应叠加的耐受以及抗分枝杆菌药物与抗病毒药物之间的相互作用。因此，非结核分枝杆菌合并 HIV 病的管理、防治仍面临许多问题亟待解决。

一、病原学及定义

（一）NTM 定义

NTM：指除 MTB 复合群和麻风分枝杆菌以外的一大类分枝杆菌总称。

NTM 感染：感染了 NTM，但未发病。

NTM 病：感染了 NTM，并引起相关组织、脏器的病变。

（二）NTM 分类

伯杰系统细菌学手册根据 NTM 的生长速度将其分为快速生长型和缓慢生长型。Runyon 分类法根据该类菌群在试管内的生长温度、生长速度、菌落形态及色素产生与光反应的关系等，将其分为 4 组。Ⅰ组：为光产色菌，在固体培养基上菌落不见光时为淡黄色，光照后变为黄色或橙色。以堪萨斯分枝杆菌（*Mycobacterium kansasii*）、海分枝杆菌（*Mycobacterium marinum*）、猿分枝杆菌（*Mycobacterium simiae*）为主。Ⅱ组：为暗产色菌，在无光时菌落为黄色或红色。以瘰疬分枝杆菌（*Mycobacterium scrofulaceum*）、戈登分枝杆菌（*Mycobacterium gordonae*）和苏尔加分枝杆菌（*Mycobacterium szulgai*）为主。Ⅲ组：为不产色菌，无论光照与否，菌落均不产生色素，也可呈灰白色或淡黄色。有鸟－胞内分枝杆菌复合菌组（*Mycobacterium avium-intracellulare* complex，MAC）、嗜血分枝杆菌（*Mycobacterium haemophilum*）、溃疡分枝杆菌（*Mycobacterium ulcerans*）、蟾蜍分枝杆菌（*Mycobacterium xenopi*）、玛尔摩分枝杆菌（*Mycobacterium malmoense*）、土分枝杆菌（*Mycobacterium terra*）和胃分枝杆菌（*Mycobacterium gastri*）等。Ⅳ组：为快速生长分枝杆菌，3~5 天内有肉眼可见的菌落，多数在 1 周内即生长旺盛。主要有偶发分枝杆菌（*Mycobacterium fortuitum*）、脓肿分枝杆菌（*Mycobacterium abscessus*）、龟分枝杆菌（*Mycobacterium chelonae*）、耻垢分枝杆菌（*Mycobacterium smegmatis*）和母牛分枝杆菌（*Mycobacterium vaccae*）等。

（三）HIV 定义

HIV 属于反转录病毒科慢病毒属中的人类慢病毒组，为直径 100~120nm 的球形颗粒，由核心和包膜两部分组成。核心包括两条单股 RNA 链、核心结构蛋白和病毒复制所必需的酶类，含有反转录酶（RT，P51/P66），整合酶（INT，P32）和蛋白酶（PT，P10）。核心外面为病毒衣壳蛋白（P24，P17）。病毒的最外层为包膜，其中嵌有外膜糖蛋白 gp120 和跨膜糖蛋白 gp41。HIV 基因组全长约 9.2kb，含有 3 个结构基因（gag、pol、env）、2 个调节基因（tat 反式激活因子、rev 毒粒蛋白表达调节子）和 4 个辅助基因（nef 负调控因子、vpr 病毒 r 蛋白、vpu 病毒 u 蛋白和 vif 病毒感染因子）。

（四）HIV 分类

在 AIDS 患者中分离得到两种类型的 HIV，即 HIV-1 和 HIV-2。HIV-2 的基因组和 HIV-1 仅有约 40%~50% 的同源性。两型所引起的病变相似。HIV-1 包括中国在内，全球流行的主要病株分为 3 个亚型组和 13 个亚型。HIV-2 主要局限于非洲西部和西欧，北美洲有少量报告，传染性和致病性均较低。1999 年起中国也在部分地区发现少数感染者。

二、流行病学

在艾滋病流行前，引起人类 NTM 感染的病原体主要来源于环境，缺乏人与人之间相互传染证据。NTM 主要引起肺部、局部淋巴结和皮肤的感染，极少引起全身播散性感染。引起肺部感染的 NTM 主要为堪萨斯分枝杆菌（*Mycobacterium kansasii*）、鸟分枝杆菌（*Mycobacterium avium*）和胞内分枝杆菌（*Mycobacterium intracellulare*）。艾滋病在全球流行后，NTM 感染的流行情况发生了根本性的改变，NTM 感染的发病率迅速上升，在欧美国家有高达 25%~50% 的艾滋病患者中并发 NTM 感染；NTM 感染的临床表现也发生了改变：在艾滋病流行前以及免疫力正常的 NTM 感染者，感染灶常呈局限性，而艾滋病患者或其他免疫力低下的患者，NTM 感染常呈全身播散性；艾滋病的流行同时也改变了分枝杆菌感染的种间构成比，艾滋病患者中 NTM 感染主要由鸟分枝杆菌所致，故其他分枝杆菌感染的构成比相应下降，但并不代表由其他分枝杆菌所致感染的发病率下降，而事实上由这些分枝杆菌引起的感染仍在上升。艾滋病的流行改变了分枝杆菌感染传播途径，在艾滋病流行前，很少出现人与人之间相互传染，然而艾滋病患者中分枝杆菌感染可通过呼吸道及胃肠道传播。

NTM 不同菌株的流行分布因地域不同而有所差异，如美国、日本、韩国，鸟－胞内分枝杆菌是最常见引起 NTM 病的致病菌，而英国威尔士和北方岛屿地区分离到的致病性 NTM 以堪萨斯分枝杆菌（Mycobacterium kansasii）最常见。在一项丹麦加纳报道中，473 例 HIV 感染患者中，有 38（8.0%）例患者 NTM 培养阳性，其中鸟－胞内分枝杆菌占 23.7%（9/38）。西班牙的一项 1997—2010 年的回顾性研究显示，NTM 合并 HIV 感染的发病率及死亡率均较非 HIV 感染约高出 1000 倍。东南亚一项关于 HIV 合并 NTM 的研究中发现来自柬埔寨（928 例）、泰国（630 例）及越南（430 例）的共纳入 1988 例 HIV 阳性的患者，其中 220 例（2/187/31）可通过培养分离出 NTM，其中堪萨斯分枝杆菌所占比例最高，其次是脓肿分枝杆菌（Mycobacterium abscessus）、偶发分枝杆菌（Mycobacterium fortuitum）、鸟－胞内分枝杆菌、瘰疬分枝杆菌（Mycobacterium scrofulaceum）等。我国关于 NTM/HIV 共感染的报道也逐渐增多，周昌明等对广西地区 2006—2010 年间 291 例 HIV/AIDS 患者合并分枝杆菌感染的研究发现 NTM 感染 135 例占 46.9%，NTM 鉴定共 15 种，其中 MAC 最多（58.52%）其次是堪萨斯分枝杆菌和戈登分枝杆菌，吴文娟等对 2007—2009 年期间上海市公共卫生临床中心 68 名 HIV 感染者的 112 份标本经培养后测序，鉴定出 34 株分枝杆菌，MTB 21 例，NTM 10 例，混合感染 3 例。10 例 NTM 中包括 MAC 5 例、戈登分枝杆菌 2 例，堪萨斯分枝杆菌 2 例，1 例 M.colombiense。邓晓军等对湖南衡阳市 2008—2011 年的 1184 例艾滋病患者流行情况的研究调查发现分枝杆菌培养阳性 151 例，占总筛查人数的 12.8%，其中 NTM 63 例占 41.7%，而同期 1032 例非 HIV 感染组中，分枝杆菌培养阳性 536 例，NTM22 例，占 4.1%，两组比较 HIV 组 NTM 所占比例明显高于非 HIV 感染组。刘淑梅等对北京市 2010 年 7 月至 2012 年 12 月间 HIV/AIDS 患者疑似合并分枝杆菌感染研究发现，HIV/AIDS 患者合并分枝杆菌感染中有 9.59%（7/73），其中经 hsp65 引物扩增测序后筛出 4 株鸟分枝杆菌、2 株堪萨斯分枝杆菌、1 株胞内分枝杆菌。邓西子等对广州地区 2009—2013 年 133 株分离自 HIV/AIDS 患者的分枝杆菌，其中 NTM 51 株（38.35%），经菌株鉴定鸟分枝杆菌 15 株，MAC9 株，堪萨斯分枝杆菌 7 株。谢祺等收集 2012 年 9 月至 2016 年 4 月云南地区 136 例分枝杆菌病例，其中 57 例为 AIDS 合并分枝杆菌感染的实验组，实验组中 NTM 检出率为 21.1%（12/57），其中 MAC 10 例，偶发分枝杆菌 1 例，瘰疬分枝杆菌 1 例。以上研究表明，HIV/AIDS 患者合并感染非结核分枝杆菌在菌株分布及构成比上具有一定的地域差异。

三、临床表现

HIV/AIDS 合并 NTM 病中以 NTM 肺病最为常见，其主要病原学为 MAC、堪萨斯分枝杆菌、脓肿分枝杆菌等。其临床表现与肺结核类似如慢性咳嗽、气促、咯血、发热、盗汗、体重减轻等，在无菌种鉴定结果的情况下，极易被误诊为肺结核。国内银春莲等报道了 97 例 HIV/AIDS 合并 NTM 肺病的临床表现：97 例中咳嗽 93 例（95.88%），咳痰 88 例（90.72%），气喘 71 例（73.20%），发热 70 例（72.16%），消瘦 69 例（71.13%），乏力 58 例（59.79%），胸痛 47 例（48.45%），腹泻 36 例（37.11%）；胸部影像学表现：双肺病变 83 例（85.7%），累及多个肺叶，双下肺多见。双肺空洞及支气管扩张样改变 35 例（36.08%），左肺空洞 29 例（29.90%），右肺空洞 24 例（24.74%），病变形态多样化，以浸润性斑片状为主，斑片状影 35 例（36.08%），斑点状、纤维条索状影 41 例（42.7%），结节影 20 例（20.62%），胸膜病变 13 例（13.4%），纵隔淋巴结肿大 7 例（7.22%）。朱莹等发现 AIDS 合并 NTM 肺病的胸部影像学多表现为两肺同时累及、中下叶为主，多伴纵隔及肺门淋巴结肿大，增强后可为环形强化，结节灶及条索影多见，斑片状渗出及实变少见，合并支气管扩张较常见，管腔扩张宽度多均匀而非牵拉性的串珠样扩张，树芽征多见，空洞不常见，但非 AIDS 患者 NTM 空洞多见，壁薄，好发于胸膜下。刘晋新等报道 10 例 AIDS 患者合并 NTM 肺病的影像学特点为大面积实变合并空洞、支气管扩张、结节病灶及纵隔淋巴结肿大是艾滋病合并非结核分枝杆菌肺病的胸部影像特点，与朱莹等报告并不一致，可能与样本数量较少，艾滋病晚期的不同阶段合并其他机会性病原体感染相关。与肺结核相比，NTM 肺病影像学上病变多发生在中、下肺叶，更少出现粟粒性结节影及胸腔积液，且出现纵隔淋巴肿大的概率较肺门淋巴结高。因此 HIV 阳性患者若肺部出现播散性分枝杆菌感染及胸腔积液强烈提示结核分枝杆菌感染。

播散型 NTM 病在 HIV/AIDS 进展期的患者中较为常见，呼吸道、消化道是最为主要的感染途径，一般说来 NTM 定植先于全身播散和菌血症，其主要的临床症状、体征通常是非特异性的，可表现为高热、腹泻、体重减轻、腹痛、盗汗、呃逆、贫血，肝、脾及淋巴结肿大，病情可迅速进展甚至死亡。在 HIV/AIDS 患者中播散型 NTM 病中分离到最常见的病原体是鸟 - 胞内分枝杆菌复合群，堪萨斯分枝杆菌占据第二位，而其他 NTM 如脓肿分枝杆菌、嗜血分枝杆菌、戈登分枝杆菌、偶发分枝杆菌、龟分枝杆菌、猿猴分枝杆菌等均较为少见。在早期的 HIV 大流行地区，AIDS 的成人患者和儿童患者当中，播散型 MAC 发病率分别可达 16%~40% 和 4.8%，与之相关的死亡率超过 40%。在前抗病毒治疗时代 [pre-antiretroviral therapy（ART）era]，曾报道估计高达 43% 的 AIDS 患者中，经血培养或肠系膜淋巴结活检证实存在播散型的 NTM 病，其中占 91%（20/22）。有研究指出当 HIV 感染患者的 $CD4^+$ T 细胞计数小于 100cells/mm^3 时每年有 10%~20% 的可能会发展成 MAC 相关性疾病或菌血症。一项近期来自日本东京的研究揭示在后抗病毒治疗时代，播散性 NTM 病仍存在较高的病死率（29%），且 NTM 菌血症、低 $CD4^+$ T 细胞计数为死亡的危险因素，治疗过程中无免疫重建炎症综合征（IRIS）的患者预后更好。

在 HIV/AIDS 患者中，NTM 淋巴结炎、NTM 皮肤软组织病、NTM 骨关节病等肺外 NTM 病的单独报道较为少见，通常作为播散型 NTM 病中的一部分。NTM 皮肤软组织病的皮损常无特异性如红斑、丘疹、结节、脓肿、溃疡等。淋巴结受累的患者大多数无明显症状，浅表淋巴结可无或轻度压痛，增强 CT 显示为非对称性肿大，中央密度减低，边缘强化，其周围组织炎症反应较轻，干酪样坏死、破溃，形成慢性窦道较为少见。NTM 累及骨、关节通常需要借助影像学手段来判断，主要表现为骨质破坏、关节间隙狭窄、周围软组织肿胀、坏死、脓肿形成等。

四、NTM/HIV 的诊断

2007 年美国胸科协会和 2017 年英国胸科协会都对 NTM 肺病的诊断制定了类似的标准：同时具备 2 项临床标准（①肺部症状、X 线胸片上显示结节影或空洞影或者胸部 HRCT 提示同时存在多灶性支气管扩张及多发的小结节影；②适当的排除其他的诊断）及微生物学标准（①至少 2 份独立痰标本培养阳性且为同一致病菌或②支气管刷检或灌洗物至少一次培养阳性或③经支气管或其他途径肺活检检查发现分枝杆菌病组织病理学特征性改变，如炎性肉芽肿或抗酸染色阳性且 NTM 培养阳性，又或是活检提示分枝杆菌病的组织病理学特征性改变且至少一次痰标本或支气管灌洗液培养阳性)。播散型 NTM 病的诊断：具有相关的临床症状，经检查发现有肺或肺外组织器官的病变，血培养 NTM 阳性或骨髓、肝脏、淋巴结等穿刺物培养阳性。肺外 NTM 病诊断：具有局部或全身性症状，发现相关部位病变，已排除其他疾病，病变组织培养阳性即可做出肺外 NTM 病的诊断。目前 NTM 主要的实验室诊断技术包括：镜检找抗酸杆菌，但无法鉴定 NTM 和 TBM。传统培养方法包括液体培养法和固体培养法，液体培养法较固体培养法更快、更灵敏。不同的分枝杆菌对培养条件的要求并不一致，如大多分枝杆菌培养的适宜温度是 28~30℃（如脓肿分枝杆菌），蟾蜍分枝杆菌培养最适温度是 45℃。有一些分枝杆菌（如嗜血分枝杆菌、日内瓦分枝杆菌）还需要在培养基中额外补充一些物质，玛尔摩分枝杆菌的培养则需延长培养时间。一般说来绝大多数致病性的 NTM 生长需要 6 周，但通常推荐 8 周，必要时延长至 12 周。值得注意的是当脓肿分枝杆菌被鉴定时需要检测 erm41 基因，该基因缺失不易诱发大环内酯类药物耐药。近几年来菌种鉴定的方法逐渐从生物化学手段转向分子生物学技术。基质辅助激光解吸电离飞行时间质谱（MALDI-TOF）技术能够高通量快速鉴定 NTM 的种属，但是其对分枝杆菌蛋白质抽提方法的优化及质子图谱相关数据库的建立还在完善中。PCR 探针杂交技术也是常用于分枝杆菌菌种鉴定的方法之一，其中以德国的 HAIN lifescience 公司 GenoType Mycobaterium commom mycobacteria/additional species（CM/AS）assay（DNA 探针技术）为代表，HAIN 试剂包括 AS 和 CM 试剂两种，CM 试纸能鉴定临床最常见的 15 种非结核分枝杆菌，如鸟分枝杆菌复合群、脓肿分枝杆菌复合群、偶发分枝杆菌等；AS 试纸能够鉴定临床上致病较少的 NTM，如耻垢分枝杆菌、草分枝杆菌、胃分枝杆菌等。PCR 直接测序法同样能对非结核分枝杆菌进行菌种鉴定，只需对分枝杆菌特定的基因进行测序并在 Genebank 的菌种序列进行比对即可得出结论。目前鉴定 NTM 较常选用的靶基因为 hsp65、16S rRNA、16S-23S rRNA ITS、rpoB 等，但单独选用某个基因的鉴别力有限，通常主张采用多基因联合使用的鉴定技术。

五、NTM/HIV 的预防及治疗

与结核合并 HIV 不同，在 HIV 感染的患者当中（不论免疫状态处于哪一期）NTM 预防性的筛查不常规推荐，除非存在相关的临床或影像学依据而其他病原学又无法解释时。20 世纪 90 年代初期，利福布汀作为 NTM 预防性用药被推荐用于 CD4$^+$T 细胞计数 <50cells/mm^3 的 HIV 患者，但经过临床试验验证后，预防性用药目前首选克拉霉素或阿奇霉素。2002 年后随着 ART 的普及，HIV 控制较好的患者不再推荐预防性的用药。若艾滋病患者的 CD4$^+$T 细胞计数 <50cells/mm^3，每周一次的 1200mg 阿奇霉素作为首选预防性治疗，次选药物为克拉霉素 1000mg/d，若患者不能耐受大环内酯类药物，则可选用利福布汀 300mg/d。ART 治疗后 CD4$^+$T 细胞计数 >100cells/mm^3 持续 3 个月以上可停止预防性用药。此外需要密切关注城市饮用水中 NTM 污染问题，严格对饮用水进行消毒，预防 NTM 从环境传播到人。NTM 合并 HIV 的治疗与 NTM 治疗原则一致，包括不同 NTM 病的用药种类和疗程有差别，治疗前最好行药敏试验，5~6 种药联合治疗，强化期 6~12 个月，巩固期 12~18 个月，在细菌培养转阴后继续治疗 12 个月等。2007 年美国胸科协会 NTM 肺病指南详细介绍了 11 类抗 NTN 的药物，包括新型的大环内酯类药物、乙胺丁醇、利福霉素类药物、异烟肼、氨基糖苷类药物、氟喹诺酮类药物、头孢西丁、四环素类、磺胺类药物、碳青霉烯类药物、噁唑烷酮类药物，2017 年英国胸科协会推出的新版指南将氯法齐明及贝达奎宁也纳入进来。HIV 患者同时合并分枝杆菌感染时，建议首先进行抗分枝杆菌治疗，随后尽早地启动抗逆转录病毒治疗，在治疗过程中应注意药物之间相互作用、叠加的药物不良反应以及出现的分枝杆菌相关性免疫重建炎症综合征。

关于 HIV 的治疗，目前推荐成人及青少年艾滋病初治患者抗病毒治疗方案：一线治疗推荐方案：替诺福韦（阿巴卡韦）+ 拉米夫定（恩曲他滨）+ 基于非核苷类逆转录反转录酶抑制剂：依非韦伦或基于蛋白酶抑制剂：洛匹那韦 / 利托那韦或阿扎那韦或其他：拉替拉韦。替代方案：齐多夫定 + 拉米夫定 + 依非韦伦或奈韦拉平或利匹韦林。儿童艾滋病抗病毒治疗的方案与青少年及成人有所不同，<3 岁的首选一线方案：阿巴卡韦或齐多夫定 + 拉米夫定 + 洛匹那韦 / 利托那韦。备选一线方案为：阿巴卡韦或齐多夫定 + 拉米夫定 + 奈韦拉平；3~10 岁的首选一线方案：阿巴卡韦 + 拉米夫定 + 依非韦伦，备选一线方案：齐多夫定或替诺福韦 + 拉米夫定 + 奈韦拉平或依非韦伦或洛匹那韦 / 利托那韦；>10 岁首选一线方案：阿巴卡韦 + 拉米夫定 + 依非韦伦，备选一线方案：替诺福韦或齐多夫定 + 拉米夫定 + 奈韦拉平或依非韦伦或洛匹那韦 / 利托那韦。

第二节

艾滋病患者不同类型的非结核分枝杆菌病

一、播散型鸟 – 胞内分枝杆菌病

（一）流行病学

鸟 – 胞内复合分枝杆菌群（*Mycobacterium avium* complex，MAC）广泛存在环境中，在患播散型鸟 – 胞内分枝杆菌病的艾滋病患者中，鸟分枝杆菌是主要的病原体，占 95% 以上。根据地域的不同，据估计近 7%~12% 的成人曾感染过 MAC。

传播途径主要为呼吸道及消化道传播，与鸟 – 胞内分枝杆菌病患者的密切接触，并不增加此病的患病风险，未发现人传人的迹象。

鸟 – 胞内分枝杆菌病主要发生在 CD4$^+$T 细胞 <50 个 /mm^3 的患者当中。若缺乏有效的抗逆转录病毒治疗（antiretroviral therapy，ART）或化学药物预防时，在免疫严重抑制的 AIDS 患者当中，播散型 MAC 病的发生率在 20%~40%。自从引入有效的抗逆转录病毒治疗后，HIV 感染的患者中，播散型 MAC 病的整体发病率下降超过 10 倍，目前据医疗机构的统计，MAC 作为新发感染的年发病率为 0.25%。除了 CD4$^+$T 细胞 <50 个 /mm^3 之外，易患此病的危险因素包括：高病毒血症（HIV RNA>100 000 copies/mL）、先前存在 MAC 的呼吸道或消化道的定植、先前曾患过 MAC 病以及体外试验中淋巴细胞对鸟分枝杆菌抗原免疫应答无能。

（二）临床表现

在 AIDS 患者中，若不行抗逆转录病毒治疗，MAC 病呈典型的播散型，多脏器的感染。早期症状可能不明显，并且在出现典型症状前几周，分枝杆菌相关的检查都为阴性。症状

也多为非特异性的如发热、盗汗、体重减轻、乏力、腹泻及腹痛。

播散型鸟分枝杆菌病的实验室结果异常包括贫血（不能单纯用艾滋病来解释，与艾滋病对应的阶段不一致）及碱性磷酸酶的升高。肝、脾大，淋巴结肿大（气管旁，腹膜后，主动脉旁）及相对较少的外周淋巴肿大可通过查体或影像学发现。其他部位的查体异常或相应部位的实验检查异常通常与该部位被累及有关。

当鸟－胞内分枝杆菌病以局部性临床表现为主时，多见于接受抗逆转录病毒治疗的患者，尤其是抗病毒治疗开始起效及 CD4$^+$T 细胞数量恢复时，通常提示着免疫功能的改善。局部性的症状包括颈部及肠系膜淋巴结肿大，肺炎，心包炎，骨髓炎，皮肤及软组织脓肿，生殖器溃疡及中枢神经系统感染。局部症状可能也是免疫重建炎症反应综合征（immune reconstitution inflammatory syndrome，IRIS）的临床表现形式。

起初这种局部症状被描述成局灶的淋巴结肿大伴发热，后来将这种症状当做一种系统性的炎症反应综合征，并且在临床上的表现与活动性 MAC 病不易区别。后来发现这种情况与免疫重建炎症反应综合征的临床表现或 HIV 合并结核的患者中抗病毒治疗过程中出现的矛盾型临床表现相似。产生这种局部症状时，血培养结果通常为阴性。此后患者出现这种症状时被称之为暴露型 IRIS（unmasking IRIS）或是已经存在的 MAC 病，这种情况多发生在免疫严重抑制患者中开始抗逆转录病毒治疗中，尤其是 CD4$^+$T 细胞恢复迅速、显著（≥ 100 cells/mm^3）的患者中。与结核相关的 IRIS 一样，MAC 引起的 IRIS 在症状可以很轻且有一定的自限性；同样也可以很重，症状持续，需要用到非甾体类抗炎药或糖皮质激素治疗，且剂量用法同结核相关性的 IRIS 相似。

（三）诊断

播散型 MAC 病的诊断主要基于相应的临床表现包括症状、体征以及从血液、淋巴结、骨髓或其他无菌组织或体液培养分离鉴定出的 MAC 感染，方能诊断。菌种鉴定的方法包括特异性的 DNA 探针法，高效液相色谱法或生化法。其他的辅助性诊断方法包括快速抗酸染色法，粪便或活检组织培养，影像学检查等。

（四）预防暴露

鸟－胞内分枝杆菌广泛存在环境当中，如食物或水中。目前没有证据表明需要避免接触环境中的鸟分枝杆菌。

1. MAC 病的预防

（1）初次预防的指征：HIV 感染的成人或青少年中，当 CD4$^+$T 细胞 <50cells/mm^3 时需要接受化学药物预防性治疗，防止播散型 MAC 的发生。

（2）预防药物的选择：阿奇霉素或克拉霉素作为预防性治疗的首选。克拉霉素联合利福布汀的方案在预防上并不优于单用克拉霉素的方案，并且联合用药存在更高的不良反应发生率，因此不应该推荐。阿奇霉素联合利福布汀比单用阿奇霉素在预防 MAC 上更为有效。但是基于需要增加患者额外的费用，增加药物不良反应的发生率及潜在药物的相互作用的可能，缺乏两种方案在生存率上的差异，因此也不推荐阿奇霉素联合利福布汀作为预防首选。阿奇霉素和克拉霉素也都能保护呼吸道抵抗细菌的侵袭，若阿奇霉素或克拉霉素不能耐受时，患者可选择利福布汀作为替代方案用于 MAC 病的预防性治疗，但需注意利福布汀与其他药物的相互作用。在预防性用药前，需要临床评估排除播散型 MAC 病，尤其是在血培养阳性的患者中已经不再适用预防性治疗方案。同样若选用利福布汀作为预防性用药时，需要排除活动性肺结核，因为单药的运用可能会导致耐药菌株的出现，为后面的治疗带来困难。

在呼吸道或胃肠道中检测到 MAC 增加了以后发生播散型 MAC 感染的可能，但是没有数据证明在无症状的，血培养阴性，且定植在呼吸道或胃肠道的患者中通过常规预防性给药（克拉霉素、阿奇霉素，利福布汀或是其他药物）能够降低播散型 MAC 病的发病率，因此不建议常规筛查呼吸道或胃肠道标本有无 MAC。

2. 预防性用药的停药标准　经过抗逆转录病毒治疗后，当患者的 $CD4^+T$ 细胞数量恢复至 100cells/mm^3 以上时，且时间持续 ≥ 3 个月，可以停止预防性用药。满足停药标准的患者在停药后发生 MAC 病的风险很低，且能减少患者的服药负担、毒副作用、药物之间的相互作用、病原体发生耐药的可能以及患者的经济负担。如果患者的 $CD4^+T$ 细胞数量再次降至 <50cells/mm^3，预防性用药应重新启用。

（五）MAC 病的治疗

首次治疗方案中应包含两种或两种以上的抗分枝杆菌药物，防止或推迟耐药的发生。克拉霉素（500mg，每天 2 次）为最佳的一线治疗方案，有多篇研究指出相比阿奇霉素而言，克拉霉素在 AIDS 患者中有更快清除血中 MAC 的能力。若患者不耐受克拉霉素或存在药物之间相互作用，阿奇霉素（500~600mg/d）可作为替代方案。在所有 MAC 病患者中，阿奇霉素或克拉霉素的药敏试验被常规推荐。

乙胺丁醇［15mg/（kg·d）］被推荐作为第二种药物用于治疗播散型 MAC。也有临床医师会加用第三种药物利福布汀（300mg/d，剂量需根据药物间相互作用进行调整）。有相关研究指出利福布汀联合克拉霉素、乙胺丁醇的方案能够提高患者的生存率及降低耐药率，上述研究的证据级别均在启动 ART 治疗之前完成，是否同样适用于启动 ART 后，还需进一步研究。指南同时也指出患者 $CD4^+T$ 细胞计数 <50cells/mm^3、血中分枝杆菌高载量（>2log10 CFU/ml）或缺乏有效 ART 时死亡率明显增高且更易产生耐药，三药联用甚至是四药联用应该被推荐。基于以往非 HIV 的患者的研究资料，第三或第四种要可选择注射类药物［阿米卡星 10~15mg/（kg·d）或链霉素 1g/d］、氟喹诺酮类药物（左氧氟沙星 500mg/d 或莫西沙星 400mg/d）。

（六）何时启动 ART

在抗 MAC 治疗开始 2 周后尽快启动 ART，一旦开始 ART 治疗，需要考虑的抗分枝杆菌药物与 ART 药物之间相互作用、毒副作用及药物的依从性。患者应持续抗分枝杆菌治疗直到通过抗病毒治疗后完成免疫功能的恢复（停药标准：至少 12 个月治疗，没有 MAC 复发的症状和体征，ART 治疗后 $CD4^+T$ 细胞计数 >100cells/mm^3 持续 6 个月以上）。正在接受蛋白酶抑制剂（PIs）和非核苷类逆转录酶抑制剂（NNRTIs）的患者中，由于药物间的相互作用，利福布汀剂量的调整是有必要的（目前推荐 150mg/d）。PIs 能够增加克拉霉素的药物浓度，但基于现存的数据并不建议调整 PIs 及克拉霉素的剂量。依非韦伦（EFV）是 CYP3A4 的诱导剂，对克拉霉素的药代动力学产生显著影响。两者联用时克拉霉素的 AUC 和 C_{max} 分别降低约 39% 和 26%，而克拉霉素羟基代谢产物（14-OH）的浓度有所增加，克拉霉素血浆水平的这些改变的临床意义还不清楚。服用 EFV 和克拉霉素时皮疹的发生率高达 46%，阿奇霉素的代谢不受 CYP450 系统的影响，且阿奇霉素与 PIs 或 NNRTIs 联用时不需考虑药物间的相互作用，因此大环内酯类药物与 EFV 合用时，建议选用阿奇霉素。此外 EFV 可减少利福布汀的 C_{max} 32% 和 AUC 38%，并增加利福布汀的清除率，因此同时使用时利福布汀的剂量应调整至 450mg/d。在 ART 治疗过程中同样可能发生中 - 重度的免疫重建炎症综合征（immune reconstitution inflammatory syndrome，IRIS），起初可予非甾体类抗炎药对症处理，若症状无改善，4~8 周系统性的糖皮质激素治疗（相当于 20~40mg/d 口服剂量的泼尼松）能够显著缓解症状及降低发病率。

（七）治疗失败后的管理

治疗失败的定义为临床症状改善不缓解，且用药后 4~8 周后仍存在分枝杆菌血症的证据。在那些起初预防性治疗有应答，之后再次复燃的患者再次检测 MAC 对克拉霉素或阿奇霉素的药敏试验结果是必要的。大多数经过预防性治疗失败的患者的药敏试验结果仍提示对克拉霉素或阿奇霉素敏感。

因为大多数药物在临床中的抗 MAC 的作用有限，因此药敏试验中应该纳入更多的药物检测以便多药方案的调整。药物可以从乙胺丁醇、利福布汀、阿米卡星、氟喹诺酮（莫西沙星、环丙沙星、左氧氟沙星）中选择，尽管有数据表明这些药物有生存上或微生物学的获益，但这些药物的药敏试验并不一定与疗效相关。目前有证据表明在无 HIV 感染的 MAC 病患者中，治疗上应当考虑注射类药物如阿米卡星或链霉素。当存在克拉霉素或阿奇霉素耐药时，继续使用能否使患者有额外的获益还不得而知。氯法齐明不应被推荐，因为曾有随机对照研究证明其缺乏抗 MAC 的有效性，并且与死亡率的增加相关。其他证据级别的推荐包括其他的二线药物如乙硫异烟胺、氨硫脲及环丝氨酸联合克拉霉素和阿奇霉素作为一种挽救治疗，但是此方案的地位仍不确定。优化 ART 方案是非常重要的，尤其是在初次治疗 MAC 不成功或者是存在分枝杆菌耐药的且采用二线药物或挽救药物治疗的患者中。

用于辅助性治疗 MAC 病的免疫调节剂，目前尚无全面的研究，当前的数据不支持作为常规使用。

（八）预防复发

1. 何时行二次预防　患播散型 MAC 病的患者应该长期维持性治疗，除非该临床表现是 IRIS 的结果。

2. 何时停止二次预防　对那些 MAC 低复发风险的患者，如已经完成 12 个月以上的抗 MAC 治疗，无 MAC 相关症状体征，$CD4^+$ T 细胞恢复至 >100cells/mm³，且持续 >6 个月。在这些患者当中的停药是合理的，因为已经有很多证据表明，停药后并不会增加其他机会性感染的发生。当 $CD4^+$ T 数量降至 <100cells/mm³ 时，二次预防应该重新启动。

（九）妊娠期妇女治疗中需要注意的事项

化学药物预防 MAC 病在妊娠期妇女中的治疗原则与其他患者相同。由于克拉霉素在动物实验中存在增加新生儿致畸的风险，因此不作为妊娠期间的一线预防性用药。有两项研究表明，怀孕头 3 个月的女性中，轻度剂量的克拉霉素暴露，并没有增加新生儿缺陷的发病率，但其中一项研究表明存在增加自发性流产的风险。阿奇霉素在动物实验中未发现致畸性，但是在怀孕头 3 个月的女性中的运用经验有限。阿奇霉素在妊娠期间被推荐作为首选药物用于 MAC 病的预防。对于二次预防（慢性维持性治疗），阿奇霉素联合乙胺丁醇是最佳药物组合。因为乙胺丁醇与其他药物相互作用的可能性最小，尤其是对抗逆转录病毒药物的影响，因此有助于 HIV 垂直传播的阻断。

二、HIV 感染者的其他非结核分枝杆菌病

在 HIV 感染的患者中，除 MAC 外，堪萨斯分枝杆菌（*M.kansasii*）占 NTM 病分离到的病原体中的第二位，其他相对少见的 NTM 包括龟分枝杆菌（*M.chelonei*）、偶发分枝杆菌（*M.fortuitum*）、戈登分枝杆菌（*M.gordonae*）、玛尔摩分枝杆菌（*M.malmoense*）、海分枝杆菌（*M.marimum*）及蟾蜍分枝杆菌（*M.xenopi*）等。上述病原体都能在 HIV 患者中产生播散型分枝杆菌病，临床表现与播散型 MAC 病类似。

这些病原体的检出通常提示为污染或定植所得，但是一旦出现典型的临床症状，在无菌组织或体液中分离出这类病原体时，则强烈提示可能为真正的感染。

（一）堪萨斯分枝杆菌（*M.kansasii*）

在美国，堪萨斯分枝杆菌是非结核分枝杆菌肺病第二大主要病原体，其引起的临床表现，放射学表现都与肺结核类似，但是目前无证据表明堪萨斯分枝杆菌肺病能在人与人之间传播。仅管有水龙头中可以分离到该菌的报道，但目前该病的感染源头仍不清楚。

堪萨斯分枝杆菌感染通常存在于那些严重免疫力低下的患者当中（CD4$^+$T 数量 >50cells/mm^3），并且以孤立性的肺部病变为主（70%）。播散型分枝杆菌病的发生率明显低于鸟 – 胞内分枝杆菌感染，大概只有 20% 的患者存在肺外表现，出现全身播散通常意味患者存在严重的免疫抑制。

1. 临床表现　堪萨斯分枝杆菌感染后的症状与结核病相似，包括发热、咳嗽、盗汗和体重减轻。胸痛和咯血较结核病少见。播散型堪萨斯分枝杆菌病可表现为淋巴结肿大、肝脾大、骨髓炎和皮肤损害。

2. 影像学表现　影像学上，该病通常表现为肺上叶多发、大小不等的空洞影伴肺容积降低，病变通常为单侧，双侧病变占总的报道病例数 40%。尽管从影像学上很难鉴别堪萨斯分枝杆菌和结核分枝杆菌感染，但是堪萨斯分枝杆菌仍有其特点，如薄壁空洞、空洞更小，空洞的发生早于肺部症状。

3. 诊断　诊断堪萨斯分枝杆菌病需要从无菌部位分离得到该菌种，若要诊断堪萨斯分枝杆菌肺病则需要满足 2007 年美国胸科协会和美国感染病协会联合制定的分枝杆菌肺病的诊断标准。菌种鉴定包括 DNA 探针法，高效液相色谱法或生化法。

4. 治疗　患有堪萨斯分枝杆菌病的患者应该接受每日用药的方案，包括利福平 10mg/（kg·d）（最大剂量 600mg）、乙胺丁醇 15mg/（kg·d）、异烟肼 5mg/（kg·d）（最大剂量 300mg）、维生素 B$_6$ 50mg/d。治疗堪萨斯分枝杆菌肺病时整个疗程较长，其中应包括痰培养阴性持续 12 个月以上。堪萨斯分枝杆菌肺病患者在整个治疗过程中应严密监测痰涂片及痰培养的结果。

对利福平耐药的堪萨斯分枝杆菌肺病患者建议根据体外克拉霉素、阿奇霉素、莫西沙星、乙胺丁醇、复方磺胺甲噁唑（复方新诺明）、链霉素的药敏试验结果选择一个三药方案继续治疗。播散型堪萨斯分枝杆菌病的治疗方案与肺病治疗相同，治疗疗程与播散型 MAC 相一致。需要注意的是当治疗方案需要涉及利福霉素时应注意其与抗病毒治疗药物（蛋白酶抑制剂、非核苷酸类似物逆转录酶抑制剂）的相互作用。当前暂无针对播散型堪萨斯分枝杆菌病预防性治疗的方案。

（二）脓肿分枝杆菌（M.abscessus）

脓肿分枝杆菌病在美国所有地区都有报道，从美国东南部的佛罗里达州到西部的得克萨斯州是脓肿分枝杆菌病主要的流行地区。

临床上皮肤、软组织和骨关节受累常见，脓肿分枝杆菌皮肤病主要来源于开放性伤口或者消毒不严格引起的医源性感染。皮损通常表现为紫红色结节，一些较小的感染灶经外科清创后或自发消退。但是也有一些研究表明在皮损自发性消退前，若未经有效治疗，皮损症状可能会持续8~12个月。

在美国，脓肿分枝杆菌肺病为非结核分枝杆菌肺病的第三位，占快速生长 NTM 肺病的80%。最大患该病人群的特点是超过60岁、白种人、非吸烟的女性、无患肺病的易感因素。支气管扩张、先前曾感染过分枝杆菌、慢性呕吐、脂质性肺炎、肺囊性纤维化、α-抗胰蛋白酶异常可能是脓肿分枝杆菌病的危险因素。脓肿分枝杆菌肺病的影像学表现与 MAC 肺病相似。

治疗上，脓肿分枝杆菌对抗结核药物均耐药。体外药敏试验结果显示，脓肿分枝杆菌对克拉霉素、阿米卡星和头孢西丁敏感，对利奈唑胺、替加环素、亚胺培南和氯法齐明等也中度敏感。当分离到脓肿分枝杆菌时，最好能检测菌株 23S 核糖体 RNA 有无点突变及 erm（41）基因有无缺失。当出现 23S 核糖体 RNA 位点突变时，克拉霉素高度耐药，若 erm（41）基因表达时则可以产生诱导性耐药（3~5天的克拉霉素敏感，14天左右产生克拉霉素耐药），而 erm（41）基因缺失或出现功能障碍时则对大环内酯类药物敏感。

最新的英国胸科协会指南指出克拉霉素敏感或大环内酯类诱导耐药的菌株的治疗方案为：至少1个月的强化期药物选择包括静脉注射阿米卡星 15mg/（kg·d），静脉注射替加环素 50mg 每天2次；静脉注射亚胺培南 1g 每天2次；口服克拉霉素 500mg 每天2次或阿奇霉素 250~500mg/d。巩固期包括雾化用的阿米卡星，口服克拉霉素 500mg 每天2次或阿奇霉素 250~500mg/d，并根据患者耐受情况下及药敏试验结果加用如下 1~3 种药物：氯法齐明 50~100mg/d，利奈唑胺 600mg/d，米诺环素 100mg 每天2次，莫西沙星 400mg/d，复方磺胺甲噁唑 960mg，每天2次。

大环内酯类耐药菌株的选药；方案为强化期至少1个月以上，静脉注射阿米卡星 15mg/（kg·d），静脉注射替加环素 50mg 每天2次，静脉注射亚胺培南 1g 每天2次。巩固期采用雾化用的阿米卡星再加上下列 2~4 种可耐受且敏感的药物如氯法齐明 50~100mg/d，利奈唑胺 600mg/d，米诺环素 100mg 每天2次，莫西沙星 400mg/d，复方磺胺甲噁唑 960mg 每天2次。

（三）戈登分枝杆菌（M.gordonae）

戈登分枝杆菌是一种产色型，缓慢生长的分枝杆菌，通常在 37℃，经过3周或更长的培养时间，可得到光滑的黄色/橙色的菌落。

戈登分枝杆菌在环境及实验室中非常常见，通常都被认为是非致病性或低致病性的。戈登分枝杆菌也是最常见的被分离出的污染分枝杆菌。目前广泛存在于湖水、水管系统及实验室水龙头中。随着检测技术的进步，当前已开发出商业的 DNA 探针技术用于该菌种的检测。

在免疫抑制的宿主当中（AIDS，糖皮质激素治疗中，肿瘤，腹膜透析，器官移植）已经有戈登分枝杆菌肺病及戈登分枝杆菌引起的播散型分枝杆菌病的报道。在非侵袭性疾病状态中分离到戈登分枝杆菌可能会造成诊断困惑，甚至不必要的治疗，因为可能是环境污染引起的。

治疗上，主要还是采用以乙胺丁醇、利福霉素为核心的多药方案，克拉霉素、利奈唑胺及氟喹诺酮类药物也可有效。

（四）日内瓦分枝杆菌（M.genavense）

日内瓦分枝杆菌首次报道源于 1990 年的一位 AIDS 患者。该菌在土壤或供水系统中无法分离培养出来，但是在狗、宠物鸟（包括鹦鹉）当中可以分离培养。日内瓦分枝杆菌生长缓慢，且对培养基极为挑剔，培养需要额外的添加剂（分枝杆菌素等），此外推荐的培养时间为 3 个月以上，只在液体培养基，酸性条件下，高温（如 45℃）等情况下才能正常生长。菌种的鉴定通常采用高效液相色谱法（HPLC）或分子学检测方法。

临床上大多数日内瓦分枝杆菌菌株多来源于 AIDS 的患者（平均 CD4$^+$ T 细胞计数 50cells/mm^3），临床表现与播散型 MAC 病相似（发热、消瘦、腹痛、腹泻、肝脾肿大、贫血及腹部淋巴结肿大），但肺部受累较少见，人源性分离株可从血、骨髓、肝脏、脾脏或其他组织中获得。在 AIDS 患者中若高度怀疑播散型 MAC 病，而常规的分枝杆菌培养是阴性的话，播散型日内瓦分枝杆菌病需要考虑。

治疗上绝大多数日内瓦分枝杆菌对阿米卡星、利福霉素、氟喹诺酮类、链霉素、大环内酯类药物敏感，乙胺丁醇的抗日内瓦分枝杆菌作用有限。最佳的治疗方案不确定，但是包含克拉霉素的多药方案更为有效。

（五）嗜血分枝杆菌（M.haemophilum）

嗜血分枝杆菌在全世界范围内多地区的患者中都可分离到。嗜血分枝杆菌的培养同时也需要额外的添加物，如血红蛋白或含铁复合物。该菌的最佳生长温度为 28~30℃，因此在肢体较冷的部位（四肢末端等）感染该菌更为常见。

临床上典型的嗜血分枝杆菌感染应该是采集的标本抗酸涂片阳性，出现皮损破溃流脓，但用普通的分枝杆菌培养基培养不出菌落。在免疫抑制宿主中（尤其是器官移植的患者）的一些标本如皮损或溃疡，淋巴结抽吸物，关节腔积液或出现其他诊断不明的组织损害时，而抗酸涂片阳性结果时也应该考虑嗜血分枝杆菌的培养。

感染播散型嗜血分枝杆菌病与器官移植、长程运用糖皮质激素，AIDS，骨髓移植等免疫抑制患者有相关。在免疫力健全的儿童的淋巴结炎中也可分离培养出嗜血分枝杆菌。

治疗上当前无标准的检测药物敏感的方法，体外实验中，病原体通常对阿米卡星、克拉霉素、环丙沙星、利福平和利福布汀等敏感。多西环素和磺胺类药物的药敏试验结果不可靠，所有菌株对乙胺丁醇耐药。因缺乏标准的药敏检测方法，体外药敏试验结果应被慎重看待。

最佳的播散型嗜血分枝杆菌病治疗方案暂不明确。但是包括克拉霉素、利福平、利福布汀及环丙沙星的多药方案有治疗成功的案例报道。在免疫功能正常的患者中，经过充分的化学治疗后，淋巴结腺病无好转，可采用外科手术切除。

（六）猿猴分枝杆菌（M.simiae）

猿猴分枝杆菌首株分离来自猴子，因此当时推测该菌在动物之间流行。猿猴分枝杆菌可产色，也可与 MAC 一样形成不产色的菌落。传统生化法检测，在不产色的菌株当中，烟酸检测有时可出现阳性结果易被误认为是结核分枝杆菌。

从临床上分离到猿猴分枝杆菌报道较多的三个地域是以色列、古巴及美国西南部（包括得克萨斯州、亚利桑那州、新墨西哥州）。大多数的标本涂片阴性，只有一次培养阳性，且与临床表现不符，因此怀疑这些培养得到的细菌可能来自环境污染。也有报道从水龙头中也可培养出该种细菌，因此供水系统也可能是该菌的一个来源。目前鉴定该菌通常采用限制性片段长度多态性（RFLP）的方法。

临床上猿猴分枝杆菌并不是常见，大多数的病例主要出现在免疫抑制的人群当中，如AIDS或存在有肺病基础的患者中，猿猴分枝杆菌肺病多见，腹腔内感染及免疫抑制人群中的播散型分枝杆菌病也不少见。

治疗上猿猴分枝杆菌比较困难，在体内敏感的治疗与体外药敏试验结果往往不一致。早期的美国胸科协会推荐猿猴分枝杆菌的治疗方案与MAC的治疗方案相似。克拉霉素或氟喹诺酮类药物可能可以作为多药方案中的核心药物。对环丙沙星耐药的患者，莫西沙星似乎同样有效。也有部分猿猴分枝杆菌菌株对磺胺甲噁唑和利奈唑胺有效。近期报告由克拉霉素、莫西沙星和复方磺胺甲噁唑组成的三药方案可能比较有效。

（七）蟾蜍分枝杆菌（M.xenopi）

蟾蜍分枝杆菌最佳生长温度是45℃。在周围环境的水、土壤、供水系统及淋浴喷头中可分离培养出来。当该菌定植于医用储水容器中，可导致假的流行疫情。

临床上蟾蜍分枝杆菌在加拿大及欧洲的英国等国家是引起NTM病的第2位常见病原菌。美国、日本及以色列也有该菌致病的报道。

蟾蜍分枝杆菌肺病通常发生在阻塞性肺病的基础上，典型的影像学表现为出现肺尖空洞，淋巴结肿大及胸腔积液较为少见。肺外蟾蜍分枝杆菌病（皮肤、软组织、骨关节等）和播散型蟾蜍分枝杆菌病相对少见。

治疗上克拉霉素、利福平和乙胺丁醇是治疗蟾蜍分枝杆菌的基石，疗程至痰培养结果转阴后12个月，加用氟喹诺酮药物可能强化治疗效果。对于药物疗效不佳且肺功能良好的患者可考虑外科手术治疗。

（八）龟分枝杆菌病（M.chelonae）

龟分枝杆菌常引起皮肤、软组织和骨关节病，对免疫功能受损患者可引起播散性龟分枝杆菌病，龟分枝杆菌肺病较为少见。

治疗上龟分枝杆菌分离株对妥布霉素、克拉霉素、利奈唑胺和伊米配能敏感，对阿米卡星、氯法齐明、多西环素和氟喹诺酮类药物中度敏感，对头孢西丁耐药。龟分枝杆菌皮肤、软组织和骨病的推荐治疗方案：根据体外药敏试验结果，至少采用2种敏感药物，如妥布霉素、克拉霉素和喹诺酮类药物，疗程至少4个月，骨病至少6个月，对于病灶广泛、脓肿形成及药物治疗效果不佳者，可采用外科清创术或异物清除处理。龟分枝杆菌肺病的推荐方案为克拉霉素再加另一种敏感的药物，疗程至痰培养结果转阴后12个月。

（九）玛尔摩分枝杆菌（M.malmoense）

在北欧，玛尔摩分枝杆菌是仅次于MAC的第2位常见NTM病原菌；在欧洲，玛尔摩分枝杆菌分离株的临床相关性为70%~80%。玛尔摩分枝杆菌常引起肺病和淋巴结腺病，也可导致播散性和肺外玛尔摩分枝杆菌病。

玛尔摩分枝杆菌的药敏试验结果差异较大，且与临床疗效的相关性不强。

治疗上推荐的方案为克拉霉素、利福平、乙胺丁醇，必要时可加用氟喹诺酮类药物，疗程至痰培养结果阴转后 12 个月。

（十）瘰疬分枝杆菌（*M.scrofulaceum*）

瘰疬分枝杆菌可引起儿童淋巴结病、播散性瘰疬分枝杆菌病，肺病，皮肤和软组织病。药敏实验结果显示瘰疬分枝杆菌是 NTM 中耐药性较强的菌种之一。

治疗上克拉霉素、环丙沙星、利福平或利福布汀、乙胺丁醇等方案进行治疗，疗程 18~24 个月。对局部病变可采取外科手术清除。

（十一）海分枝杆菌（*M.marinum*）

海分枝杆菌病是引起 NTM 皮肤病的主要菌株，是"游泳池肉芽肿"或"鱼缸肉芽肿"的重要原因。海分枝杆菌的临床表现主要为慢性皮肤、软组织和骨病，开始为皮肤丘疹，随后引起浅表溃疡及瘢痕形成，主要见于四肢，如肘部、膝部及手足背部。

体外药敏试验结果显示，对利福平、利福布汀和乙胺丁醇敏感，对链霉素中度敏感，对异烟肼和吡嗪酰胺耐药，对克拉霉素、磺胺类药物较敏感，对多西环素和米诺环素中度敏感。

治疗上采用利福平或利福布汀，乙胺丁醇和克拉霉素，疗程 4~6 个月。对疗效不佳者可采用外科手术清创治疗。

（十二）偶发分枝杆菌（*M.foruitum*）

偶发分枝杆菌常引起皮肤、软组织及骨关节病，偶发分枝杆菌肺病较为少见，但在慢性胃食管反流的患者中却较为常见。

偶发分枝杆菌在快速生长分枝杆菌中对抗结核药物最敏感，对大环内酯类、喹诺酮类、利福平或利福布汀、磺胺类、米诺环素、多西环素、头孢西丁、伊米配能和阿米卡星等均敏感。偶发分枝杆菌皮肤、软组织和骨病的推荐治疗方案：根据药敏试验结果，至少采用两种敏感药物，如氟喹诺酮类、利福平或利福布汀和克拉霉素或阿米卡星，疗程至少 4 个月，骨病的疗程至少 6 个月，对于病灶广泛、脓肿形成及药物疗效不佳者，可采用外科清创术或异物清除处理。偶发分枝杆菌肺病的推荐治疗方案：克拉霉素加 1 种敏感药物，疗程至痰培养结果阴转后 12 个月。

（黄　威　卢水华）

———————————————————　● 参 考 文 献 ●　———————————————————

1. Griffith DE, Aksamit T, Brown-Elliott BA, et al.An official ATS/IDSA statement:diagnosis,treatment,and prevention of nontuberculous mycobacterial diseases.American Journal of Respiratory & Critical Care Medicine, 2007,175(4):367-416.

2. Haworth CS, Banks J, Capstick T, et al.British Thoracic Society guidelines for the management of non-tuberculous mycobacterial pulmonary disease(NTM-PD).Thorax,2017,72(Suppl 2):ii1-ii64.

3. Masur H, Brooks JT, Benson CA, et al.Prevention and Treatment of Opportunistic Infections in HIV-Infected Adults and Adolescents—Updated Guidelines from CDC, NIH, and HIVMA of the IDSA.Clinical Infectious Diseases,2014,58(9):1308-1311.

4. Haas MK, Daley CL.Mycobacterial Lung Disease Complicating HIV Infection.Seminars in Respiratory and

Critical Care Medicine,2016,37(2):230–242.

5. Jones D,Havlir DV.Nontuberculous mycobacteria in the HIV infected patient.Clinics in Chest Medicine,2002,
   23(3):665–674.

6. 中华医学会感染病学分会艾滋病学组.艾滋病诊疗指南(第三版).中华传染病杂志,2015(10):577–593.

7. 王洪生,陈燕清.皮肤非结核分枝杆菌感染.皮肤性病诊疗学杂志,2016,23(3):145–147.

8. Halstrom S,Price P,Thomson R.Review:Environmental mycobacteria as a cause of human infection.International
   Journal of Mycobacteriology,2015,4(2):81–91.

9. Tortoli E.Clinical manifestations of nontuberculous mycobacteria infections.Clinical Microbiology & Infection,
   2009,15(10):906–910.

第十六章

非结核分枝杆菌病的手术治疗

第一节

手术适应证

非结核分枝杆菌肺病大多表现为纤维结节、支气管扩张有可能伴有空洞。随着病情的进展可能出现大空洞、胸膜粘连肥厚、胸膜腔闭锁，后期可以导致毁损肺。非结核分枝杆菌病的药物治疗疗程较长、副作用较大，虽然在药物治疗方面有了一些进展，但是总的疗效并不令人满意，某些患者由于药物治疗无效等原因需要进行外科手术治疗。一般来说非结核分枝杆菌肺病的手术适应证分为以下三类：①药物治疗效果不佳或无效；②局部不能恢复的肺实质严重损伤；③由于肺损伤导致的严重症状（表16-1）。

表 16-1　非结核分枝杆菌肺病的手术适应证

药物治疗效果不佳	局部不能恢复的肺实质严重损伤	由于肺损伤导致的严重症状
药物治疗无效	持续存在的空洞	咯血
药物治疗期间病变进展	支气管扩张	反复感染
药物治疗期间痰菌阴转后再次转阳	肺纤维化	
	肺结节	
	毁损肺	
	并发曲菌球	

一、药物治疗效果不佳

非结核分枝杆菌肺病药物治疗效果不佳，报道显示经过5年的随访仅有不到50%的患者在药物治疗后痊愈，因此非结核分枝杆菌肺病最常见的手术指征是药物治疗效果不佳，大约占所有需要手术患者的 40%~50%。非结核分枝杆菌病在手术前需要进行正规的药物治疗已经达到共识，但是目前对于手术前的药物治疗疗程尚无统一意见，从 2~12 个月均有报道。目前大多数学者认为对于初治的患者至少需要进行 6 个月的正规药物治疗，在此基础上如果药物治疗效果不佳，而且病变较为局限，肺功能可以耐受切除主要的受累肺叶，可以考虑进行肺切除手术。对于初治失败的患者或者在治疗过程中进展的患者应该更为积极地考虑手术治疗，以免病变播散，失去手术时机。在药物治疗过程中，定期正规地进行复查是十分必要的。药物治疗过程中出现痰菌阴转、影像学提示病变吸收并不能确定治疗成功，有部分患者会出现治疗效果的逆转，对于这部分患者应该考虑进行手术治疗。

二、局部不能恢复的肺实质严重损伤

（一）持续存在的空洞

空洞病变是非结核分枝杆菌肺病的主要表现之一，大部分表现为薄壁空洞，周围致密的肺实质浸润较少。由于空洞壁的作用，对于空洞内的病变来说药物浓度可能是低于治疗浓度的。因此有些空洞病变常常难以愈合而且会成为复发的危险因素。壁比较厚的空洞，容易发生空洞不闭合、持续排菌等状况；肺尖部的空洞由于纤维索条牵拉作用，难以闭合；邻近胸膜的空洞病变有发生破溃播散进入胸膜腔引起脓胸的风险；邻近大支气管的空洞有可能破溃入支气管引起病变播散；另外，持续存在的空洞有很大部分伴有咯血等症状。这些情况下在正规药物治疗基础上积极考虑进行手术是十分必要的（图 16-1、图 16-2）。

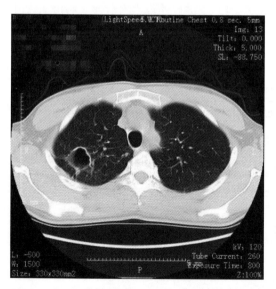

图 16-1　右肺上叶空洞患者，培养确诊 NTM 肺病

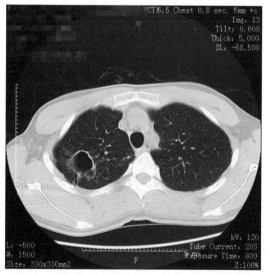

图 16-2　药物治疗 6 个月，化学治疗效果不佳，空洞未缩小略有增大，行右肺上叶切除术

（二）支气管扩张

支气管扩张是指由于支气管及其周围组织的慢性炎症和气道阻塞，导致支气管的组织结构受到较严重的病理性破坏，引起管腔扩张和变形的支气管慢性疾病。一支或多支近端

支气管和中等大小支气管管壁组织破坏造成不可逆性扩张。支气管扩张和非结核分枝杆菌肺病可以互为因果，有报道证实非结核分枝杆菌肺病好发于肺部原有疾病的基础上，如慢性阻塞性肺病、支气管扩张、囊性纤维化等；同时非结核分枝杆菌肺病可以造成感染肺部的支气管扩张。由于患者常常不能提供患病前的影像学资料，支气管扩张和非结核分枝杆菌肺病的因果关系常常难以鉴别。支气管扩张形成后无法恢复，影响肺功能，可能造成咯血、反复感染等症状，而且对非结核杆菌病的治疗有不利的影响，是其复发或者再次感染的危险因素。因而如果支气管扩张明显而且范围较为局限，患者可以耐受相应范围的肺切除，应该考虑进行手术治疗（图 16-3~ 图 16-5）。

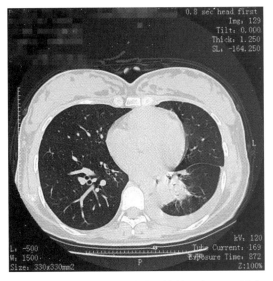

图 16-3　患者左肺下叶实变，培养证实 NTM 肺病

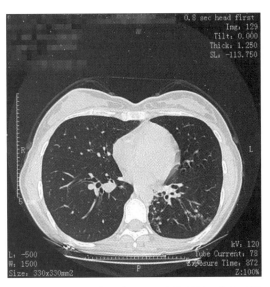

图 16-4　药物治疗 5 个月后，痰菌阴转，病变减轻

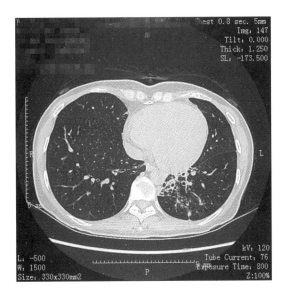

图 16-5　药物治疗 7 个月发现痰菌阳性，病变加重，明显支气管扩张，行左肺下叶切除术

（三）肺纤维化

纤维化是非结核分枝杆菌肺病常见的表现。纤维化的肺失去正常的通气功能，造成通气血流比的异常，可能导致咯血、发热等症状，并且对药物治疗效果不佳是导致病变复发和再次感染的危险因素。因此如果病变局限，在无手术禁忌证的情况下应该考虑手术治疗。

（四）肺结节

肺结节也是非结核分枝杆菌肺病的主要影像学表现，主要表现为小结节，多发散在分布，大多数小于 10mm，偶尔可以表现为单发孤立的结节。对于比较多见的散在多发小结节性病变，一般在诊断明确后进行正规药物治疗，如果药物治疗效果不佳或者药物治疗后，虽然痰菌阴转，但是结节性病变局限而且不能吸收，需要考虑手术治疗。在少见的单发孤立性结节诊断可能较为困难，在某些情况下可以考虑手术探查以明确诊断，并给予针对性治疗。

（五）毁损肺

在严重肺部感染性病变的晚期，往往会由于广泛的肺纤维化、多发的空洞性病变及严重的支气管扩张造成某个肺叶甚至一侧全肺功能不可逆性的丧失，成为毁损肺。毁损肺最常见于严重的结核，其他的感染性疾病包括非结核分枝杆菌病也可以导致毁损肺。毁损的肺叶或者全肺失去了几乎全部的肺功能，造成血液分流，影响呼吸功能，成为感染源，容易导致反复感染，而且药物治疗效果较差，在全身条件允许的情况下均应该手术治疗。但是毁损肺患者一般病程较长，体质较差，粘连严重，分离创面较广泛，出血较多，手术风险较大。因而术前需要仔细评估患者情况，做好各方面的准备，必要时给予营养支持，并且准备充分的血源。

（六）曲菌球

肺曲菌感染分为过敏性、侵袭性以及寄生性三种，寄生性肺曲菌感染发生在既往存在的空洞、肺囊肿、肺脓肿、支气管扩张等病变中，即曲菌球。非结核分枝杆菌肺病可发生多发的空洞，因而曲菌球的发生率也相对较高。曲菌球最常见的临床表现是咯血，发生率超过 90%，不同的学者报道大咯血的发生率从 25% 到 100% 不等。包括抗真菌治疗在内的药物治疗通常是无效的，在患者不能耐受手术的情况下空洞内滴入抗真菌药物有治疗成功的报道，支气管动脉栓塞术可以作为暂时的止血治疗，但是大多数情况下手术是最佳的治疗方法。如果没有手术禁忌证，曲菌球的患者均应该进行手术治疗，切除病变所在的肺叶（图 16-6、图 16-7）。

三、由于肺损伤导致的严重症状

（一）咯血

咯血是指气管、支气管及肺实质出血，血液经咳嗽由口腔咯出的一种症状。是喉部以下呼吸道或肺血管破裂，血液随咳嗽从口腔咯出。咯血可分痰中带血、少量咯血（每日咯血量少于 100ml）、中等量咯血（每日咯血量 100~500ml）和大咯血（每日咯血量达 500ml以上）。咯血是非结核分枝杆菌肺病常见的症状之一，大咯血也不鲜见。对于咯血的患者如果经过正规药物治疗咯血症状没有改善或者反复发作，病变局限患者能够耐受相应范围的肺切除手术，均应该考虑手术治疗。如果患者发生大咯血，内科治疗效果不佳，可以进行急诊手术切除病肺挽救生命，但是总的来说，急诊手术的并发症发生率较高，若有可能在两次大咯血的间期进行手术更为安全。

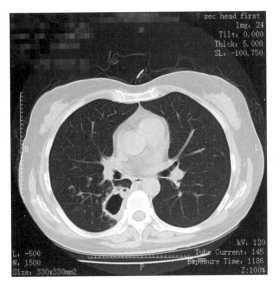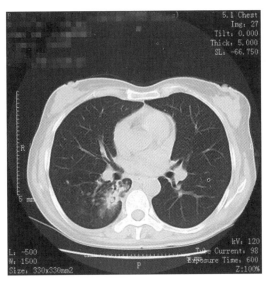

图 16-6　患者右肺下叶空洞，培养证实 NTM 肺病

图 16-7　药物治疗 9 个月，空洞缩小但出现曲菌球，持续咯血行右肺下叶切除术

（二）反复感染

非结核分枝杆菌肺病可以导致局部的肺纤维化、多发空洞、支气管扩张等病变，即使进行药物治疗后痰菌阴转也容易发生反复感染，出现咳嗽黄痰、发热等表现，并且抗菌药物治疗效果不佳。因此，对于出现反复感染的患者，在进行积极的术前准备后应该考虑手术治疗，切除病肺。

第二节

手术前的评估和准备

非结核分枝杆菌肺病需要进行的手术基本上是肺切除术，并且需要进行全身麻醉，属于对正常生理功能影响较大的手术。如果患者采用传统的开胸方式进行手术，一般需要做后外侧切口，需要切断两层肌肉，即背阔肌和前锯肌，并且有可能损伤肋骨，会影响到患者的术后呼吸功能；即使采用胸腔镜的方式进行手术，胸膜腔的开放本身也会影响到术后呼吸功能。除了要切除的病肺以外，其他肺叶也有可能受到感染，对术后的功能恢复都是不利的。同时患者一般经过长期的药物治疗，各个脏器功能均有可能遭到损害。因此无论从哪个角度来说，术前对患者进行仔细的评估，排除禁忌证，做好必要的术前准备都是十分重要的。胸外科医生应该高度重视这方面的工作，仔细对患者进行综合评估而不是仅仅根据一项或几项实验室检查结果来作出决定。

一、心血管系统的评估和准备

（一）危险因素

1977 年 Goldman 提出了用于对心脏患者进行非心脏手术的 Goldman 积分法，危险因素进行积分后分为 4 级。<5 分为 I 级，6~12 分为 II 级，13~25 分为 III 级，>26 分为 IV 级（表16-2）。各级患者的术后并发症发生率见表 16-3。III 级患者手术应该在适当治疗改善心功能后进行，IV 级患者除进行抢救生命的急诊手术外不宜手术。

表 16-2　非心脏手术的心脏危险因素记分

危险因素	记分
病史	
年龄 >70 岁	5
6 个月内心肌梗死	10
体征	
奔马律或者颈静脉怒张	11
明显的主动脉瓣狭窄	3
心电图	
非窦性心律以及房性期前收缩	7
室性早搏 >5 次 / 分	7
全身情况	
PaO_2<60mmHg，或 PaO_2>50mmHg，或 K^+<3mmol/L，或 BUN>18mmol/L，或 Cr>260mmol/L，SGOT 升高，或慢性肝病征及非心脏原因卧床	3
手术种类	
急诊手术	4
胸部手术、腹部手术或主动脉手术	3

表 16-3　风险分级与并发症及死亡率之间的相关性

分级	积分	严重并发症发生率	病死率
I	<5	0.7%	0.2%
II	6~12	5.0%	2.0%
III	13~25	11%	2.0%
IV	>26	78%	22%

（二）冠心病

冠心病患者围术期死亡率为一般患者的 2~3 倍。心绞痛发作频繁提示冠状动脉循环严重供血不足；出现呼吸困难提示左心功能障碍；出现突发性晕厥提示严重心律失常或者完全性房室传导阻滞。近期出现心肌梗死的患者麻醉和手术危险性很大，心肌梗死后 3 个月以内手术心肌梗死复发率为 30%，3~6 个月手术心肌梗死发生率为 10%，6 个月以上为 5% 以下。一般来说应在心肌梗死后 6 个月后而且未再发作心绞痛情况下考虑进行肺切除手术。在确诊冠心病的患者中如果没有射血分数严重降低，左室射血分数在 45% 以上的基本可以耐受手术，术前可以给予扩张冠状动脉以及 β 受体阻滞剂等相应药物的治疗，改善心功能，术后给予麻醉镇痛、维持血压、避免低氧血症，大部分患者可以安全度过围术期。如果患者冠心病较重，血管堵塞严重并且影响左心功能，术前应该考虑首先进行冠状动脉支架植入或者冠状动脉搭桥手术改善心功能，降低并发症发生率。

（三）高血压

由于生活方式、饮食结构等方面的原因，高血压成为我国的常见病。高血压可以导致全身小动脉痉挛、小动脉硬化，促使动脉粥样硬化发生和发展，减少脏器的血供影响重要脏器的功能。经过非同日同一时间段，三次测量血压，收缩压 ≥ 140mmHg 和 / 或舒张压 ≥ 90mmHg 即为高血压。在术前发现患者有高血压时，需要了解以下几个方面：①是原发性高血压还是继发性高血压；②主要脏器功能是否损害；③有无高血压以外的危险因素如肥胖、糖尿病、高脂血症等；④既往高血压治疗情况。一般来说，舒张压低于 100mmHg 者麻醉手术风险和一般患者相仿，而舒张压高于 120mmHg 的患者麻醉手术风险性较大，应该术前控制血压，不宜急于进行手术治疗。一般来说，目前均认为抗药血压药物应该持续应用到术晨为止，应该将血压降到正常或者略偏高的水平（140~160/90~95mmHg），过高或者高低都使发生心力衰竭、心肌梗死、脑出血、脑梗死等并发症的发生率升高。另外，如果有条件可以进行 24 小时动态血压监测，适宜水平是收缩压、舒张压都较治疗前降低 20%~25%。

（四）心功能不全

根据美国纽约心脏学会（NYHA）的标准，心功能分为四级：Ⅰ级：体力活动不受限制，日常活动不引起法律、心急、呼吸困难或者心绞痛。Ⅱ级：体力活动轻度受限，休息时无症状，日常活动即可引起乏力、心急、呼吸困难或者心绞痛。Ⅲ级：体力活动明显受限，休息时无症状，轻于日常活动即可出现上述症状。Ⅳ级：不能从事任何体力活动，休息时亦有症状，体力活动后加重。心功能Ⅰ、Ⅱ级的患者能耐受一般手术，心功能Ⅲ、Ⅳ级的患者对手术耐受性差，术后并发症发生率高。考虑到非结核分枝杆菌肺病的手术基本上为择期手术，心功能Ⅲ、Ⅳ级的患者应该进行相应的治疗，将心功能纠正到Ⅱ级并且至少维持 1 个月左右才能进行手术。

二、呼吸功能的评估和准备

非结核分枝杆菌肺病本身为肺部感染性疾病，术前肺功能即受到损害。而且所需手术基本为肺切除手术，开胸肺切除均对肺功能有一定的影响，因此在术前就应当对患者的肺功能进行仔细的评估和必要的准备，减少术中、术后的并发症。评估过程中不能仅仅根据肺功能的某些指标进行判断，而是需要对患者的情况进行综合评价和分析。

（一）病史和体格检查

虽然有各种各样的肺功能指标应用于临床，但是胸外科医生本身对患者病史的详细了解和仔细的体格检查对于呼吸功能评估的重要性仍然是毋庸置疑的。术后肺部并发症的危险因素包括吸烟、肥胖、麻醉时间高于 4 小时、高龄、慢性感染、慢性阻塞性肺病等。因此，在询问病史过程中要注意以下方面：①既往有无慢性肺部疾病的病史如慢性阻塞性肺病、支气管哮喘、支气管扩张、尘肺病等；②有无吸烟史；③平时何种程度的运动会导致呼吸困难等。一般来说，患者如果能够登上三层楼不出现严重的呼吸困难，说明其心肺功能基本上可以耐受进行手术。

在体格检查时重点要注意以下方面：①患者胸廓有无畸形及其程度评价是否影响呼吸功能；②患者的呼吸动度；③肺部有无干湿啰音评价有无感染以及哮喘等状况；④可进行屏气试验如果可达 20 秒以上基本可以耐受手术，10 秒以下往往难以耐受；⑤体重往往会被无经验的青年医师所忽视，实际上体重超过标准体重 30% 的患者术后呼吸系统并发症发生率增高可达两倍。

（二）肺功能检查

在肺功能检查的各种指标中，一般认为对手术前评估最为重要的是一秒用力呼气容积（FEV_1）和最大通气量（MVV），前者代表了气道峰值流速，与清除气道分泌物的能力有关；后者代表了呼吸功能的储备，与术后的功能恢复相关。虽然不能孤立地用这两个数值进行判断，但是肺切除患者的肺功能一般应该达到如表 16-4 所示标准。另外，近年来一氧化碳弥散量（DLCO）和最大摄氧量（VO_2max）这两项指标得到越来越多的关注。DLCO 在预测值的 50% 以上手术比较安全，在 30%~50% 之间并发症发生率增加，在 30% 以下禁忌手术。如果 $VO_2max>20ml/$（kg·min）患者基本上可以耐受手术，在 10~20ml/（kg·min）之间并发症发生率增加，<10ml/（kg·min）是手术禁忌。

表 16-4　肺切除患者肺功能的标准

	正常	全肺切除	肺叶切除	楔形切除	手术禁忌
FEV_1	>2L	>2L	>1.2L	>1.0L	<1.0L
MVV	>80%	>55%	>40%	>35%	<35%

（三）血气分析

血气分析是评价呼吸功能比较确切的指标。如果出现持续的氧分压低于 60mmHg 和 / 或二氧化碳分压高于 50mmHg，提示有呼吸功能慢性衰竭，择期手术应该在改善功能后进行。有手术指征的非结核分枝杆菌肺病患者出现这种状况大部分是由于肺实质受损并且感染造成的，在进行抗感染、扩张支气管等治疗后呼吸功能可以得到部分改善，一般可以达到手术的要求。在进行评估过程中二氧化碳分压应该得到充分的重视，单纯的低氧血症术后尚可通过吸氧的方式得到改善，但是二氧化碳分压高于正常提示通气功能不良，术后需要应用呼吸机治疗的概率以及呼吸系统并发症发生率都比较高。

（四）术前准备

所有准备进行手术的患者都必须戒烟，戒烟时间越长对术后恢复越有利。术前戒烟 4~6 周以上，呼吸系统并发症发生率明显降低。非结核分枝杆菌肺病患者均为慢性感染，术前需要进行必要的呼吸道准备，适当应用祛痰药物，进行雾化吸入，鼓励患者排痰，可以降低并发症发生率。如果患者痰量较多，可以考虑进行体位引流，并可以给予盐酸氨溴索等药物促进痰液排出。对于听诊有哮鸣音的患者可以给予支气管平滑肌解痉药物，保持气道通畅，改善呼吸功能。另外术前应该指导患者进行呼吸锻炼，使患者习惯于在床上深呼吸、咳嗽，以利于术后排痰。由于手术创伤、疼痛等原因，术后患者一般胸式呼吸受到影响，因此术前应当指导患者练习深而慢的腹式呼吸，增加膈肌的活动范围，提高肺泡通气量，以利于术后恢复。

三、糖尿病患者的评估和准备

糖尿病是一种常见的内分泌代谢性疾病，病因与遗传及自身免疫功能有关。由于胰岛素分泌绝对或者相对不足，以及靶细胞对胰岛素敏感性降低，引起糖、蛋白质、脂肪的代谢紊乱，常伴有全身小血管和微血管的病变，可以导致全身重要脏器的损害，给围术期带来多种并发症。

（一）糖尿病的类型

胰岛素依赖型糖尿病（1 型糖尿病）是胰岛素的绝对不足。患者多尿、口渴、易饥饿等症状较为明显，蛋白合成以及脂肪代谢受到抑制，组织修复能力降低，易发生酮症酸中毒。非胰岛素依赖型糖尿病（2 型糖尿病）胰岛素相对缺乏，外周组织对胰岛素不敏感，在急性应激状态下可以诱发酮症酸中毒，但是严重畸形代谢紊乱多表现为高渗性非酮症糖尿病昏迷。

（二）慢性并发症

糖尿病患者动脉粥样硬化发病率高，患者年龄轻，并且进展快，术前一定要了解有无心、脑合并症的存在，并作出相应的处理，使患者能够耐受手术，并且防止术后意外事件的发生和加重。糖尿病导致肾小球微血管病变，引发慢性肾功能不全，因此术前需要进行肾功能、尿蛋白等检查。糖尿病的神经病变会引发心律失常、腹泻、便秘、尿潴留等症状，术前应进行充分评估。

（三）感染合并症

高血糖使血浆渗透压升高，抑制白细胞的吞噬能力，导致机体抵抗力下降，感染不易控制。其机制是白细胞中含有大量的糖原，通过糖酵解产生大量的超氧离子及过氧化氢，有杀伤病原体的作用。如果血糖未得到有效控制，可致吞噬细胞中的糖原合成与酵解能力降低，以致超氧离子产生减少，吞噬细胞出现功能障碍。非结核分枝杆菌肺病本身就是一种慢性感染，糖尿病是其好发因素。在需要手术的患者中糖尿病患者所占比例不低，同时由于患有糖尿病，这些患者还可能发生其他部位感染，因此术前必须进行仔细的评估和处理，以使手术更加安全。

（四）术前准备

糖尿病患者在术前需要进行相应的处理和准备，有效地控制血糖，维持身体内环境稳定，促进伤口愈合，防止感染，降低术后并发症发生率。具体地说，确诊糖尿病的患者在术前应该改用短效胰岛素进行治疗，进行每天空腹和三餐后末梢血糖的检查，并进行尿糖的检查，根据情况随时调整胰岛素用量。一般来说合并酮症酸中毒不适合手术，应该在尿酮阴性、无酮血症，血糖指标合格后才能手术。手术前应该达到以下指标：空腹血糖控制在 7~11mmol/L 之间，不要求低于 6.6mmol/L，以免发生低血糖；尿糖 + 以下；无水电解质紊乱；无酮症。另外还可以适当补充高蛋白以及维生素 C、维生素 B，以增加肝糖原储备。

（五）肝肾功能的评估和准备

非结核分枝杆菌肺病患者在术前都经过了长期的药物治疗，某些患者还因为误诊为结核病而进行了抗结核治疗，从而可能对肝肾功能造成了不良影响，因而术前必须进行仔细的肝肾功能的评估。对于需要进行手术的患者来说大部分患者没有明显的肝肾功能损害的表现，但是术前应该仔细追问病史，尤其是在治疗过程中有无药物所致的肝肾功能损害及其相关药物。如果病史明确，在手术中以及手术后应该严密监测肝肾功能，并避免使用相关药物。术前一周内应该进行肝肾功能检查，如果转氨酶、胆红素等指标明显高于正常，应该进行保肝治疗。如果胆红素 >50μmol/L、转氨酶升高两倍以上提示目前手术风险较大，应该暂时推迟手术，待肝功能好转后再进行手术。肌酐清除率平均正常值为 90ml/min，如果降至 50~70ml/min 为肾小球滤过功能轻度减退，术前无须特殊治疗；如果降至 30~50ml/min 为中度受损，术前应该补充血容量，避免使用肾毒性药物；如果降至 30ml/min 以下为重度受损，需要结合中心静脉压和尿量控制液量，一般应该推迟手术，并给予相应治疗。

第三节

常用术式及基本操作

非结核分枝杆菌肺病所进行的手术基本上为各种肺切除手术，包括楔形切除术、肺段切除术、肺叶切除术、全肺切除术、胸膜全肺切除术等，各种术式的适应证和基本操作要点有所不同，在下文中简要介绍。

一、楔形切除术和肺段切除术

肺楔形切除术即切除包括病变在内的呈三角形的肺组织。传统上是探查清楚病变后在两侧用长血管钳夹闭，从周边向中心斜行钳尖相遇，切除肺组织后在血管钳近端进行间断褥式缝合。目前随着机械缝合技术在临床的普及，基本都是采用缝合器围绕病灶进行缝合切除，更加简便安全。肺段切除术需要独立处理肺段的动静脉、支气管，然后将相应肺组织切除，常用于下叶背段以及左侧的舌段，技术操作要求较高。从理论上来说，局限的病变可以进行楔形切除或者肺段切除，能够最大限度地保留健康肺组织，创伤小，恢复快。但是实际上由于非结核分枝杆菌肺病的慢性感染性质，病变很少十分局限，肺段之间也不像肺叶之间有肺裂作为屏障，如果强行手术导致断面有病变，非常容易出现断面感染、断面瘘等并发症，因而适合施行楔形切除术或者肺段切除术的患者很少。从目前的一些报道来看，进行这两种手术的病例不多，大多数学者认为非结核分枝杆菌肺病进行楔形切除术和肺段切除术的适合病例很少，而且并发症发生率高，需要十分谨慎。笔者曾经有一个病例，右肺下叶背段的病变，病变较为局限，患者年轻但是较为瘦弱，为了尽可能保留肺功能进行了楔形切除手术。术后出现了断面瘘，胸内残腔感染无法控制，后来迫不得已再次开胸探查。二次术中探查发现严重粘连，无法进行肺叶切除，只好胸膜外剥离行余肺切除术，术中出血达 3000ml。

二、肺叶切除术

肺叶切除术是目前肺外科中施行最多的术式，在大多数关于非结核分枝杆菌肺病的报道中，肺叶切除术在所进行手术总数中均占 50% 以上。肺叶切除术是一项较为成熟的手术，在此不做手术学上的详细阐述，仅仅结合各种肺叶切除术的特点以及笔者所在医院的临床工作经验做一些简单的分析。

（一）肺裂的打开

在肺叶切除术中，最重要的步骤就是打开肺裂。在打开肺裂过程中关键的是找到并进行肺动脉叶间部分的游离。在进行右侧肺叶切除时，一般首先在斜裂和水平裂交界处打开肺裂，在深面可以找到肺动脉，打开肺动脉外膜，向近侧游离解剖出后升支和背段支；打开后肺门纵隔胸膜，游离出上叶支气管下缘；用缝合器在后升支和背段支之间进入，沿肺裂方向从上叶支气管下缘穿出可以打开斜裂的后上部分。向远侧游离肺动脉，解剖出中叶动脉和基底干动脉；打开前肺门纵隔胸膜，解剖出上肺静脉，游离其下缘和下肺静脉之间的间隙；用缝合器在中叶动脉和基底干动脉之间沿肺裂方向从上、下肺静脉之间的间隙穿出，即可打开斜裂的前下部分。此处应该注意，有些患者由于变异中叶肺动脉分出较早而中叶支气管分出较晚，在打开斜裂前下部分时如果不注意缝合器，可能会从中叶支气管近端插入，导致中叶支气管被夹闭甚至误切断，因此在断开前，由麻醉师进行患侧肺通气，观察中叶支气管通气状况是很有必要的。游离中叶动脉近端和肺动脉干之间的间隙；在前肺门解剖上肺静脉，将上叶肺静脉和中叶肺静脉之间的间隙分离清楚；用缝合器从中叶动脉近端进入，沿肺裂从上、中肺静脉之间的间隙伸出，即可打开水平裂。在左侧肺叶切除时，一般在肺裂的中部打开肺裂，可以解剖并游离肺动脉。打开肺动脉外膜，向近侧游离解剖出下叶背段支；打开后肺门纵隔胸膜，游离出肺动脉主干；用缝合器在下叶背段支起始部近端进入，沿肺裂方向从肺动脉主干浅面穿出，可以打开斜裂的后上部分。向远侧游离肺动脉，解剖出舌段动脉和基底干动脉；打开前肺门纵隔胸膜，解剖出上肺静脉，游离其下缘和下肺静脉之间的间隙；用缝合器在舌段动脉和基底干动脉之间沿肺裂方向从上、下肺静脉之间的间隙穿出，即可打开斜裂的前下部分。有时肺裂发育较差，肺动脉在肺裂中部不明显，可以用肺钳轻轻提起上、下肺叶，此时由于肺动脉的牵拉在其浅面可能又出现一道浅切际，仔细触诊可能触及动脉搏动，从此处打开可以找到肺动脉。如果肺裂发育太差，也可以从后肺门开始解剖，找到肺动脉打开动脉外膜，向远侧逐渐游离直到舌段动脉以及基底干动脉，也可打开肺裂。在打开肺裂过程中，可以根据术者的习惯以及术中的具体情况，决定首先打开肺裂或是首先处理肺血管。

（二）左肺上叶切除

左肺上叶切除可以说是肺叶切除术中最为困难的，左肺上叶肺动脉变异较多，处理时需要谨慎。左肺动脉发出的第一个分支一般和肺动脉主干呈锐角分出，而且较粗，肺动脉本身壁薄和体循环动脉相比较脆弱，游离时应该非常小心。在游离此分支时，应该顺血管方向向远端游离，尽量不要从远端逆向分离，尤其在主干和分支间有淋巴粘连时更应谨慎，否则非常容易撕裂血管导致出血。一旦出血，控制起来比较困难，常常需要游离出肺动脉主干加以控制。因此如果术中发现肺动脉第一支处理困难，可以首先游离出肺动脉主干，必要时用无创钳控制以确保安全。另外左肺上叶动脉分支较多，有的分支很细，在用缝合器处理上由于血管壁组织太少止血不够满意，因此如果血管太细，可以选择应用钛夹或者 HemoLock 进行处理。

（三）左肺下叶切除术

左肺下叶切除术应该是最容易进行的肺叶切除。有时候左肺下叶背段动脉和舌段动脉的关系需要注意，将背段动脉和基底干动脉一起处理有可能误伤一支舌段动脉，必要时两支动脉分别处理较为安全。

（四）右肺上叶切除术

右肺上叶的动脉变异较左肺上叶少，处理起来相对简单。但是有时叶间会有静脉覆盖在动脉的浅面，在打开肺裂的时候需要注意鉴别，有时需要先将其游离开或者结扎后才能游离动脉和处理肺裂。右肺上叶的静脉较粗，由尖、前、后三支组成，后支重叠在另两只的深面。如果处理静脉时用的不是切割缝合器，远心端需要结扎的话，就应该注意远端流出足够的距离，不然容易结扎不确实而出血。出血以后需要缝合止血应该想到下方距离动脉较近，不可缝合过深，损伤动脉。

（五）右肺中叶切除

右肺中叶切除可以首先打开前肺门，静脉、动脉均可从前肺门处理。中叶切除看似简单，实则有一定风险，尤其是非结核分枝杆菌肺病，这种慢性感染性的疾病有时粘连较重，肺门有肿大甚至钙化的淋巴结，处理起来很困难。一时不慎造成动脉干损伤而被迫进行全肺切除的不在少数。

（六）右肺下叶切除

右肺下叶血管一般来说变异不太多，处理起来应该难度不大。在右肺下叶切除时需要注意，切断支气管时位置不要距离中叶管口太近，以免缝合后牵拉中叶管口引起变形、狭窄，影响中叶通气功能。在最后缝合前应该请麻醉师鼓肺，观察通气情况。

（七）关于胸腔镜肺叶切除

电视辅助胸腔镜外科（video-assisted thoracoscopic surgery，VATS）是近年来已经成熟的胸部外科微创技术，已经在临床广泛开展。美国国家普胸外科学会数据库的数据显示，2006 年有 32% 的肺叶切除是通过胸腔镜进行的，到 2010 年达到了 45%。已经有多项研究结果显示，VATS 肺叶切除术在术后并发症、住院时间以及胸腔引流管留置时间等方面相比传统开胸手术有着较大的优势。非结核分枝杆菌肺病由于其慢性感染的性质，可能有严重粘连，仅有部分患者可以进行胸腔镜手术，在现有的报道中一般进行腔镜手术的不到 40%。在进行胸腔镜肺叶切除术的患者中大部分患者的病变都是多发结节类型，纤维空洞性的病变由于粘连较重需要开胸的患者较多。胸腔镜手术和常规手术略有不同，一般术者站在患者的腹侧进行操作，根据个人习惯不同可以按照常规手术的顺序处理血管和支气管，也可以采用"单向式"进行。常规胸腔镜手术是通过 2~4 个切口进行，随着器械的发展和手术技术的提高，近年来出现了创伤更小的单孔胸腔镜手术。2013 年有学者对单孔胸腔镜肺叶切除进行了报道。手术通过位于手术侧腋前线第 5 肋间的 4~5cm 的切口完成，胸腔镜以及手术器械从同一个切口进入，肺血管、肺裂以及支气管用切割缝合器进行处理。单孔胸腔镜技术，将胸腔镜以及手术器械从同一个切口进入，可以保证手术器械和观察的方向一致，造成一个类似于开胸手术的手术视野以及操作环境，更加利于手术的进行，而且创伤更小，并且目前也已经证实了其安全性。胸腔镜手术一般在全身麻醉气管双腔插管的条件下进行，以期得到较好的术中视野以及操作环境。近年来为了避免气管插管的并发症以及降低术后残余肌松的影响，不插管麻醉进行胸腔镜手术开始应用于临床。2004年有学者首先进行了不插管麻醉进行肺楔形切除术的尝试（胸部硬膜外），2006年我国学者何建行教授的团队应用布比卡因阻滞胸部迷走神经以抑制咳嗽反射，极大地便利了手术操作，成功进行了肺叶切除术，随后又有多位学者进行了其他手术的尝试，并取得成功。不插管麻醉进行胸腔镜肺叶切除术有如下特点：①保留自主呼吸；②仅仅需要静脉麻醉、局部麻醉、肋间神经阻滞以及硬膜外麻醉综合应用；③人工气胸可以满足术中操作的要求。这种手术方式减少创伤并可能使某些由于合并症而难以耐受全身麻醉的患者得以手术，但是需要麻醉医师和手术医师的紧密配合。理论上单孔胸腔镜肺叶切除和不插管麻醉胸腔镜手术均可应用于非结核分枝杆菌肺病，但是由于非结核分枝杆菌肺病患者本身较为少见，目前还没有关于此类手术的专门报道。

（八）达芬奇机器人系统

达芬奇机器人手术系统提供了术者控制的稳定的高分辨的3D视野，以及具有7个方向活动度和两个方向旋转的模拟人类手部关节的操作臂，可以使在有限空间内的分离操作更加便利和安全。以上优点使得达芬奇机器人手术系统非常适合进行胸部手术，在2001年有学者报道了应用此系统进行冠状动脉搭桥手术的结果。此后，达芬奇系统逐渐应用于普胸外科手术，近年来多有进行肺叶切除术的报道。一般来说，达芬奇系统肺叶切除术采用的体位与切口基本和常规胸腔镜手术类似，其手术时间、术中出血量、住院时间、术后并发症等均优于或者不劣于常规胸腔镜手术，证实了其安全性和可行性，但是其相对高昂的费用是进行广泛推广的障碍。目前尚无达芬奇系统进行非结核分枝杆菌肺病手术的报道，随着技术的提高以及达芬奇系统的逐渐普及，其应用于非结核分枝杆菌肺病的手术应该是可以预期的。

三、复合肺叶切除术和袖式肺叶切除术

当病变的范围超过一个肺叶的范围时，需要进行复合肺叶切除术，有可能在肺叶以外再切除一个段或者是切除两个肺叶。这种患者大约占所有需要手术的非结核分枝杆菌肺病患者的30%，这类患者需要注意术前评估时充分考虑术后肺功能的储备情况，警惕术后出现呼吸衰竭。当病变累及所要切除的支气管口、肺叶切除不能完全切除时，可以考虑进行袖式肺叶切除术，以避免全肺切除保留尽可能多的健康肺组织。实际上，由于非结核分枝杆菌肺病大部分是周围型的病变，很少累及支气管，目前报道中进行袖式肺叶切除术的十分少见。

四、全肺切除术和胸膜全肺切除术

如果病变波及患者的一侧全肺，而且对侧肺功能估计术后可以满足患者的需要，可以进行全肺切除术。由于慢性感染可能导致严重的粘连，闭锁胸，有一部分患者需要进行胸膜全肺切除术。这两类患者加起来大概能占到所有手术患者的10%多一些。全肺切除术本身可能不太困难，但是术前一定要确定患者的肺功能可以耐受手术，仔细进行术前准备，尽可能保证手术安全。在进行右全肺切除过程中，需要注意有时右肺动脉尖前支发出

较早，近端的距离太短，单独处理尖前支可能更加安全。左全肺切除过程中因为左主支气管较长，不应满足游离出支气管就进行处理，应该尽可能游离到气管隆嵴，使残端尽可能短，以降低术后并发症风险。笔者曾经遇到过多个其他医院的病例，在主动脉弓平面就进行了左主支气管的处理，残端较长，术后出现支气管残端瘘，处理非常困难。如果需要进行胸膜全肺切除术，术前一定要做好准备，备足充分的血源，保证手术顺利进行。

五、余肺切除术

余肺切除术是指手术切除再次发生病变的同侧剩余肺组织（completion pneumonectomy），1988 年由 Deslauriers 首次提出。由于首次手术使胸膜腔广泛粘连、肺门结构改变，致使余肺切除术时手术难度大，并发症高。在几篇关于非结核分枝杆菌肺病手术的报道中均有少数几例余肺切除术的报道。笔者所在单位的经验显示：余肺切除术操作复杂、创伤大、出血多、术后并发症发生率高。因此在首次手术时一定把握好手术适应证，既要尽可能保留健康肺组织又不能姑息保留病变，尽可能减少再次手术风险。如果确定进行余肺切除术，应在术前加强营养，做好术前准备，尤其不应该在贫血和低蛋白状态下进行手术。余肺切除术平均出血量可达 1500~2000ml，因此术前应至少准备 4~6 个单位悬浮红细胞和 800~1200ml 血浆备用。

第四节

术中特殊情况的处理

肺切除手术是较为复杂而且创伤较大的手术，同时非结核分枝杆菌肺病属于感染性疾病，粘连较重，术中有可能遇到一些特殊情况不能按照常规的手术步骤完成手术。这种情况下，需要手术团队和麻醉师的紧密配合，根据不同情况选择相应的手术方法，安全地完成手术。下面结合笔者所在医院的经验，分析几种特殊状况的处理。

一、肺裂发育很差

有部分患者肺裂发育很差，采用常规的方法打开肺裂非常困难，常常造成肺实质的出血，手术野不清晰，有时会造成肺血管的误伤。在这种情况下，可以采取逆行切除的方式进行手术。以右肺上叶切除术为例，可以首先打开前肺门纵隔胸膜，游离并处理上叶肺静脉。然后从肺门前上方游离找到肺动脉的尖前支并处理。此时将肺向前方牵拉，打开后肺门纵隔胸膜，游离出上叶支气管并切断，切断支气管后向上方翻起肺叶，可以游离出肺动脉后升支进行处理，随后缝合器处理肺裂，即可完成肺叶切除。在这个过程中需要注意肺动脉后升支和支气管较近，在游离支气管时要紧贴支气管，否则容易误伤动脉；在切断支气管后要注意牵拉动作要轻柔，此时无支气管支撑，暴力牵拉有可能损伤动脉。另外如果切断支气管后发现游离动脉后升支仍然困难，可以直接用缝合器缝合处理肺裂，一般后升支动脉不会有出血，必要时可以缝合加固。笔者所在科室有病例按此进行处理，未发生出血等并发症。

二、肺血管处理困难

非结核分枝杆菌肺病为慢性感染性疾病，有时有肿大的淋巴结和肺血管严重粘连，难以分离。这种情况好发于淋巴结有钙化者，一般容易影响动脉，尤其是双侧的尖前支动脉的起始部。这时候处理就非常困难，强行分离会发生肺动脉损伤出血，此处一旦出血止血相当困难，有时迫不得已进行全肺切除。笔者所在医院在这种情况下一般游离出肺动脉主干，然后从远端开始处理肺动脉，到尖前支起始处时上下肺动脉已经均可以控制，用无创血管钳夹闭后，剪去血管和淋巴结，肺动脉进行缝合成形。有时由于慢性炎症的浸润，肺血管变性失去弹性，这种情况多见于肺静脉，此时处理肺静脉一定要小心，常规结扎很容易撕脱出血，尽量用缝合器处理。有时静脉和支气管粘连成团，无法分离，在迫不得已的情况下可以用支气管缝合器将支气管和静脉一起缝合。笔者遇到一例患者，下肺静脉和支气管粘连严重，分离困难。艰难地分离出一小段下肺静脉，发现血管由于炎症浸润变硬，无法结扎，间隙过小，难以用缝合器单独处理，于是将下叶支气管和下肺静脉一起缝合，术后患者顺利出院。

三、胸腔闭锁

由于慢性感染，非结核分枝杆菌肺病可能出现胸膜腔严重粘连甚至胸腔闭锁。此时强行分离会造成大量出血，应该果断进行胸膜外分离，从相对正常的胸膜开始找对层次后出血不多。进行到胸膜顶时应该十分谨慎，由于长期的炎症牵拉，可能使锁骨下动脉变形移位。分离时应该逐渐缓慢进行，使动脉由于自身的弹性逐渐回缩，找到安全的层面进行分离。如果盲目用电刀等进行锐性分离，有损伤锁骨下动脉的可能，出血凶猛，处理困难。

第五节

术后并发症

非结核分枝杆菌肺病术后并发症发生率根据不同学者的报道从 5%~46% 不等，而大宗的病例统计显示肺叶切除术总的并发症发生率是 15.3%~24%，全肺切除术是23.8%~25.7%。相比较而言，非结核分枝杆菌肺病术后并发症发生率较高，这与慢性感染导致的粘连、肺实质受损等因素有关。整体来说，非结核分枝杆菌肺病的手术患者比较年轻，因此心血管并发症相对较少，发生率较高的并发症是肺部感染、持续存在的残腔、脓胸、支气管残端瘘。

一、肺部感染

胸部手术后由于疼痛等原因影响患者的咳嗽排痰；全麻对膈肌活动有一定抑制作用；术中肺牵拉和刺激引起分泌物增加；患者本身为慢性感染病变保留的肺组织可能仍有感染病灶；以上因素是术后患者肺部感染的易感因素。术后发生肺部感染时：患者发生发热、气短、咳嗽，听诊可有呼吸音减弱或者消失、可伴有干湿啰音，严重时出现呼吸衰竭表现，X 线胸片可见到肺部有渗出影等炎症表现，血常规检查发现白细胞升高。为预防术后肺部感染，术前患者均应该戒烟、进行呼吸功能锻炼，必要时术前进行雾化吸入等治疗。术后常规应用雾化吸入并且加强呼吸道护理，协助患者进行拍背咳痰，如果患者咳痰确实困难，可以给予气管镜吸痰。如果肺部感染发生，应该给予抗感染治疗，进行痰培养及药敏试验，根据结果调整抗生素使用，同时加强排痰，必要时进行气管镜吸痰。

二、持续存在的残腔

胸部手术后 7 天以上持续存在未被肺充填的空腔，可以认为有持续存在的残腔，残腔内可有气体或者液体，如果感染，可以发展为脓胸。残腔的形成与余肺的膨胀能力有关，非结核分枝杆菌肺病为慢性感染，部分患者余肺肺实质受损导致膨胀能力差，容易出现持续存在的残腔。对于这种情况的处理笔者所在医院的经验是，首先保持引流通畅，进行肺功能锻炼，促进肺扩张；如果不能奏效在没有感染表现的情况下，可以暂时夹闭引流管24~48 小时进行观察，如果没有气短、呼吸困难、无发热、X 线胸片显示残腔未扩大，可以考虑拔出引流管并进一步观察，一般在术后 4~6 个月后残腔能大部吸收。有的仍有残腔但没有临床表现，可以不做处理，很少有需要进行胸廓成形术的患者。

三、脓胸

非结核分枝杆菌肺病本身为感染性疾病，术中由于粘连较重等原因，分离时经常会造成肺损伤，污染胸腔成为术后脓胸的危险因素。因此术中应该注意仔细轻柔操作，尽量避免肺损伤，对胸腔造成污染。关胸前应该反复仔细冲洗胸腔，减少发生脓胸的概率。如果术后患者出现发热、呼吸困难、听诊患侧呼吸音减弱、引流液浑浊、X 线胸片发现胸腔积液、血常规检查白细胞升高，应该考虑出现脓胸。脓胸发生后最重要的是充分引流，同时应用抗生素并根据脓液药敏试验进行调整。如果余肺复张不全，脓腔不能闭合，可能需要进行胸廓成形术处理。

四、支气管残端瘘

支气管残端瘘是一种严重并发症，死亡率可达 40%。其发生率在非结核分枝杆菌肺病术后较高，目前的较大病例数报道中几乎均有发生，考虑与其慢性感染的本质有关。为了降低术后支气管残端瘘的风险，术前患者均应该进行支气管镜检查，明确预定切缘有无炎症改变。如果预定切缘有炎症表现，应该推迟手术，进行抗炎雾化吸入等治疗，直到黏膜正常方可手术。术中应该尽可能靠近根部切断支气管，使支气管残端尽可能的短，减少术后残端分泌物潴留，引起感染的风险。有的学者认为应该常规进行残端的包埋，笔者所在医院并未进行常规包埋，支气管残端瘘发生率未见升高。术后如果患者发生呼吸困难、发热、咳出胸腔积液样液体（尤其是在患侧卧位时），应该警惕支气管残端瘘。出现以上情况，应及时进行支气管镜检查，镜下可以确诊。发生支气管残端瘘以后，应该首先保持引流通畅，避免患侧卧位以保护健康肺组织不被污染；加强抗感染治疗并加强营养；在支气管镜下进行粘堵；大部分患者可以治疗成功。如果瘘口较大，反复粘堵、长期引流不能治愈，可以考虑进行胸廓成形术。

非结核分枝杆菌肺病术后痰菌阴转率为 81%~100%，大部分患者在术后 1~2 个月内达到痰菌阴性，并能够长期保持。长期随访的结果显示复发率为 0~13%。术后患者应该继续进行药物治疗，药物治疗持续的时间目前仍有争议。有学者认为，药物治疗应该在痰菌阴转后持续 12 个月，那么术后至少应该进行一年的药物治疗。

参 考 文 献

1. Kang HK，Park HY，Kim D，et al.Treatment outcomes of adjuvant resectional surgery for nontuberculous mycobacterial lung disease.BMC Infect Dis，2015，19（15）：76.

2. Koh WJ，Kim YH，Kwon OJ，et al.Surgical treatment of pulmonary diseases due to nontuberculous mycobacteria.J Korean Med Sci，2008，23（3）：397-401.

3. van Ingen J，Verhagen AF，Dekhuijzen PN，et al.Surgical treatment of non-tuberculous mycobacterial lung disease：strike in time.Int J Tuberc Lung Dis，2010，14（1）：99-105.

4. Yu JA，Weyant MJ，Mitchell JD.Surgical treatment of atypical mycobacterial infections.Thorac Surg Clin，2012，22（3）：277-285.

5. Shiraishi Y.Surgical treatment of nontuberculous mycobacterial lung disease.Gen Thorac Cardiovasc Surg，2014，62（8）：475-480.

6. Sehitogullari A，Bilici S，Sayir F，et al.Along-term study assessing the factors influencing survival and morbidity in the surgical management of bronchiectasis.J Cardiothorac Surg，2011，11（6）：161.

7. Bai L，Hong Z，Gong C，et al.Surgical treatment efficacy in 172 cases of tuberculosis-destroyed lungs.Eur J Cardiothorac Surg，2012，41（2）：335-340.

8. Handy JR Jr，Denniston K，Grunkemeier GL，et al.What is the inpatient cost of hospital complications or death after lobectomy or pneumonectomy？ Ann Thorac Surg，2011，91（1）：234-238.

9. F.Griffith Pearson，Joel D.Cooper，Jean Dealauriers，et al.Thoracic Surgery.2nd ed.New York：Churchill Livingstone，2002.

10. 孙玉鹗．胸外科手术学．2 版．北京：人民军医出版社，2004.

11. 任光国，周允中．胸外科手术并发症的预防和治疗．北京：人民卫生出版社，2004.

预防篇

第十七章

非结核分枝杆菌的危害性

　　非结核分枝杆菌是一种环境生长菌，在自然界中广泛存在，属于条件致病菌。目前已鉴别出共 175 种和 13 个亚种，多数为腐生菌，仅少数可使人和动物致病。NTM 病的发病率无论在欧美国家还是亚洲国家均逐年上升，美国的数据表明，自 1997 年到 2007 年，NTM 肺病的年增长率为 8.2%；中国台湾地区 2000—2008 年某医院内 NTM 患者的患病率从 1.26/10 万增加到 7.94/10 万。NTM 危害的人群主要有三大类：慢性肺部疾病患者、免疫低下患者和外伤或者医院感染人群，近年来 NTM 的儿童罹患亦不容忽视。NTM 目前尚未被证实有传染性，但其诊断的困难性、高度耐药性和复发性亦是导致其危害性的重要原因。

一、非结核分枝杆菌对慢性肺部疾病患者的危害

　　NTM 肺病常见于结构性肺部疾病的基础上，如囊性纤维化、支气管扩张症、慢性阻塞性肺病（COPD）、肺结核病、肺尘埃沉着症以及肺间质纤维化等。感染 NTM 后可导致患者的临床症状进一步加重，严重影响患者的生活质量，而且感染不易控制，可导致正常的支气管和肺泡组织的破坏或者原有的肺病进一步加重而形成恶性循环。

（一）囊性纤维化

　　囊性纤维化（CF）是由位于第 7 对染色体 CF 基因突变引起的常染色体隐性遗传病，主要病变为外分泌腺的功能紊乱，黏液腺增生，分泌液黏稠，可侵犯多脏器。可以引起肝脏、胃肠道、呼吸系统和男性生殖系统的异常。囊性纤维化是白种人最常见的致死性常染色体隐性遗传病，欧美白种人发病率约 1/2000，亚洲和非洲黑种人少见，目前世界范围内中国人 CF 患者仅有报道了 36 例。患者多在幼儿至青年期发病，死亡率高，中位生存期短，我国报道的病例中死亡年龄 4 月龄至 25 岁，中位数年龄 11 岁，其中肺部病变（85%）是其主要的致病及致死的原因。

　　CF 的患者最常见的肺部表现为多发的支气管囊状改变，由于其支气管腺体的分泌功能紊乱，易导致各种细菌的寄殖并产生侵袭性感染。CF 最常见的病原菌是铜绿假单胞菌和金黄色葡萄球菌，随着更多高效抗生素的研发，CF 患者的寿命延长，同时随着分枝杆菌检测技术的发展，CF 合并非结核分枝杆菌的感染日渐得到重视。首次报道 CF 合并

NTM 的感染在 20 世纪 80 年代，当时认为是偶发病例，进入 90 年代以后，在 CF 医疗中心越来越多的合并 NTM 病例被发现并报道，患病率在 2%~18% 不等。2002 年美国的多中心横断面调查的结果显示，CF 患者中 NTM 的患病率为 13%；2015 年 Qvist 等回顾性调查了 2000—2012 年间北欧三国：瑞典、挪威和丹麦的患病率为 11%，而且患病率逐渐增加，2000—2006 年期间每年新增的病例数为 8 例，而 2007—2012 年每年新增 14.5 例。以色列在 2002 年 CF 患者中 NTM 的发病率为 0，而至 2011 年发病率猛然增加至 8.7%，患病率从 2003 年（5%）至 2011 年（14.5%）增加了 3 倍。CF 患者感染的 NTM 的主要菌种是鸟 - 胞内分枝杆菌复合群（MAC）和脓肿分枝杆菌复合群（MABSC），其中美国的患者已 MAC 占多数，而欧洲和其他地区的患者以 MABSC 占多数。这两种 NTM 菌种均具有高度耐药性的特点。

NTM 肺病可导致 CF 患者的肺功能下降，是导致患者死亡的危险因素之一，相对于无 NTM 感染的患者，其死亡的相对危险度（OR）为 1.23，近期的一些 CF 医疗中心病房内的暴发流行更是让这种危险性雪上加霜。例如 2012 年西雅图的华盛顿大学报道了由 1 例具有 7 年病史的 CF 合并脓肿分枝杆菌复合群 *M.abscessus ss.Massiliense* 亚种感染的患者所导致的另 4 名 CF 患者的暴发感染，5 名患者的基因分型、耐药状况完全一致，虽经积极治疗，3 名患者仍死于 NTM 肺病，该报道首次提出了 NTM 在 CF 患者中可出现人与人之间的传播。此后，英国学者对 2007—2011 年在英国囊性纤维化中心 31 名患者的 168 株脓肿分枝杆菌菌株进行全基因测序和多重配对检测单核苷酸多态性变化（SNPs），结果发现，两个脓肿分枝杆菌 massiliense 亚种菌群（cluster）导致了 11 名患者之间的集体发病，证明这 11 名患者之间存在相互传染。

由于 NTM 对 CF 患者生存期以及肺移植结果的影响日益得到重视，美国和欧洲的囊性纤维化病协会共于 2016 年同出版了 CF 合并 NTM 感染的诊治指南，以期对这一群患者进行规范化的诊治和预防。

（二）非 CF 支气管扩张症

非 CF 支气管扩张症是各种原因引起的支气管树的病理性、永久性扩张，表现为反复急性加重的化脓性气道慢性炎症性疾病。黄种人的支气管扩张患病率高于其他人种，美国一项基于医疗保险机构的数据显示，65 岁以上人群中，亚洲人支气管扩张患病率分别是白种人和黑种人的 25 倍和 39 倍。支气管扩张患者由于气道不同程度的受损，导致屏障作用减弱或缺失，同时，这部分患者的气道黏膜免疫受损，气道分泌物中分泌型免疫球蛋白 A 减少，分泌液中吞噬细胞功能下降、溶菌酶分泌不足等，均可为 NTM 提供一个有利的生长、繁殖微环境，从而导致机会感染。据国内陈华的报道，广州胸科医院的 NTM 患者中，合并有支气管扩张的占了 86.46%。2011 年 1 月至 2012 年 12 月在上海市肺科医院确诊的 3946 例支气管扩张患者，在各种标本中分离培养出 NTM 的有 431 例，分离率为 11.2%（431/3857），确诊为支气管扩张合并 NTM 肺病患者占支气管扩张患者总数的 5.0%（192/3857）。支气管扩张患者合并 NTM 肺病的概率存在较大差异，各国报道的支气管扩张患者中 NTM 分离率为 0~40% 不等。欧洲的小样本资料显示支气管扩张患者中 NTM 分离率为 10%，符合 ATS 诊断标准的占 3%；Chu 等的 meta 分析结果显示支气管扩张症患者合并 NTM 的患病率别为 9.3%（95%CI 5.0%~13.6%）。

NTM 与支气管扩张互为因果关系，一方面，支气管扩张为支气管扩张患者是 NTM 感染的最常见人群这一点毋庸置疑；另一方面，亦有相关的资料表明 NTM 引起肺部感染后可以导致支气管扩张，例如日本学者曾报道了对 MAC 感染后行肺叶切除术后支气管的改变，发现支气管软骨和平滑肌层的破坏，气道内肉芽肿形成及支气管黏膜溃疡，作者认为是由 MAC 导致了这些病理改变。因此目前较为公认的观点是，二者可能系互为因果：NTM 系支气管扩张患者的重要定植菌或致病菌，因而使支气管扩张迁延难愈；相反，由于支气管扩张这一易感因素使得 NTM 易于定植而继发感染从而加重支气管扩张程度及范围。此外，由于支气管扩张患者存在天然的屏障缺陷，虽然规范的治疗可使得痰菌很快阴转，但是停药后转阳的可能性较高，有研究发现转阳率可达 48%，在转阳的患者中，75% 的患者为再感染，其余 25% 为内源性复发。Wallace 等的前瞻性研究发现，MAC 肺病患者连续10 个月转阴后复发的可能小，但是可能被在感染的概率较高。而因此合并支气管扩张的NTM 患者很难获得真正意义上的痊愈。

（三）其他结构性肺病患者

慢性阻塞性肺疾病是全世界范围内发病率和死亡率最高的疾病之一，其典型的肺实质破坏表现为小叶中央型肺气肿，涉及呼吸性细支气管的扩张和破坏，继而引起黏液高分泌、纤毛功能失调、气流受限、肺过度充气、气体交换异常等，亦是 NTM 的高危人群。波兰的流行病学资料表明，在确诊的 NTM 肺病患者中，排名前 4 位的内科基础病是 COPD（28%）、免疫抑制剂应用（26%）、支气管扩张症（16%）和胃食管反流病（8%）。Claire 的研究表明，慢性呼吸道疾病增加 NTM 肺病风险 16.5 倍，COPD 患者使用糖皮质激素吸入治疗，ORs 为 29.1（95%CI 13.3~63.8）而无糖皮质激素吸入仅为 7.6（95%CI 3.4~16.8），并且风险与吸入激素剂量相关，作者认为慢性呼吸系统疾病，尤其是慢性阻塞性肺病与吸入糖皮质激素治疗，是 NTM 肺病发生的高危险因素。同样，NTM 造成的慢性感染也可造成肺组织的破坏而导致 COPD 或原有的 COPD 加重。Yeh 的数据表明，在中国台湾 NTM患者中，COPD 的发病率较无 NTM 患者高 3.08 倍。Huang 的研究也发现，合并 NTM 的COPD 患者出现急性加重期的发作次数显著高于无 NTM 感染者，COPD 患者的肺功能下降得更显著。1999—2010 期间美国由于 NTM 导致患者死亡的病例中，合并 COPD 患者所占比例最大，为 24%，远高于由 MTB 导致的死亡比例 11%，说明 NTM 相对于 MTB 对 COPD患者的危害性更大。

结核病亦是 NTM 的侵犯对象，同一名肺结核患者先后甚至同时检测出结核分枝杆菌（MTB）和 NTM 的现象时有发生。韩国 Sang 等对 2009—2012 年在首尔某医院的呼吸道标本分枝杆菌培养阳性的标本进行回顾性分析的结果显示，在 6201 株培养阳性的临床菌株中，有 69 例患者共 86 株标本（1.4%）同时检出结核和非结核分枝杆菌，其中 10 例患者既往有结核病史，最常见的是胞内分枝杆菌（29%）和脓肿分枝杆菌（29%）。因此作者认为 TB 和 NTM 共患并不罕见，需要在培养阳性的患者中进行基因检测，以早期诊断和治疗。加拿大亦有类似的报道，培养阳性确诊为 PTB 的患者中同时分离出 NTM 的有 11%，最常见的菌种为 MAC（55%），蟾蜍分枝杆菌（18%）和戈登分枝杆菌（15%）。我国是结核病高负担国家，在 2010 年全国结核病流行病学抽样调查获得的分枝杆菌菌株中，NTM 的比例为 22.9%，高于 1990 年（4.9%）和 2000 年（11.1%）的调查结果，说明 NTM 肺病的发生在我国呈上升趋势，与我国肺结核疫情居高不下可能相关。

二、非结核分枝杆菌对免疫受损患者的危害

机体抵抗非结核分枝杆菌侵入的机制与结核分枝杆菌相类似，是通过 CD4$^+$ 和 CD8$^+$ 淋巴细胞介导的特异性细胞免疫，因此当机体由于各种原因出现细胞免疫缺陷时就易发生 NTM 感染。除了原发性免疫缺陷的患者外，继发性免疫缺陷的患者中人类免疫缺陷病毒感染（HIV）者、长期使用激素的患者、使用生物制剂的患者、器官移植的患者和肿瘤患者均是 NTM 感染的高危人群。业内对免疫缺陷患者合并 NTM 感染的关注可追溯至 1976 年，美国一家医院首次报道了对 59 例合并分枝杆菌感染的恶性肿瘤患者 5 年的随访结果，其中 30 例是 NTM 感染。此后，在肾移植患者中也报道了多例 NTM 感染。20 世纪 80 年代，随着 HIV 疫情的加重，NTM 的机会性感染病例也逐渐增多。美国 1999—2010 年由于 NTM 导致患者死亡的病例中，2% 的患者存在原发性免疫缺陷，1.1% 为血液系统恶性肿瘤，0.5% 的患者为 HIV 患者。

（一）HIV/AIDS 患者

分枝杆菌是 HIV/AIDS 最重要的机会感染菌，HIV 感染者在病程的任何阶段均可合并结核病，AIDS 病程的晚期可出现鸟分枝杆菌及其他非结核分枝杆菌感染。NTM 多导致播散性感染，也可见肺病和肺外疾病，例如淋巴结炎、骨关节感染和皮肤感染等。文献报道，AIDS 患者中播散性 MAC 感染的发生率为 20%~40%。自 1982 年开始，HIV 患者合并播散性 MAC 病曾经呈现出急剧增加的态势，1989—1990 年，美国大约 24% 的 HIV 患者合并有播散性 MAC 病，一般在 CD4$^+$ 细胞 <50cells/mm^3 的患者中出现。直至 1997 年，随着有效的抗逆转录病毒（HAART）治疗的开展，MAC 感染才得以控制，例如俄勒冈州 HIV 患者接受 HAART 治疗后播散性 NTM 病的发生率在 2005 年为 0.3/10 万至 2012 年维持在 0.2/10 万的低水平。国内邓晓军等的调查发现，在合并 AIDS 的患者中 NTM 在痰分枝杆菌培养阳性的患者比例达到 41.7%，远高于免疫正常患者的 4.1%，并且与 CD4$^+$ 有明显的相关性，随 CD4$^+$ 水平的下降而上升。

（二）器官移植患者

器官移植的患者由于长期服用抗排异药物，无论是钙调神经磷酸酶抑制剂或是哺乳动物类雷帕霉素（西罗莫司）受体制剂，都具有免疫抑制作用，目前已有较多的 NTM 感染的个案报道或者某个专业机构的回顾性研究报道。由于 NTM 在自然界中广泛存在，在移植前或者移植后患者的呼吸道内可能存在 NTM 的定植，在机体免疫受损后，定植的 NTM 可逐渐向下呼吸道和肺实质播散，发展为 NTM 肺病，因此肺移植患者 NTM 肺病的发生率最高，其中单肺移植者较双肺移植者高。2014 年的一篇系统性综述中对 293 例器官移植后继发 NTM 感染的患者进行总结的结果显示，NTM 肺病在肺移植患者（61%）中最常见，其次是心脏移植（26%）和肝移植（31%）患者，肾脏移植患者中发生 NTM 肺病的比例较低，为 17%，其中 MAC 和脓肿分枝杆菌是最常见的 NTM 病原。移植后发生 NTM 肺病的造成患者死亡的重要原因，其风险比可达 3.89。因此对于器官移植的患者，尤其是肺移植患者应定期进行痰分枝杆菌涂片和培养鉴定，及时进行治疗。

（三）肿瘤患者

肿瘤患者亦是 NTM 的高危人群，这是由于肿瘤患者普遍存在细胞免疫受损以及抗肿瘤治疗后的免疫抑制状态。例如肺癌的患者可能存在气道的结构破坏而感染 NTM 肺病，

血液系统肿瘤的患者可能在置管部位发生局部的 NTM 感染，或进展为血行播散感染。中国台湾的报道显示血液系统恶性肿瘤的患者有 1.2% 继发了 NTM 感染，而美国一家医院的回顾性报道发病率可达 5%。

（四）使用生物制剂的患者

肿瘤坏死因子（TNF）拮抗剂目前已广泛使用于自身免疫性疾病如类风湿关节炎、克隆恩病等的治疗，由于 TNF 通路是抗分枝杆菌免疫中的重要环节，阻断了 TNF 通路则有可能导致严重的分枝杆菌感染。在中国这样一个结核病高流行国家，使用生物制剂后常见结核分枝杆菌感染并发病；在欧美国家，则更常见 NTM 的感染。美国使用 TNF 拮抗剂的患者 NTM 的发病率较不使用者高 5~10 倍，并较 TB 更多见，使用依那西普者 NTM 发病率为 35/10 万，使用英夫利昔单抗的发病率为 116/10 万，使用阿达木单抗的发病率为 122/10万。韩国则报道发病率可达 230/10 万。

三、非结核分枝杆菌医院感染

非结核分枝杆菌由于特有的富含脂质的细胞壁，使得其对外界环境有较强的抵抗力，可以在热水中长期存活，对于氯化物（漂白粉）或者溴化物均有抗性，因此 NTM 在医院内的管道中均可聚集并达到相当高的浓度。上海中山医院鲍容等收集医院 ICU 水龙头水样，过滤后进行 NTM 培养，发现在 6 个 ICU 共收集水样 28 份，检出 NTM25 株，检出率高达 89.3%，检出浓度范围为 2~300CFU/L，培养获得 NTM 28 株，分属 5 种，包括 MAC 8株占 28.6%、堪萨斯分枝杆菌 6 株占 21.4%、微黄分枝杆菌 6 株占 21.4%、脓肿分枝杆菌 5株占 17.9% 和马德里分枝杆菌 3 株占 10.7%。因此，作者认为 ICU 自来水 NTM 污染情况普遍，存在引发医院感染的隐患。如果医院对于器械消毒不严格将导致暴发感染，文献报道，国外 20 世纪 70 年代至 90 年代中期至少发生 25 起、病例数达 600 例以上的快生长分枝杆菌（RGM）医院感染暴发流行事件。我国 20 世纪 90 年代后也分别在湖南常德、广东深圳、福建南平和河北辛集发生多起 RGM 医院感染暴发流行事件。其中社会影响最大的是我国某产科医院的切口感染事件，自 1998 年 4 月 1 日至 1998 年 5 月 31 日，这家医院共做手术 292 例，术后感染 152 例（最终确认为 168 例），表现为局部感染、伤口处深层和脂肪层出现小的脓疱和脓肿，部分患者伴有腹股沟淋巴结肿大，伤口迁延不愈或愈合后不久又爆裂，给患者带来了极大的痛苦。此次术后感染的 NTM 为脓肿分枝杆菌，直接原因是由于消毒剂的错误配制。

尽管这样的 NTM 医院感染事件教训惨重，仍然没有引起少数医疗机构相关人员的高度重视。类似事件不断重演，相继有医疗机构发生了因手术器械、注射器具及医疗用水等灭菌不合格、使用不规范造成患者手术切口、注射部位 NTM 感染的暴发事件。由于 NTM 感染导致器官移植、人工瓣膜和美容在内的各种手术甚至中医针灸和埋线等治疗手段的失败事件也时有发生，造成了不良影响。卫生部办公厅在 2010 年 5 月 22 日向全国颁发了关于加强非结核分枝杆菌医院感染预防与控制工作的通知，以便有效预防此类事件的发生。

四、非结核分枝杆菌病诊治困难对患者的危害

相对于上述严峻的 NTM 危害性以及 NTM 肺病发生呈上升趋势的情况下，我国在处理

NTM 的技术方面还十分滞后。最为突出的缺陷就是实验室质控较差和菌种鉴定的能力不够。实验室质控不到位可导致分枝杆菌的假阳性和假阴性发生率上升。NTM 和结核分枝杆菌同属于分枝杆菌属，致病机制类似，因此两者的临床症状和体征具有较高的相似性，而且痰抗酸涂片和分枝杆菌培养难以区分结核和非结核分枝杆菌，鉴定依赖于一系列复杂的生化反应或者需要高技术手段支撑的分子生物学检测，某些菌种需要特殊的条件才能培养生长，因此，在缺乏分枝杆菌实验室的地区是无法进行鉴定的，所造成的后果便是痰涂片阳性的患者反复进行抗结核治疗，甚至诊断为耐药结核病给予多种药物长期治疗，患者在精神上和经济上将承受极大的压力和负担。此外，分枝杆菌菌种鉴定和药敏研究滞后，尚未建立公认的、早期、快速、敏感和特异的标准化诊断技术和药敏检测技术，可导致患者长时间未得到针对性的有效的治疗。药敏试验对临床治疗的指导意义也一直存在争论，因部分研究结果发现药敏试验结果和临床疗效高度不一致性，不同的药物其药敏试验结果的意义也不尽相同。例如克拉霉素的药敏试验结果与脓肿分枝杆菌肺病临床疗效具有相关性，而阿米卡星、头孢西丁、多西环素和环丙沙星的药敏试验结果与临床疗效无相关性。

非结核分枝杆菌对抗结核药物天然耐药率非常高，上海的数据表明 NTM 对一线抗结核药物异烟肼、利福平、乙胺丁醇和链霉素的耐药率分别为 64.6%、63.3%、75.1% 和 77.6%，其中 MAC 对这四种药物的耐药率分别为 66.0%、60.7%、84.0% 和 88.0%，龟和脓肿分枝杆菌的耐药率分别为 90.2%、86.9%、89.1% 和 94.6%。如此高的耐药率必定导致治疗效果的不佳，NTM 肺病的治愈率根据菌种的不同而有差异，MAC 的治愈率约 50%~70%，堪萨斯分枝杆菌可达 80%~90%，而脓肿分枝杆菌只有 30%~50% 的治愈率。由于缺乏有效的抗 NTM 药物，一些昂贵的二线药物将用于组成方案，治疗费用较高，易引起不良反应，导致投入与收益不成比例。差强人意的治疗效果、超长的治疗时间均会导致患者的依从性下降，从而使得患者的治愈率进一步下降，相当一部分患者由于 NTM 感染和原发疾病导致临床症状迁延不愈，生活质量较差，而且严重影响了患者的生存期，终末期患者常常由于肺组织的持续破坏而导致大咯血或者呼吸衰竭而死亡。

综上所述，NTM 的危害性已经使得 NTM 病成为公共卫生性疾病。在重点人群中及时筛查、早期诊断 NTM 感染，给予适当的治疗，是降低 NTM 对高危人群健康危害的最有效措施；规范医院内的消毒，是防止院内 NTM 感染发生的必要条件。而推进新药的研制、开展有效新方案的研究，才能最终实现治愈 NTM 病、消除其危害性的目标。

（沙　巍　肖和平）

• 参 考 文 献 •

1. 肖和平.关注非结核分枝杆菌感染的危害性.中华结核和呼吸杂志，2012，35（8）：563.

2. Griffith DE，Aksamit T，Brown-Elliot BA，et al.An official ATS/IDSA statement：diagnosis，treatment，and prevention of nontuberculous mycobacterial diseases.Am J Respir Crit Care Med，2007，175（4）：367-416.

3. 中华医学会结核病学分会，《中华结核和呼吸杂志》编辑委员会.非结核分枝杆菌病诊断与治疗专家共识.中华结核和呼吸杂志,2012,35(8):572-580.

4. Floto RA,Haworth CS.The growing threat of nontuberculous mycobacteria in CF.J Cyst Fibros,2015,14(1):1-2.

5. Bar-On O,Mussaffi H,Mei-Zahav M,et al.Increasing nontuberculous mycobacteria infection in cystic fibrosis.J Cyst Fibros,2015,14(1):53-62.

6. 徐保平,王昊,赵宇红,等.分子诊断儿童囊性纤维化二例并中国人囊性纤维化文献复习.中华儿科杂志,2016,54(5):344-348.

7. Qvist T,Gilljam M,Jönsson B,et al.Epidemiology of nontuberculous mycobacteria among patients with cystic fibrosis in Scandinavia.J Cyst Fibros,2015,14(1):46-52.

8. Aitken ML,Limaye A,Pottinger P,et al.Respiratory Outbreak of Mycobacterium abscessus Subspecies massiliense in a Lung Transplant and Cystic Fibrosis Center.Am J Respir Crit Care Med,2012,185(2):231-232.

9. Bryant JM,Grogono DM,Greaves D,et al.Whole-genome sequencing to identify transmission of Mycobacterium abscessus between patients with cystic fibrosis:a retrospective cohort study.Lancet,2013,381(9877):1551-1560.

10. Floto RA,Olivier KN,Saiman L,et al.US Cystic Fibrosis Foundation and European Cystic Fibrosis Society consensus recommendations for the management of non-tuberculous mycobacteria in individuals with cystic fibrosis.Thorax,2016,71(Suppl 1):i1-22.

11. Bonaiti G,Pesci A,Marruchella A,et al.Nontuberculous Mycobacteria in Noncystic Fibrosis Bronchiectasis. Biomed Res Int,2015,2015:197950.

12. 徐金富,季晓彬,范莉超,等.支气管扩张症患者合并非结核分枝杆菌肺部感染的临床分析.中华结核和呼吸杂志,2014,37(4):301-302.

13. 陈华,陈品儒,谭守勇.支气管扩张并非结核分枝杆菌感染临床流行病学分析.中国医刊,2016,51(3):43-46.

14. Wallace Jr RJ,Zhang Y,Brown-Elliott BA,et al.Repeat positive cultures in Mycobacterium intracellulare lung disease after macrolide therapy represent new infections in patients with nodular bronchiectasis.J Infect Dis,2002,15,186(2):266-273.

15. Chu H,Zhao L,Xiao H,et al.Prevalence of nontuberculous mycobacteria in patients with bronchiectasis:a meta-analysis.Arch Med Sci,2014,29,10(4):661-668.

16. Yeh JJ,Wang YC,Sung FC,et al.Nontuberculosis mycobacterium disease is a risk factor for chronic obstructive pulmonary disease:a nationwide cohort study.Lung,2014,192(3):403-411.

17. Huang CT,Tsai YJ,Wu HD,et al.Impact of non-tuberculous mycobacteria on pulmonary function decline in chronic obstructive pulmonary disease.Int J Tuberc Lung Dis,2012,16(4):539-545.

18. Hwang SM,Lim MS,Hong YJ,et al.Simultaneous detection of Mycobacterium tuberculosis complex and nontuberculous mycobacteria in respiratory specimens.Tuberculosis(Edinb),2013,93(6):642-646.

19. Damaraju D,Jamieson F,Chedore P,et al.Isolation of non-tuberculous mycobacteria among patients with pulmonary tuberculosis in Ontario,Canada.Int J Tuberc Lung Dis,2013,17(5):676-681.

20. Henkle E, Winthrop KL.Nontuberculous mycobacteria infections in immunosuppressed hosts.Clin Chest Med, 2015,36(1):91-99.

21. Mirsaeidi M, Machado RF, Garcia JG, Schraufnagel DE.Nontuberculous mycobacterial disease mortality in the United States,1999-2010:a population-based comparative study.PLoS One,2014,14,9(3):e91879.

22. Winthrop KL, Baxter R, Liu L, et al.Mycobacterial diseases and antitumour necrosis factor therapy in USA. Annals of the rheumatic diseases,2013,72:37-42.

23. 邓晓军,张峣,杨炼,等.艾滋病合并非结核分枝杆菌感染的流行病学调查与临床特征分析.中外医疗, 2013,32(24):53-54,56.

24. Longworth SA, Vinnard C, Lee I, et al.Risk factors for nontuberculous mycobacterial infections in solid organ transplant recipients:a case-control study.Transpl Infect Dis,2014,16(1):76-83.

25. 鲍容,胡必杰,周昭彦,等.ICU自来水非结核分枝杆菌污染状况调查.中华医院感染学杂志,2013,23(8): 1858-1859。

26. 唐神结,沙巍,肖和平,等.非结核分枝杆菌病的研究进展.中华结核和呼吸杂志,2012,35(7):527-531.

27. 沙巍,肖和平.值得关注的非结核分枝杆菌—耐热分枝杆菌.中华结核和呼吸杂志,2008,31(12):930- 932.

28. Wu J, Zhang Y, Li J, et al.Increase in nontuberculous mycobacteria isolated in Shanghai,China:results from a population-based study.PLoS One,2014,16,9(10):e109736.

29. McShane PJ, Glassroth J.Pulmonary Disease Due to Nontuberculous Mycobacteria:Current State and New Insights.Chest,2015,148(6):1517-1527.

第十八章

非结核分枝杆菌病的分子流行特征

一、分枝杆菌的多相分类

放线菌目、分枝杆菌科、分枝杆菌属大约包括 128 个菌种，具有抗酸染色阳性。分枝杆菌属中除结核分枝杆菌复合群和麻风分枝杆菌以外的分枝杆菌统称为非结核分枝杆菌。目前在牛群中非结核分枝杆菌的流行日益受到关注，例如禽型（鸟型）结核分枝杆菌、副结核分枝杆菌的感染报道相对较多。同时在人群中，非结核分枝杆菌的流行也日益严重。因此加强分枝杆菌属的分类鉴定对保护牛群和人群的健康均有很大的意义。

分枝杆菌属的表型鉴定一直沿用以生化实验为核心的传统鉴定方法，且欠缺数值分类。全细胞脂肪酸气相色谱分析仅在有条件的省份开展。随着分子生物学的发展，以及系统发育理论的提出，与之相应的方法也纷纷出现。分枝杆菌属的分类也同其他微生物一样进入了多相分类的时代，从而使分枝杆菌属的分型鉴定从理论和方法都取得了一定的突破。

20 世纪 80 年代以来，细菌分类学取得了两个方面的巨大发展：一是分子生物学技术的应用推动了细菌系统发育的研究，一是多相分类（polyphasic taxonomy）的应用预示着分类单元一致性的到来，它们是现代细菌分类发展过程中重要的里程碑。多相分类的概念最初是由 Colwell 提出来的，目的是将细菌的各种数据和信息（包括表型、遗传型和系统发育）综合起来，更全面、更准确地描述分类单位。表型信息来源于蛋白质及其功能、各种不同的化学标记以及大量其他的表型特征；遗传信息来源于细菌中的核酸（DNA 和 RNA）；系统发育信息也属于遗传信息的范畴，但它特指那些被看作是系统发育进化时钟的核酸序列，研究最多的是 16S rDNA 和 16S rRNA 分子。下表举例了多相分类的一些方法（表 18-1）。

（一）细菌的系统发育

系统发育（phylogeny）是指生物种族的进化历史，即生物体在整个进化谱系中所处的位置及与其他生物体的亲缘关系。细菌系统发育学是研究细菌的生物多样性、自然属性和细菌间自然相互关系，并最终分析细菌起源和进化关系的一门学科。开展细菌系统发育研究不仅有助于我们对地球上生命起源与进化等重大问题的深入理解，而且也是进行细菌自然分类的基础。

表 18-1 多相分类方法举例

信息种类	多相分类方法	分类等级	参考文献
表型	数值分类（numerical taxionomy）	种群划分	Sneah，1984
	全细胞可溶性蛋白电泳（SDS-PAGE of whole cell proteins）	种或种以下水平分群	Pot et al，1994
	多位点酶电泳（multilocus enzyme electrophoresis，MLEE）	种或种以下水平分群	Selander et al，1986
	脂肪酸分析（analysis of who1e cell fatty acids）	科、属、种或亚种水平分群	welch，1991
遗传	扩增片段长度多态性（amplified fragment length polymorphism AFLP）	种或种水平以下分群	Zeabeau & Vos，1995
	16S rDNA 随机片段长度多态性（16SrDNA randomly fragment length polymorphism，RFLP）	种、属水平分类	Gurtler et al，1991
	rep-PCR 指纹图谱分析（rep-PCR fingerprinting）	种或种水平以下分群	Versalovic et al，l991，1994
	稳定小分子 RNA 的图谱分析（Stable low-molec-ular-weight RNA profile）	属、种水平分群	Hofle，1990
	脉冲场凝胶电泳分析 pulsed-field gel electropho-resis PFGE）	种或种水平以下分群	Corich et a1，1991
	16S rDNA 和 23S rDNA 间隔序列（IGS） PCR-RFLP（IGS PCR-RFLP	分属	Gill & Isles，1994
系统发育	（G + C）mol% 和 DNA-DNA 杂交	定种	De Ley，1970
	16S rDNA 全序列测定	属水平以上分类	Vandamme et al，996

20 世纪 60 年代 Woese 提出 16S rRNA 寡核苷酸编目的概念。即 16S rRNA 或 18S rRNA 基因序列作系统发育分子标记最合适。其优点是：它们为生物细胞所共有，而且功能同源；最为古老，既含保守序列又有可变序列；分子大小也较适合操作，更为重要的是序列变化的速度与进化距离相适应，因而被称为进化记时器。对各类有机体 16S rRNA 或其他 rRNA 基因序列进行比较，从序列的差异计算出他们的进化距离，可绘制出生命进化树。1987 年 Woese 总结了这方面的研究成果，提出了趋向于自然体系的新的生物分类系统。即整个生物被分为三个域（domains）：细菌（bacteria）、古生菌（archaea）和真核生物（eukarya）。根据近年来的大量研究，Woese 等又将细菌分为 12 个大群。

（二）建立在系统发育基础上的分类系统

1. DNA-DNA 杂交 细菌 DNA 是一条双链分子，可加热变性分成两条单链。若一株细菌的一条单链 DNA 分子与另一株细菌的一条单链 DNA 分子放在一起，在一定的条件下退火（复性）时，它们可按碱基互补的原则进行配对（又称结合或杂交）。如果这两株细菌的亲缘关系密切（即同源性高），杂交率就高（大部分碱基配对），反之杂交率就低。来源于同一菌株的 DNA 变性成单链，再重新结合时其杂交率（结合率）为 100%。1987 年，国际系统细菌学委员会规定，DNA 同源性≥70%、杂交分子的热解链温度差 ΔTm<5℃的一群细菌菌株为同一个种。这个定义比较客观、明确，避免了表型变化、基因突变等造成的主观性，实际上适用于所有的生物。DNA-DNA 杂交定种的最大优点是它测定的是生物全基因组的同源性，非典型的生化反应、突变和质粒只影响很少一部分的 DNA，杂交的结果很稳定。同时 DNA 同源性作为描述种的"金准则"还有两个理由，一是 DNA 同源性分析结果与其他分类方法的结果如化学、遗传、血清学以及数值分类有很好的一致性；二是如果错配率小于 15%，两个来自不同菌株的 DNA 单链分子形成的杂种链在可检测得到（Ulmann et al，l973）。

目前 DNA-DNA 同源性分析的可行性和可靠性仍然存在一些问题：第一，从各种环境中分离的用于 DNA-DNA 杂交的细菌数还不够多；第二，定种的界限是人为的，但进化是连续的；第三，不能因为有 DNA-DNA 杂交定种的规则而找到标准的种；第四，也许细菌的种是不存在的，从进化的角度看定种虽然有用但没有什么意义；第五，杂交方法费时费力。到目前为止，尽管有人在不断探索代替 DNA-DNA 杂交的方法，但相比之下 DNA-DNA 杂交仍然是应用最广泛、重复性最好的定种方法。

分枝杆菌属的分类鉴定其实就是对属以下菌种的鉴定。与其他的微生物一样，DNA-DNA 杂交也是非结核分枝杆菌定种最早应用、且目前仍然被广泛采用的方法。

2. 16S rRNA 基因序列分析　DNA-DNA 杂交可以反映基因组的同源性，间接地反映系统发育关系，但它的分辨率仅限于关系相近的菌种。16S rRNA 序列分析，分析的范围较为广泛，它的应用使细菌分类发生了革命性的改变。

细菌细胞中含有三种 RNA 分子：5S rRNA、16S rRNA 和 23S rRNA。由于 5S rRNA 分子太小，因此人们最常采用 16S 和 23S rRNA 序列分析来揭示细菌分类的系统发育框架。

16S rDNA 序列的长度有 1.5kb 左右，包含的信息量较多。最早采用的 16S rDNA 序列分析方法是反转录法，现在该法已被建立在 PCR 技术基础上的 16S rDNA 基因（16S rDNA）序列分析所取代。

目前，在分枝杆菌属以下定种的工作中，16S rDNA 序列分析已经成了"金标准"。Christine Y.Turenne 对 ATCC 保存的 80 个种以及另外的 18 个种共 121 个非结核分枝杆菌进行了 16S rDNA 序列分析，同时结果绘制了系统进化树，以方便比对。

目前研究者发现 16S rDNA 序列分析存在局限性，即不同的细菌中 rRNA 操纵元件具有不同的拷贝数。一些细菌，在 16S rDNA 不同的拷贝中序列存在等位变异。这种等位变异发生在可变区，与基因置换、缺失或插入有关。rRNA 多基因家族，因为同源或异源重组，及协同进化而具有较高的重组性。16S rRNA 的这些特点可能影响真实地反映细菌的系统发育关系，因此对于重组的程度和 16S rRNA 操纵子变化在整个序列中所占有的比例应充分了解。进一步研究不同操纵子表达可以充分揭示分类单位的特征，而建立在单基因基础上的系统发育不能充分反映分类单元的属性。rRNA 被认为没有基因横向转移，但人们发现 rRNA 也会发生等位基因重组，全 rRNA 基因簇也可以转移，可在相近的分类单元之间进行交换。

23S rRNA 总长为 2.2kb，序列所代表的信息量比 16S rRNA 全序列更大，可变区所反映的分子进化速度也较快。23S rRNA 序列分析可以区分种或种以下水平。有些研究表明，23S rRNA 和 16S rRNA 序列分析结果具有较好的一致性，构建的系统发育树差异不大。而且 23S rRNA 的分辨率较 16S rRNA 的为高。目前 16S rRNA 和 23S rRNA 间隔区（ITS）已经成为分枝杆菌属鉴定的另一个靶标。由于网络的发展，建立系统发育树所需的 16S rRNA 序列分析结果，可以很方便地从 EMBL、NCBI 和 GenBank 等数据库中获取。分枝杆菌序列分析结果同样也进入了公用数据库以供人们进行分型鉴定使用。为了提高分枝杆菌鉴定的准确性，Turenne 等采用序列分析法分析了 121 株 92 种标准分枝杆菌 16S rDNA 全序列，构建 RIDOM 数据库。Harmsen 等采用同样的方法分析 199 株 84 种标准分枝杆菌的 ITS 序列以补充 RIDOM 数据库。与 Genebank 相似，RIDOM 可以用于分枝杆菌的分型鉴定，而且准确性较 Genebank 有了较大的提高。

3. 系统发育分类方法在分枝杆菌分类中的应用

（1）DNA-DNA 杂交：DNA-DNA 杂交的方法包括固相分子杂交（琼脂凝胶法、滤膜法、原位 DNA-DNA 杂交）和液相分子杂交（羟基磷灰石、S1 核酸酶法、复性速率法），其原理是：细菌等原核微生物的 DNA 通常不含有重复序列，它们在液相中复性时，同源 DNA 比异源 DNA 的复性速度快；同源程度越高，复性速率和杂交率亦越高。利用这个特点，可以通过分光光度计直接测定变性 DNA 在一定条件下的复性速率，进而用理论推导的数学公式来计算 DNA-DNA 之间的杂交率。包括液相复性速率法在内的各种 DNA-DNA 杂交法都存在一些不足之处，如 DNA 样品需要量大，测定的结果误差大，不同实验室里测出的结果难以比较，同种不同型以及染色体外的 DNA 会影响系统发育关系的推测等，因此很多人在探索快速而准确的能够代替 DNA-DNA 杂交的方法。

美国 Gen-Probe 公司生产的 Accuprobe Mycobacterium 试剂盒以 16S rRNA 为靶序列，设计 MTB 复合群、鸟分枝杆菌复合群、鸟分枝杆菌、胞内分枝杆菌、堪萨斯分枝杆菌和戈登分枝杆菌 6 种吖啶酯标记的 cDNA 探针，采用液相杂交技术——杂交保护试验（HPA）。HPA 的基本原理及方法为：AE 是一种化学发光物质，AE 标记的群或种特异性探针在液相中与经处理后待测分枝杆菌释放的 rRNA 进行杂交；加入选择试剂，与靶序列互补杂交的探针与未杂交的游离探针在选择试剂作用下水解速度相差了百万倍，游离探针迅速水解破坏，失去化学发光特性，而杂交后的探针受到保护，在一定时间内不被水解破坏，产生化学发光，通过化学发光检测仪检测其相对发光值判定结果。该试剂盒适用于固体培养基和液体培养基内分枝杆菌培养物的鉴定，方法简便、快速，2 小时内报告结果，鉴定分枝杆菌的敏感性高、特异性强。

比利时的一家公司生产的 LipA Mycobocterio 试剂盒以 PCR 和反向核酸分子杂交为原理，采用 16S-23S rDNA 内转录间隔区（ITS）为靶基因序列设计了 14 条分枝杆菌寡核苷酸探针，以横向线状纵向水平排列固定于硝酸纤维素膜上，制备 LipA 测试条，与用生物素标记的分枝杆菌属引物扩增的 PCR 产物杂交，再与碱性磷酸酶标记的链亲和素结合，底物显色，根据与相应探针杂交线条判定分枝杆菌菌种或复合群。14 条探针能将 MTB 复合群、堪萨斯、蟾蜍、戈登、鸟、胞内、瘰病和龟分枝杆菌 8 种分枝杆菌鉴定至种，其中堪萨斯和龟分枝杆菌能鉴定至不同基因型（各含有 3 种不同基因型探针），但探针以外的分枝杆菌菌种只能鉴定至属的水平，不能鉴定至种。

研究者以 PCR 和反向核酸分子杂交为原理，采用分枝杆菌属菌种共有的靶基因序列设计分枝杆菌属特异引物 PCR 扩增含有菌种变异区的基因片段，以菌种变异区设计一系列种特异性或群特异性寡核苷酸探针，按一定顺序以斑点状排列固定于尼龙膜上，制备低密度 DNA 膜芯片，将经生物素标记的 PCR 扩增产物与膜芯片上探针杂交，再与 AP 标记的链亲和素结合、底物显色。根据与相应探针的杂交图像判定分枝杆菌菌种或复合群。膜芯片上的探针共 29 种，包括分枝杆菌属探针、结核分枝杆菌复合群探针、堪萨斯、海、猿猴、瘰疬、戈登、苏加、马尔摩、鸟、胞内、蟾蜍、胃、土地、不产色、次要、亚洲、施氏、偶发、龟、脓肿、母牛、耻垢、草、迪氏、淡黄、浅黄、金色、新金色分枝杆菌探针，与上述两种国外试剂盒相比所含探针数量多，探针特异性强，应用这些探针可对相应的分枝杆菌菌群及菌种准确进行鉴定。

（2）16S rDNA 全序列分析

1）16S rDNA 序列：16S rDNA 是在基因水平上细菌分类鉴定的传统的靶基因序列。现已完成 50 余种分枝杆菌菌种 16S rDNA 的全部或部分核苷酸测序，通过分析比较发现，它们既含有分枝杆菌属特异核苷酸序列，又含有种水平上的特异可变区，分枝杆菌 16S rDNA 含有两个可变区，即位于 126~267 位核苷酸的 A 可变区和位于 430~500 位核苷酸的 B 可变区。A 可变区核苷酸种间变异高于 B 可变区，分枝杆菌菌种鉴定多在 A 可变区水平上进行。但某些临床上重要的致病性 NTM，如堪萨斯、胃、瘰疬和猿猴分枝杆菌之间，苏加和马尔摩分枝杆菌之间，海和溃疡分枝杆菌之间，龟和脓肿分枝杆菌之间在此水平上序列完全相同，只能将其鉴定至复合群水平，不能鉴定至种。

2）16S–23S rDNA ITS 序列：细菌 rRNA 编码基因的排列顺序为 5′ 16S–23S–5S3′，5S 与 16S、16S 与 23S rDNA 之间被两个非编码 ITS 所分开。16S–23S rDNA ITS 是指位于 16S 与 23SrDNA 间的 ITS。近年来，16S–23S rDNA ITS 序列作为一种新的在基因水平上细菌分类鉴定的靶标为人们所采用。对 50 余种分枝杆菌 16–23S rDNA ITS 测序结果分析表明，分枝杆菌 16S–23S rDNA ITS 序列依菌种不同其碱基排列顺序及长度均变异较大，核苷酸序列长度从 200bp 至 400 多 bp。在整个核苷酸序列内含 2 个分枝杆菌属保守片段和数个高度可变的种特异序列，其种间多态性明显高于 16S rDNA。与 16S rDNA 相比较，更适于菌种的鉴定。除海和溃疡分枝杆菌之间序列完全一致不能鉴别外，能将堪萨斯、胃、瘰疬和猿猴分枝杆菌，苏加和马尔摩分枝杆菌、龟和脓肿分枝杆菌鉴别至种。

（三）数值分类（numerical taxonomy）

数值分类是一种定量的分类方法。最早于 18 世纪由 Michel Adanson 提出。这种分类方法的基本原则是把一切形状同等看待，将不同生物的性状一起拿来进行数学统计学分析，求出其相似性的数值，由相似性的大小决定它们在分类上的地位。因为计算的困难，直到 20 世纪 50 年代随着计算机的发展，而得到提倡和发展。数值分类用于细菌分类后，对于大量菌株进行大量表型性状分析十分方便，对菌株同源群的划分特别有效。数值分类的结果与其他分类方法的结果往往比较一致，而且在对菌株进行初步分群的同时，还为描述各个分类单元提供表型鉴别特征。虽然操作起来工作量比较大，但因为其简单和可靠性，仍然被广泛应用。

数值分类在工作开始时，必须先准备一批待研究的菌株和有关典型菌种的菌株。由于数值分类中的相关系数 S_{sm} 或 S_j 是以被研究菌株间共同特征的相关性为基础的，因为要求用 50 个以上、甚至几百个特征进行比较，且所用特征越多，所得结果就越精确。在比较不同的菌株时，都要采用一套共同的可比特征。分类工作的基本步骤为：

（1）计算菌株间的相关系数。

（2）列出相似度矩阵：对所研究的各个菌株都按配对方式计算出他们的相关系数后，可把所得数据填入相似度矩阵中。

（3）将矩阵图转换成树状谱：矩阵图转换成树状谱后，可以为按数值关系判断分类谱系提供更直观的材料。

二、非结核分枝杆菌的 MIRU-VNTR 基因分型

数目可变串联重复序列（variable number tandem repeat，VNTR）是基因分型方法的一种。VNTR 又称"小卫星 DNA"，由 15~65bp 的基本单位串联而成，总长通常不超过 20kb。每个特定的 VNTR 由两部分组成，即中间的"核心区"和外围的"侧翼区"。核心区含有至少 1 个以上称之为"重复单位"的 DNA 短序列，一般该重复单位的碱基组成不变，但在不同的分枝杆菌中该重复序列串联在一起的数目是可变的。分枝杆菌散在重复单位 - 数目可变串联重复序列（MIRU-VNTR）则是基于分枝杆菌基因组中的 VNTR 位点而建立起来的基因分型方法，重复单位的数目可以通过对相应 VNTR 位点进行 PCR 扩增，根据扩增产物大小计算获得。对多个 MIRU-VNTR 位点加以组合，最终得到一组由多个数字组成的 MIRU-VNTR 基因型，从而实现对分枝杆菌的分型。目前，VNTR 已广泛应用于结核分枝杆菌微进化和流行病学的研究。如今，除结核分枝杆菌外，其也被用于非结核分枝杆菌流行病学的研究，主要有鸟分枝杆菌（*M.avium*）、脓肿分枝杆菌（*M.abscessus*）、胞内分枝杆菌（*M.intracellulare*）、溃疡分枝杆菌（*M.ulcerans*）和海分枝杆菌（*M.marinum*）。

（一）鸟分枝杆菌（*Mycobacterium avium*）

鸟分枝杆菌（*Mycobacterium avium*）属于鸟分枝杆菌复合物（*Mycobacterium avium* complex，MAC），其根据表型和核酸序列可分为四个亚种：鸟分枝杆菌鸟亚种（*M.avium* subsp. *avium*，MAA），鸟分枝杆菌副结核亚种（*M.avium* subsp.*paratuberculosis*，MAP）、鸟分枝杆菌土壤亚种（*M.avium* subsp.*hominissuis*，MAH）和鸟分枝杆菌森林亚种（*M.avium* subsp.*silvaticum*，MAS）。由于这些亚种基因组序列的高度相似性，用于这些亚种的 VNTR 基因分型常产生相似的类型。VNTR 位点被发现可同时用于这几种亚种的基因分型。Inagaki 等开发了一种可以用于鸟分枝杆菌基因分型的 16 位点 VNTR（MATR1-16），其使用这 16 位点 VNTR 将 70 株鸟分枝杆菌临床分离菌株分为了 56 个独特的类型，其中 48 株分别显示出不同的类型，22 株形成了 8 个簇。日本和韩国随后也使用这 16 位点进行了鸟分枝杆菌临床分离菌株的基因分型，并分析了其与鸟分枝杆菌肺部感染临床特征的相关性，Kikuchi 等在日本使用 16 位点将 59 株鸟分枝杆菌临床分离菌株主要分为了 3 大簇，分别命名为簇 A、簇 B 和簇 C，并且发现这 3 个簇与相应肺部疾病感染的疗效显著相关，其中簇 A 和簇 C 更有可能包括对治疗有反应和难治性的鸟分枝杆菌肺部感染疾病，而簇 B 则没有这种倾向；Kim 等在韩国使用相同的方法对 102 株鸟分枝杆菌临床分离菌株进行了相似的研究，其研究结果认为 VNTR 基因分型方法可能对鸟分枝杆菌肺部感染的流行病学研究有用，但并没有发现基因分型结果与患者的临床特征的相关性。Pate 等在斯洛文尼亚使用 8 位点 VNTR（MIRU 或 VNTR292、X3、25、47、3、7、10 和 32）在 41 株 MAA 中共发现 5 种 MIRU-VNTR 类型，

在 80 株 MAH 中共发现 18 种 MIRU-VNTR 类型。Dirac 等报道了 8 位点 VNTR 在来源于北美、南美和欧洲的 7 个地区的 127 株临床分离菌株的辨别能力，结果共发现了 42 种基因型。在乌干达，Muwonge 等使用 12 位点 VNTR（包括 TR292、TRX3、TR25、TR47、TR3、TR7、TR10、TR32、MATR1、MATR7、MATR13 和 MATR14）对来源于猪（n=31）、人类组织切片（n=12）和牛（n=3）的 46 株分离菌株中进行了基因分型并对分型结果进行了分析，发现来源于不同时间和空间的菌株有不同的聚类，来源于 UCC 东北地区人类和牛的分离菌株共享相同的 VNTR 基因型，12 个位点中一些位点在部分菌株中缺失，可能反映了非洲乌干达分离菌株与之前使用这些方法分析来源于欧洲和亚洲的分离菌株的不同。

对于鸟分枝杆菌副结核亚种（MAP）而言，虽然基于 VNTR 的基因分析识别了通过比对不完整的 MAP 的 K10 基因组和完整的鸟分枝杆菌 104 基因组得到的 376 个 VNTR 序列，但其中只有 8 个特定的 VNTR 位点（分别为 TR292、TRX3、TR25、TR47、TR3、TR7、TR10 和 TR32）是被应用最广泛的位点。Douarre 等在爱尔兰使用这 8 个位点从来源于牛的鸟分枝杆菌副结核亚种分离菌株中检测到了 3 个亚型；Gerritsmann 等在澳大利亚从来源于家畜的分离菌株中发现了 13 个特异的 VNTR 型别；Fernández-Silva 等对 91 株 MAP 分离菌株进行 8 个 VNTR 位点基因分型时得到的汉高指数（HGDI）为 0.74。一些学者尝试使用更多的 VNTR 位点用于 MAP 的基因分型。对于 49 株 MAP 分离菌株数据集，Overduin 等测试了 16 位点 VNTR，Douarre 等测试了 20 位点 VNTR，发现这些位点中只有 5 个（VNTR1605、1658、2495、7661、9425）具有分辨能力。

对于鸟分枝杆菌土壤亚种（MAH）而言，VNTR 分型方法通常被用于追踪人类和动物之间的传播。Tirkkonen 等在欧洲芬兰的一样研究显示，8 位点 VNTR（TR292、TRX3、TR25、TR47、TR3、TR7、TR10 和 TR32）对 29 株分离菌株（菌株来源：猪 n=16，人 n=13）分辨指数为 0.92。日本的一项研究使用 19 位点 VNTR 分析来源于人类和浴室的分离菌株，结果发现来源于人类和浴室的分离菌株的遗传相似度很高。意大利的一项研究经过超过 20 年的时间收集了 47 株来源于人类的 MAH 分离菌株，使用 8 位点 VNTR 基因分型方法进行分析，分析结果显示菌株的系统发育非常接近，这表明了 MAH 基因型高度的均匀和保守的特点。在葡萄牙的一项研究，从 20 位点 VNTR（MATR-1，MATR-2，MATR-3，MATR-4，MATR-5，MATR-6，MATR-7，MATR-8，MATR-9，MATR-11，MATR-12，MATR-13，MATR-14，MATR-15，MATR-16，MIRU-3，MIRU-7，MIRU-25，MIRU-32，MIRU-47）选出了 6 位点 VNTR（MATR-3，MATR-6，MATR7，MATR8，MATR11，MATR15）用于来源于人类的 28 株 MAH 分离菌株和来源于动物的 48 株分离菌株的基因分型，研究结果显示 MAH 分离菌株存在遗传多样性；在葡萄牙，MAH 基因型是随机分布的，一些来源于人类的分离菌株和一些来源于猪的分离菌株共享相同的 VNTR 类型。

（二）脓肿分枝杆菌（*Mycobacterium abscessus*）

脓肿分枝杆菌是一种快生长分枝杆菌。1903 年被 Friedman 首次从龟甲中分离，命名为偶发 - 龟型复合物。1955 年 Gordon 等详细研究其生物学特性后将其单独定为一个种为龟分枝杆菌；1972 年又将其分为 3 个亚种：龟亚种、脓肿亚种和类分枝杆菌。1992 年美国胸科协会根据该菌对药物的敏感性和核酸分析将脓肿亚种从龟分枝杆菌中分离出来，定为一个种，称为脓肿分枝杆菌。目前，脓肿分枝杆菌根据 *rpoB* 和 *hsp65* 基因片段可分为 3

个亚种，分别为 *M.abscessus* 亚种、*M.massiliense* 亚种和 *M.bolletii* 亚种。这三个亚种是近几年被鉴定区分出来的，有很近的亲缘关系，之前被认为都归属于脓肿分枝杆菌菌种。近几年，有报道将 *Mycobacterium massiliense* 和 *Mycobacterium bolletii* 统一归类为脓肿分枝杆菌 *Bolletii* 亚种，将 *Mycobacterium abscessus* 归为 *Abscessus* 亚种，而脓肿分枝杆菌这一称谓被认为同时包含 *Bolletii* 亚种和 *Abscessus* 亚种。

　　M.abscessus（ATCC 19977）全基因组序列的破译促进了 *M.abscessus* 临床分离菌株 VNTR 位点多态性的识别。Choi 等通过 3 株参考菌株（*M.abscessus* ATCC 19977，*M.massiliense* CIP108297 和 *M.bolletii* CIP10854）筛选了 16 个 VNTR 位点，筛选标准为重复单位数至少为 2 个；至少有 85% 的序列匹配，重复单位的片段大小大于 20bp。在筛选过程中，2 个 VNTR 位点（VNTR11 和 VNTR23）被识别可用于区分 *M.abscessus* 复合物中的成员，并且可根据这两个位点的不同拷贝数将 *M.abscessus*、*M.massiliense* 和 *M.bolletii* 区分开来。作者使用这两个位点对 85 株临床分离菌株（其中 42 株为 *M.abscessus* 分离菌株；39 株为 *M.massiliense* 分离菌株；4 株为 *M.bolletii* 分离菌株）进行了分析，对于 VNTR11 位点，*M.abscessus* 显示出 2 到 4 个重复单位，*M.massiliense* 和 *M.bolletii* 只有一个重复单位。对于 VNTR23 位点，*M.abscessus* 显示出 1~3 个重复单位，*M.bolletii* 只有 1 个重复单位，*M.massiliense* 无该位点的重复单位。随后，Wong 等从 NCBI GenBank 数据库中的 *M.abscessus* ATCC 19977 菌株全基因组序列中发现了 201 个串联重复区，其根据重复单位数 ≥ 2、重复单位的片段大小 ≥ 25 和序列一致性 ≥ 95% 的原则，筛选出了 18 个 VNTR 位点（TR2、TR28、TR45、TR86、TR101、TR109、TR116、TR131、TR137、TR139、TR149、TR150、TR155、TR163、TR162、TR172、TR179 和 TR200），作者使用这 18 个 VNTR 位点对 38 株临床分离菌株进行了分析，这 18 个位点的整体分辨力（HGDI）0.9563（每个位点的 HGDI 范围为 0.3916~0.7109）。其中 6 个位点（TR45、TR109、TR116、TR150、TR155 和 TR172）的 HGDI 和这 18 个位点的整体 HGDI 一样，作者还对 38 株临床分离菌株的 VNTR 分型结果做了系统进化树，发现了 25 个基因型和 7 个簇。Harris 等使用 9 位点 VNTR（VNTR3416、VNTR 4356、VNTR 3163、VNTR 4038、VNTR 4093、VNTR 3320、VNTR 2177、VNTR 3398 和 VNTR 2220）对来自于 17 例患者的 37 株临床分离菌株进行了基因分型，17 例患者中有 10 例含有大于等于 2 株的临床分离菌株。这些菌株 VNTR 的分型数据有力地表明，含有至少 2 株的分离菌株的患者个体持续感染的是同一株菌株，且不同的患者可能感染的是同一株菌株。Shin 等研究分析了 *Mycobacterium abscessus* 和 *Mycobacterium massiliense* 引起的肺部疾病的临床特征、疾病进展和分枝杆菌基因型的相关性，作者共分析了 111 株脓肿分枝杆菌临床分离菌株，其中 53 株 *M.abscessus*，58 株 *M.massiliense*，并基于 VNTR 的分型方法将这些分离菌株分成了 3 个簇。分布在簇 A 的患者更有可能患有稳定的结节性支气管扩张，100% 的 *M.abscessus* 患者以及 96% 的 *M.massiliense* 患者随访在诊断后没有抗生素治疗 >24 个月；相比之下，分布在簇 B 的患者更有可能患有进展性的结节性支气管扩张的疾病，96% 的 *M.abscessus* 患者和 81% 的 *M.massiliense* 患者在诊断后 24 个月内开始抗生素治疗；分布在簇 C 的所有患者患者纤维空洞型疾病且在诊断后立即了开始抗生素治疗。每个参考分离菌株的遗传距离很大可能与疾病的进展和疾病的空洞纤维化表型有关。

（三）胞内分枝杆菌（*Mycobacterium intracellulare*）

胞内分枝杆菌是鸟分枝杆菌复合物（*Mycobacterium avium* complex，MAC）中的一种。*M.avium* 和 *M.paratuberculosis* 全基因组序列已被完全破译，*Mycobacterium intracellulare* 的全基因组序列并没有被完全破译，但来自于菌株 *M.intracellulare* ATCC 13950 的 353 重叠群自 2008 年以来已被公开。两套 VNTR 位点被不同的研究组使用用于 *Mycobacterium intracellulare* 的基因分型分析。

Dauchy 等根据以下两个原则：序列同源性 ≥ 80% 和片段大小 ≥ 45，从菌株 *M.avium* 104 基因组中识别的 120 个串联重复中筛选了 16 个 VNTR 位点（命名 MIN 1~MIN 16），从菌株 *M.intracellulare* ATCC 13950 的 353 重叠群识别的 310 个串联重复中筛选了 17 个 VNTR 位点（命名 MIN 17~MIN 33），再加上已分别被用于描述 *M.avium* 和 *M.paratuberculosis* 的 4 个（MIRU 1~4）和 8 个（MIRU 32、292、X3、25、3、7、10 和 47）MIRU-VNTR 位点，合计 45 个候选 VNTR 位点用于 *M.intracellulare* 的基因分型分析。结果显示，45 个 MIRU-VNTR 位点中，只有 7 个位点（MIRU 3、MIN 18、MIN 19、MIN 20、MIN 22、MIN 31 和 MIN 33）呈现出多态性。作者随后使用这 7 个位点对 61 株临床分离菌株进行了分型，发现了 44 个 MIRU-VNTR 类型，这 7 个位点的整体分辨力为 0.98。随后 Iakhiaeva 等在美国使用上述的 7 个位点也进行了相似的研究，在 167 株来自于人类的 *M.intracellulare* 临床分离菌株中发现了 42 个 MIRU-VNTR 类型。

另一套 VNTR 位点有 16 个 VNTR 位点组成（VNTR 1~16）。Ichikawa 等从 *M.intracellulare*（ATCC 13950）基因组中识别了 25 个 VNTR 位点，其中 16 个位点（VNTR 1~16）在临床分离菌株中显示出多态性，作者使用这 16 个 VNTR 位点在 74 株临床分离菌株中发现了 50 个基因型，这 16 个位点的整体分辨力为 0.988。随后，Kim 等在韩国使用这 16 个位点对 70 株 *M.intracellulare* 临床分离菌株进行了研究并分析了分枝杆菌基因型和相应疾病表型和进展的相关性。结果为：这 16 个 VNTR 位点显示出很高的分辨力，在构建的系统发育树上，这 70 株 *M.intracellulare* 临床分离菌株形成了 2 个簇（簇 A 和簇 B），其中簇 A 占 77%；研究结果并没有发现 VNTR 基因分型结果与患者的临床特征、疾病进展和耐药情况的相关性。Zhao 等在中国也使用这 16 个位点对 52 株临床分离菌株进行了分析，结果显示这 16 个位点的整体分辨力为 0.994，且发现成簇的菌株对莫西沙星的耐药情况与不成簇菌株相比，差异有统计学意义（$P<0.05$）。

（四）海分枝杆菌（*Mycobacterium marinum*）

海分枝杆菌（*M.marinum*）是一种独立生长的细菌，主要感染鱼和两栖动物，但在某些条件下也可感染人类。2005 年，Stragier 等首次在 *M.marinum* 基因组序列中识别了 15 个 MIRU 位点，对 27 株临床分离菌株进行分析，发现 7 个 MIRU 位点（MIRU 1、2、5、7、9、20 和 33）显示出多态性，27 株 *M.marinum* 分型结果显示为 4 个基因型。随后，Sun 等进一步浏览了 *M.marinum* 基因组序列，其根据重复单位片段大小范围为 40~75nt 且序列同源性为 98%~100%，筛选出了 12 个候选位点，其中 9 个位点是以前已经被报道过的，另外 3 个 VNTR 位点（VNTR1132、VNTR2067 和 VNTR3422）是首次发现。作者使用这 12 个位点对 14 株分离菌株进行分析，发现 7 个 VNTR 位点（位点 16、位点 6、位点 18、VNTR2067、VNTR3422、MIRU5、MIRU2）显示出高的多态性且将这 14 株菌株分为 14 个不同的类型，分辨力达到 0.990。为了分析两名患者感染的 *M.marinum* 的来源，Slany 等使用 VNTR 位点（位点 1、2、5、6、15、16、18 和 VNTR2067，VNTR3422）对来源于人、鱼和环境的分离菌株进行了分型分析，结果显示来源于鱼的分离菌株和来源于患者的分离菌株的 VNTR 分型结果一致。

（五）溃疡分枝杆菌（*Mycobacterium ulcerans*）

溃疡分枝杆菌（*Mycobacterium ulcerans*）感染又称布鲁里溃疡，可被追溯到大约 150 年前，可引起慢性隐袭性坏死性皮肤病，主要流行于中非、西非国家的热带雨林地区，目前，人们将更多的注意力放到了其治疗效果上。Ablordey 等首次识别了 9 个 VNTR 位点（位点 1、4、6、8、9、14、15、18、19），并对 23 株 *M.ulcerans* 进行了分析。随后，Hilty 等通过筛查菌株 *M.ulcerans* Agy99 的基因组序列，进一步发展了 *M.ulcerans* 基因分型的位点，其使用 34 个新颖的 VNTR 位点对 11 株研究透彻的 *M.ulcerans* 分离菌株进行了分析。结果显示在不同地域来源的菌株，这 34 个位点均显示出多态性。上述提到的部分 VNTR 位点在此后的一些研究中也逐渐得到了验证。

三、全基因组测序

全基因组测序技术的出现对所有医学领域来说都是一次革命性的进步。对于每个生物个体来说，基因组包含了其整个遗传信息。全基因组测序技术能全面的、精确的分析基因组的碱基序列、从而破解其所包含的信息，揭示基因组的复杂性、多样性。通过对不同个体或群体的比对，可以发现其中的遗传特征或突变。Bryan 对来源于 30 例患者（13 例感染 *M.abscessus* 亚种，15 例感染 *M.massiliense* 亚种，2 例感染 *M.bolletii* 亚种）的 168 株分离菌株进行了全基因组测序分析和药敏试验。其系统发育分析显示来源于 *M.massiliense* 亚种的菌株形成的两簇的序列差异不超过 10 个碱基对，这个变化提示从个体分离的菌株的多样性较低，强烈表明了菌株在患者之间的传播；在这些簇中的所有患者有很大机会从同院的其他患者中得到传染，然而，在暴发期间从环境中采集的样品，未能发现任何潜在 NTM 感染源；*M.massiliense* 亚种的集群结果证明了从一个患者传播到另一个患者过程中会有突变的发生；分析菌株的耐药情况，从未接触过大环内酯类、氨基糖苷类药物的患者的分离菌株隔离对阿米卡星和克拉霉素耐药进一步说明了菌株在患者之间的传播。因此，通过对相应病原体进行全基因组序列的测序分析，可判断其来源及可能发生或已经发生的变异及变异的频率和方向。随着全基因组技术的不断发展，越来越多的非结核分枝杆菌的基因组信息被破译和分析，全基因组测序在流行病学领域的作用也将发挥越来越重要的作用。

（李卫民　原　梅）

参 考 文 献

1. Thorel MF, Krichevsky M, Frebault-Levy VV. Numerical Taxonomy of Mycobactin-Dependent Mycobacteria, Emended Description of Mycobacterium avium and Description of Mycobacterium avium subsp.avium nov, Mycobacterium avium subsp.paratuberculosis nov.and Mycobacterium avium subsp.silvaticum nov.Int J Syst Bacteriol, 1990, 40 (3): 254-260.

2. Inagaki T, Nishimori K, Yagi T, et al. Comparison of a variable number tandem-repeat (VNTR) method for typing

Mycobacterium avium with mycobacterial interspersed repetitive-unit-VNTR and IS1245 restriction fragment length polymorphism typing.J Clin Microbiol,2009,47(7):2156-2164.

3. Kikuchi T,Watanabe A,Gomi K,et al.Association betweenmycobacterial genotypes and disease progression inMycobacteriumaviumpulmonary infection.Thorax,2009,64(10):901-907.

4. Kim SY,Lee ST,Jeong BH,et al.Clinical significance of mycobacterial genotyping in Mycobacterium avium lung disease in Korea.Int J Tuberc Lung Dis,2012,16(10):1393-1399.

5. Pate M,Kušar D,Zolnir-Dovč M,et al.MIRU-VNTR typing of Mycobacterium aviumin animals and humans: heterogeneity of Mycobacterium avium subsp.hominissuis versus homogeneity of Mycobacterium avium subsp. avium strains.Res Vet Sci,2011,91(3):376-381.

6. Dirac MA,Weigel KM,Yakrus MA,et al.Shared Mycobacterium avium genotypes observed among unlinked clinical and environmental isolates.Appl Environ Microbiol,2013,79(18):5601-5607.

7. Muwonge A,Oloya J,Kankya C,et al.Molecular characterization of Mycobacterium avium subspecies hominissuis isolated from humans,cattle and pigs in the Uganda cattle corridor using VNTR analysis.Infect Genet Evol,2014, 21:184-191.

8. Douarre PE,Cashman W,Buckley J,et al.Molecular characterization of Mycobacterium avium subsp. paratuberculosis using multi-locus short sequence repeat(MLSSR)and mycobacterial interspersed repetitive units-variable number tandem repeat(MIRUVNTR)typing methods.Vet Microbiol,2011,149(3-4):482-487.

9. Gerritsmann H,Stalder GL,Spergser J,et al.Multiple strain infections and high genotypic diversity among Mycobacterium avium subsp.paratuberculosis field isolates from diseased wild and domestic ruminant species in the eastern Alpine region of Austria.Infect Genet Evol,2014,21:244-251.

10. Overduin P,Schouls L,Roholl P,et al.Use of multilocusvariable-number tandem-repeat analysis for typing Mycobacterium avium subsp.paratuberculosis.J Clin Microbiol,2014, 42(11):5022-5028.

11. Tirkkonen T,Pakarinen J,Rintala E,et al.Comparison of variable-number tandem-repeat markers typing and IS1245 restriction fragment length polymorphism fingerprinting of Mycobacterium avium subsp.hominissuis from human and porcine origins.Acta VetScand,2010,52:21.

12. Iwamoto T,Nakajima C,Nishiuchi Y,et al.Genetic diversity of Mycobacterium avium subsp.hominissuis strains isolated from humans,pigs,and human living environment.Infect Genet Evol,2012,12(4):846-852.

13. Rindi L,Buzzigoli A,Medici C,et al.High phylogenetic proximity of isolates of Mycobacterium avium subsp. hominissuis over a two decades-period.Infect Genet Evol,2013,16:99-102.

14. Leão C,Canto A,Machado D,et al.Relatedness of Mycobacterium avium subspecies hominissuis clinical isolates of human and porcine origins assessed by MLVA.Vet Microbiol,2014,173(1-2):92-100.

15. Choi GE,Chang CL,Whang J,et al.Efficient differentiation of Mycobacterium abscessus complex isolates to the species level by a novel PCR-based variable number tandem-repeat assay.J Clin Microbiol,2011,49(3):1107-1109.

16. Wong YL, Ong CS, Ngeow YF.Molecular typing of Mycobacterium abscessus based on tandem-repeat polymorphism.J Clin Microbiol, 2012, 50(9): 3084-3088.

17. Harris KA, Kenna DT, Blauwendraat C, et al.Molecular finger printing of Mycobacterium abscessus strains in a cohort of pediatric cystic fibrosis patients.J Clin Microbiol, 2012, 50(5): 1758-1761.

18. Shin SJ, Choi GE, Cho SN, et al.Mycobacterial genotypes are associated with clinical manifestation and progression of lung diseases caused by Mycobacterium abscessus and Mycobacterium massiliense.Clin Infect Dis, 2013, 57(1): 32-39.

19. Dauchy FA, Déégrange S, Charron A, et al.Variable-number tandem-repeat markers for typing Mycobacterium intracellulare strains isolated in humans.BMC Microbiol, 2010, 10: 93.

20. Iakhiaeva E, McNulty S, Brown Elliott BA, et al.Mycobacteria linter spersed repetitive-unit-variable-number tandem-repeat(MIRUVNTR) genotyping of mycobacterium intracellulare for strain comparison with establishment of a PCR-based database.J Clin Microbio, 2013, l51: 4009-4016.

21. Ichikawa K, Yagi T, Inagaki T, et al.Molecular typing of Mycobacterium intracellulare using multilocus variable-number of tandem-repeat analysis: identification of loci and analysis of clinical isolates.Microbiology, 2010, 156: 496-504.

22. Kim SY, Lee ST, Jeong BH, et al.Genotyping of Mycobacterium intracellulare isolates and clinical characteristics of lung disease.Int J Tuberc Lung Dis, 2013, 17: 669-675.

23. Zhao X, Wang Y, Pang Y.Antimicrobial susceptibility and molecular characterization of Mycobacterium intracellular in China.Infect Genet Evol, 2014, 27: 332-338.

24. Stragier P, Ablordey A, Meyers WM, et al.Genotyping Mycobacterium ulcerans and Mycobacterium marinum by using mycobacterial interspersed repetitive units.J Bacteriol, 2005, 187: 1639-1647.

25. Sun G, Chen C, Li J, et al.Discriminatory potential of a novel set of Variable Number of Tandem Repeats for genotyping Mycobacterium marinum.Vet Microbiol, 2011, 152: 200-204.

26. Slany M, Jezek P, Bodnarova M.Fish tank granuloma caused by Mycobacterium marinum in two aquarists: two case reports.Biomed Res Int 2013: 161329.

27. Johnston HH.The prefatory of the Nile quest: a record of the exploration of the Nile and its basin.Cambridge University Press, 2011.

28. Converse PJ, Nuermberger EL, Almeida DV, et al.Treating Mycobacterium ulcerans disease(Buruli ulcer): from surgery to antibiotics, is the pill mightier than the knife？ Future Microbio, 2011, l6: 1185-1198.

29. Ablordey A, Hilty M, Stragier P, et al.Comparative nucleotide sequence analysis of polymorphic variable-number tandem-repeat Loci in Mycobacterium ulcerans.J Clin Microbiol, 2005a, 43: 5281-5284.

30. Ablordey A, Swings J, Hubans C, et al.Multilocus variable number tandem repeat typing of Mycobacterium ulcerans.J Clin Microbiol, 2005b, 43: 1546-1551.

31. Hilty M, Käser M, Zinsstag J, et al.Analysis of the Mycobacterium ulcerans genome sequence reveals new loci for variable number tandem repeats (VNTR) typing.Microbiology, 2007, 153 : 1483-1487.

32. Stragier P, Ablordey A, Durnez L, et al.VNTR analysis differentiates Mycobacterium ulcerans and IS2404 positive mycobacteria.Syst Appl Microbiol, 2007, 30 : 525-530.

33. Lavender CJ, Stinear TP, Johnson PD, et al.Evaluation of VNTR typing for the identification of Mycobacterium ulcerans in environmental samples from Victoria, Australia.FEMS Microbiol Lett, 2008, 287 : 250-255.

34. Bryant JM, Grogono DM, Greaves D, et al.Whole-genome sequencing to identify transmission of Mycobacterium abscessus between patients with cystic fibrosis: a retrospective cohort study.Lancet, 2013, 381 (9877): 1551-1560.